节气时病
五十二方

尹勇/主编

化学工业出版社
·北京·

内容简介

本书在中医学天人相应的观点和中医运气学理论的基础上，强调节气时令与健康的关系，提出了“节气时病”，结合五运六气预测、提醒高发疾病。内容以二十四节气为主线，以周为单位，系统介绍了乙巳年从立春到大寒52周每周的高发病症。具体来说，每周从历法解析引入高发病症，详细介绍中医学有关辨识，总结每周高发疾病对应的证型，并有针对性地给出中药、中成药或代茶饮、穴位按摩等方面的建议，即“五十二方”，供读者参考，并补充现代医学的基本认识，帮助读者全面认识病症，更加精准地养生保健，及时、准确、有效地防范病症的发生。

本书内容翔实、文字精练、方便实用，具有医学参考价值，能起到健康预警作用，适合中医师、中医学相关专业学生和中医药爱好者阅读和使用。

图书在版编目（CIP）数据

节气时病五十二方 / 尹勇主编. -- 北京 : 化学工业出版社, 2024. 11. -- ISBN 978-7-122-46308-1

Ⅰ. R212

中国国家版本馆CIP数据核字第20246JP042号

责任编辑：王　玮　宋林青
责任校对：王　静
装帧设计：史利平

出版发行：化学工业出版社
（北京市东城区青年湖南街13号　邮政编码100011）
印　　装：中煤（北京）印务有限公司
710mm×1000mm　1/16　印张16¼　字数295千字
2025年1月北京第1版第1次印刷

购书咨询：010-64518888　　售后服务：010-64518899
网　　址：http://www.cip.com.cn
凡购买本书，如有缺损质量问题，本社销售中心负责调换。

定　　价：65.80元

作者简介

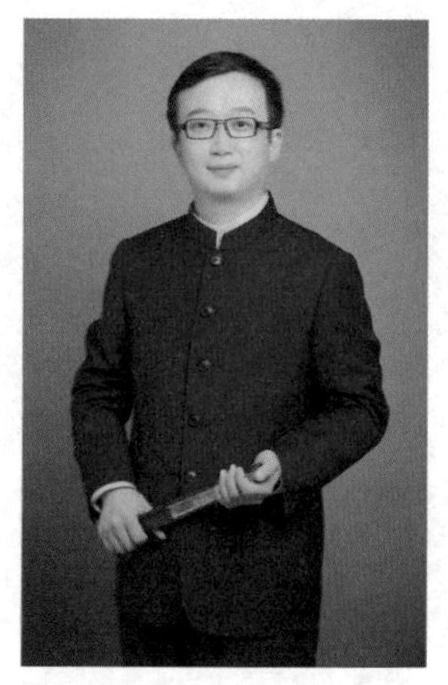

尹勇，字林瀚，号三鹊先生。青年中医师、青年中医教师。

毕业于湖南中医药大学，获得中西医结合临床和针灸推拿学双专业学历。湖南省首批中医药文化科普专家、“健康中国”优秀科普工作者，湖南省中医药研究院中医基础研究所李聪甫学术思想研究室副主任（主持工作）、专职研究员。

自幼受中医药熏陶，师从已故著名中医学家李聪甫老先生嫡系传人李肇夷教授。从事中医教学、临床、科研和科普教育工作二十多年，汇通中、西医药物治疗方法；兼通针灸、推拿治疗方法，临床专于中医内科，兼于中医妇科、儿科；主张“衷中参西”的科研方向，推崇“天人相应”理念并开展相关基础理论研究；创作了大量中医类科普作品，致力于推广“中医生活化”理念。

作者认为，治疗疾病必须坚持中西医结合，尤其应充分运用中医学“五运六气”理论疾病预测的强大作用。其在临床中不断进行预判、观察、整理和分析，总结出一套基于节气时令和中医九种体质的健康管理（疾病预测）体系。

编写人员名单

主　编　尹　勇

编　者（按姓氏笔画排序）

王贺楷
方夏红
尹　勇
田　野
史宏振
苏鸿鑫
吴志伟
冷罗秀
张　罗
张京鸿
周　峰
庞　悦
高　飞

主　审　葛金文

中醫振興温病權衡
見微知著推陳出新

李聰甫題

乙丑春時年八十

谨以此书献给著名中医学家李聪甫先生诞辰 120 周年

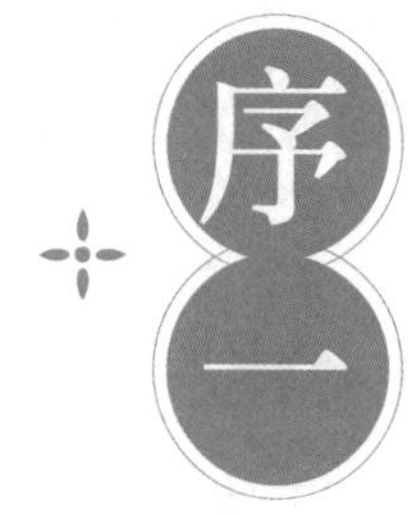

《节气时病五十二方》是基于《周易》《黄帝内经》中有关“天人相应”的观点而阐述的。其涉及天文、地理、历法、哲学、心理、病理、运气、证候等有关知识，阐述了“人和天相通”的自然养生观点。天时节气，正常适应，可养生抗病，维护健康；若反常错时，易失衡发病，损耗人体。此为首当注重的前提，是为常理。

天时二十四节气变化对人类的影响是深远的。古代这一哲理规范，除在农业生产、生活习俗、文化传承等方面运用外，尤其对人的健康养生有重要的指导作用。反之，运气分析、辨识证候之理在中医整体临证中亦当注重。本书以“周历法病症”为单元，通过对节气的含义、中医辨证论治思路、运气特点的概括推理，对当周易患病症予以整体剖析，后在临证实践中可作为传承和深入探索的基础。此外，本书还涉及中医学的有关辨识，现代医学的认识和调养与防治常规建议，确是合乎中医整体临床实践的有益尝试和积累，亦是一种新的传承和创新，可说是一种新质论说。

再扩论一点，自然界天体四时春夏秋冬二十四节气时病，本是用于研究四时温病发生发展规律及诊治，如风温、春温、暑温、伏暑、湿温、温燥、冬温、温毒等。作为天时反常的节气时病在中医整体临床医学中占有很重要的地位。我国著名中医学家李聪甫先生曾于乙丑年春，年已八十时亲笔强调：“中医振兴，温病权衡，见微知著，推陈出新。”温病所含疾病甚多，其中瘟疫应予警惕，是因来势猛、传染快、变化速、证情重，是振兴中医之难处，显示其重要性。本书从“天人相应”的观点出发，将天人时病扩展为对所有病症的指导，并提出“节气时病五十二方”，具有特殊意义，是对天人时病的进一步发展，也是再一次强调“天人相应”理论观点的重要性。

兹有青年中医师尹勇先生，中医药文化科普专家，曾随余多年临床，在李聪甫整体脾胃观启发下，又深耕中医整体临床医学的相关研究。从“天人相应”入手，深入探索，尤其侧重参考节气变化论述常见病症，按其原理，结合临证，编著了《节气时病五十二方》确有拓展，将不断深入探索其实用价值。可喜可读，前景可观，是为序。

[signature] 于甲辰年夏

时年八十有七

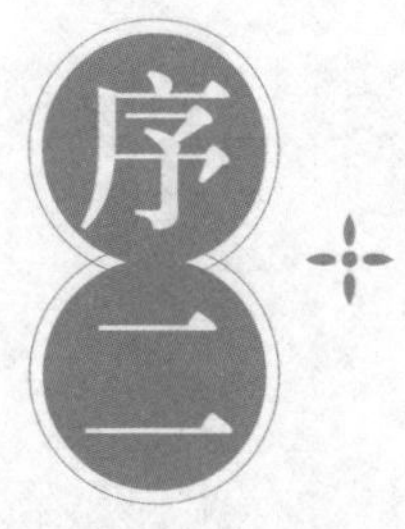

序二

1990 年，我受钱学森和著名中医哲学家、湘雅医学院黄建平教授联合之邀，加盟研究天人合一、推进中医学现代化。三十多年来发表论文 40 余篇，提出了现代天人作用三大机制、模型，中医学阴阳论模型及六曜论平气预测疠气模型，发现了七个天人规律，出版专著《生命（医易）百年历》（2013）和《中医学现代科学基础》（2022），2019 年 10 月 2 日发文，提前成功预测到已亥（2019）年为疠气年（《六曜论平气与疠气预测》，中华中医药杂志，2020）等，创建了中医学、易学的现代科学基础。

2018 年暑假，我应中华中医药学会内经学分会之邀，在北京中医药大学举办的“全国中医药大学内经师资培训班”做讲座，其间我结识了来自湖南中医药大学的学员、青年教师、青年中医师尹勇。尹勇老师深入学习中医经典、认真研读上述专著、潜心钻研中医基础理论、积极开展临床实践，其中医学基础理论的现代应用水平已达到一定高度。他在大学开设选修课、举办学生社团，为青年学子中医思维的培养开展了有益的探索。2024 年，尹勇老师奉师命从大学离职，进入湖南省中医药研究院工作，现任职于中医基础研究所，从事全国中医学家、湖南省中医“五老”之首——李聪甫学术思想的研究工作。

今闻尹勇老师要出版一本以节气为主线、提醒预防疾病的书，我认为这是研究天人合一的一次新的宝贵实践。初心很好，表示支持！“不知年之所加，气之盛衰，虚实之所起，不可以为工矣”。希望尹勇老师不忘初心、努力精进，把中医基础理论研究好、运用好，为中医药事业高质量发展创造出新质生产力，为大健康产业发展贡献中医力量。

靳九成

甲辰年夏至

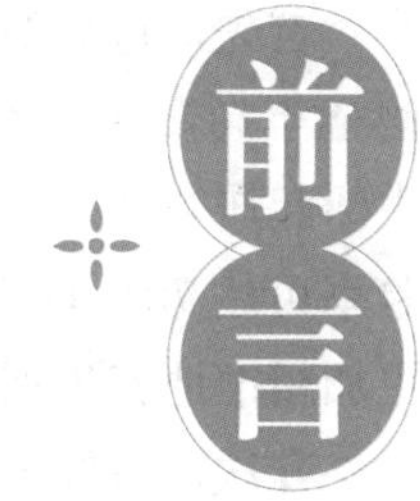

前言

进入21世纪以来，由于人类生存的自然环境和生活的社会环境正发生着急剧变化，人类疾病谱也正发生着快速的变化。随着现代医学技术的不断进步，人们对人体生理的研究更加深入，对疾病的认识也随之深入，治疗方案力求精益求精。诚然，这种进步使得医学理论水平得到了极大的提高，特别是在单一疾病的诊疗中起到了非常重要的作用。然而，在实际临床诊疗中，面对复杂多样的病例时，人们更加需要整体的医学思维和方法来解决。2024年6月22日，第三届“人民医学传播大会”召开，在樊代明、黄荷凤、王琦、陈士林等院士、国医大师和3000名专家学者现场见证下，百名两院院士和百名医科大学校长、院长联名签署并重磅发布《整合医学宣言》。这次大会的召开，说明以整体医学为特征的传统医学思维与以分析医学为特征的现代医学技术结合，将成为未来医学发展的方向。

中医运气学理论是中医学的精髓之一，节气时令是中医运气学理论的重要依据之一。中医学历来注重节气时令对健康和疾病的影响，如《素问·至真要大论》云：“夫百病之生也，皆生于风寒暑湿燥火，以之化之变也。”古代先贤已经认识到自然界的气候对疾病的发生、流行均有极大的影响。中医学运气理论不仅可以用于推测自然界气候变化规律，相应地可以探讨脏腑之间的动态平衡及整体关系，阐明脏腑的生理功能与自然界气候之间的联系，从而说明脏腑病变的病机演变、预后转归等。由此，中医运气学理论可以用于推测疾病的发生和流行。应用和发展好中医运气学理论，将有助于丰富整体医学的内涵。整体医学考虑的诸多影响因素中非常重要的一个因素就是节气时令。本书作者历经五年临床整理和观察，三年临床验证、总结，以中医运气学理论为基础，借鉴六曜论平气的新方法，探索整体医学临床途径，建立了节气时病提醒体系，并出版《节气时病五十二方》一书，对乙巳年从立春到大寒的52周每周进行一次节气时病的提醒，并通过中医辨证论治的分析，总结每周高发疾病对应的证型，然后有针对性地提出中药、中成药或代茶饮、穴位按摩等方面的建议，即“五十二方”，供读者参考，为广大读者的健康保驾护航。

首先，每周节气时病的提醒是一种创新，注重生活实用。与古代根据运气预测全年高发疾病不同，本书以周为单位，根据每周的运气和节气特点、人们的生活起居习惯、流行病学数据，结合临床经验综合研判而得出每周高发病症，应验率可达 70% 以上。注重中医思维与西医理论的融合，帮助读者全面认识病症，更加精准地养生保健，及时、准确、有效地预防病症的发生。

其次，每周节气时病的提醒是一种预判，坚持中医特色。每周节气时病提醒的病症代表一个方向，实际情况可能包括多种病症，仔细阅读运气分析可以帮助理解。我们尽可能做到方向无误，明确、聚焦到某一种中医病症。但是，无法与某一个具体的西医疾病完全精准对应，现代医学的认识只能就某一类疾病做举例介绍。如第 46 周节气时病提醒为胃肠型感冒，根据运气分析“本周处于乙巳年终之气，主气为太阳寒水，客气为少阳相火，岁运是金运不及，受五运六气以及进入大雪节气第二、三候的影响，外感寒湿较为强盛……”得知本周要注意的方向是预防外感寒湿。外感寒湿，病位在头可表现为头痛，病位在中焦可表现为胃肠型感冒，病位在四肢关节可表现为痹证，病位在肺可表现为咳喘等，皆属此方向，故本周内均可出现，聚焦为胃肠型感冒，说明其最为高发。现代医学也有胃肠型感冒，临床上会根据胃胀、腹痛、呕吐、腹泻等症状和实验室检查确诊后对症治疗，故本周现代医学的认识以胃肠型感冒举例说明。然而，第 25 周节气时病提醒为阴暑，中医学“阴暑”也有胃肠表现，因此该周现代医学的认识也以胃肠型感冒举例说明。读者要注意区别其中的差异，分清中医病因病机的不同。乙巳年，上临厥阴风木，中为少商金运不及，下加少阳相火。运气相临，运克气，为不和之年。具体来说，乙巳年上半年气候偏温、风气偏盛，自然界草木生长旺盛，但是阳盛则阴衰，人体容易出现胁痛、眩晕、皮肤瘙痒等阴血不足的证候；而下半年气候偏温、湿气偏盛，自然界气候闷郁潮湿，人体容易出现里急后重、淋证等湿热下注的证候。同一年份不同时期可能出现同一病症，我们会把侧重点标注清楚。例如，第 2 周和第 35 周都是唇风，前者偏阴虚血燥，后者偏脾虚血燥；第 3 周和第 43 周都是痔，前者湿热下注偏热，后者湿热下注偏湿。

再次，每周节气时病提醒的运用应灵活融通。节气时病提醒涉及中医病症名称、证候分型和西医疾病名称、诊断标准等专业医学内容，由于中、西医学对病的定义不完全一致，症状和证候也不是机械对应关系，所以在具体运用时，需要灵活处理、融通解读。为此，每周的节气时病提醒遵循重点突出的原则，读者一定要结合病证分析来理解。即文中提及的本周病症是高发的，但实际情况不限于一种病症。第 23 周节气时病提醒为小儿夏季热，即重点提醒预防小儿夏季热。病证分析指出“本周到了小暑节气第一、二候，则较之前暑热更加显著，加上主气客气风火相煽的影响，则暑热之邪较盛。对于部分禀赋不足的小儿或卫外功能较弱不耐暑邪的新生儿而言，其暑邪不只停留于肌表，而是直入于里，侵袭人体的脏腑经络，灼伤肺胃气阴，则易发为夏季热”。特别指出早产儿或体质较差的小儿，特别是3岁以内的婴幼儿尤须注意。此外，小儿痱子、中暑等在这一周也是可能出现的。

最后，节气时病提醒的病症可能不是标准的疾病名称，而是症状的通俗描述，是为了便于普通读者理解。如第5周的手抖、第6周的腿抽筋、第18周的血压升高等，普通读者应该通读全文，弄懂病因病机，接受专业医师诊疗。避免直接草率地“对症入座”，照搬本书中的方案自行治疗，尤其是书中提到了很多治疗药物，请读者朋友避免自行用药。因为个人体质、疾病分型等的不同，使用药物也不同，如需用药请遵医嘱。此外，对于书中提到的所有病症，如果病情严重应立即就医，避免耽误病情。非医疗人员使用本书推荐的穴位时，不得使用针刺等有创性治疗操作；使用穴位艾灸保健时，应注意安全，防止燃烧的艾绒脱落烧伤皮肤或衣物，空腹、过饱、极度疲劳或对艾灸恐惧、有皮肤损害者应避免艾灸。

本书属于医学类专业科普书籍，书中的中医学有关辨识和现代医学的认识均以国家现行的高等医学教育教材、诊疗标准或共识为主，不采用和推荐个人临床经验。节气时病提醒具有医学参考价值，能起到健康预警作用，但不可作为临床诊疗标准和科学研究依据。由于编者水平有限，欢迎同行专家批评指正。

尹勇

甲辰年小暑于长沙

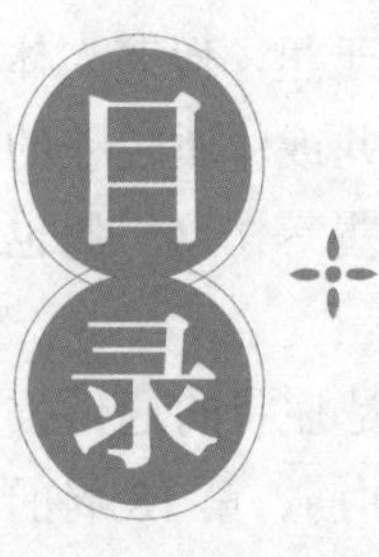

写在前面的话

本书将时令节气和不同体质相结合，旨在为读者养生保健和预防疾病指明方向。出现不适请您及时就诊，接受专业医师的治疗，避免自行用药。

第1周 感冒

一、本周历法解析

公历	2025年 2月3日	2025年 2月4日	2025年 2月5日	2025年 2月6日	2025年 2月7日	2025年 2月8日	2025年 2月9日
农历	蛇年正月 初六	蛇年正月 初七	蛇年正月 初八	蛇年正月 初九	蛇年正月 初十	蛇年正月 十一	蛇年正月 十二
干支历	乙巳年 戊寅月 癸卯日	乙巳年 戊寅月 甲辰日	乙巳年 戊寅月 乙巳日	乙巳年 戊寅月 丙午日	乙巳年 戊寅月 丁未日	乙巳年 戊寅月 戊申日	乙巳年 戊寅月 己酉日

本周节气：立春节气第一、二候。立春第一候东风解冻，第二候蛰虫始振，此时天地间的阳气开始回暖，风寒之邪强盛。

运气分析：岁运金气不足，肺气不宣，人体肌表抗邪能力受到影响，上半年厥阴风木司天，亢盛的风邪与冬春之交的寒邪相合，极易侵袭人体肌表而致病。

本周病症：感冒。

病证分析：风寒二邪合而犯表，则皮毛闭塞，邪郁于肺，表现为恶寒发热、咳嗽声重、鼻塞流涕等，平素容易感冒的人尤需注意。此外，时值春节，走亲访友容易吃得多，尤其是小儿患者外表受寒的同时常有内在的食积。

二、中医学有关辨识

中医学认为，感冒是以鼻塞、流涕、喷嚏、头痛、恶寒、发热、全身不适为主症的疾病。本病病情较轻者多为感受当令之气，称为冒风、伤风、冒寒；病情较重者多为感受非时之邪，称为重伤风；在一个时期内广泛流行、病情类似者称为时行感冒。

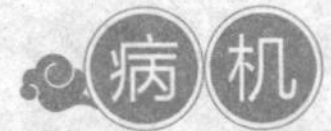

病机

感冒的基本病机为邪犯肺卫，卫表不和，病位在肺卫。感冒分虚实，实证感冒的病理性质总属表实证，但有寒热之异。因感受外邪，病位在表，当属表实证；由于四时六气不同，以及体质的差异，故有寒热之异；如感受时行疫毒则病情多重，甚或有变生他病者，在病程中且可见寒与热的转化或错杂。

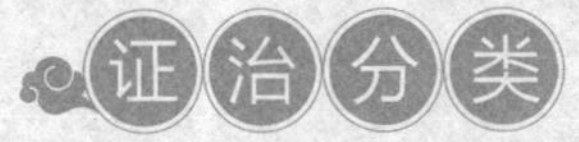

证治分类

1．风寒束表证

临床表现：恶寒重，发热轻，无汗，头痛，肢体酸楚甚则疼痛，鼻塞声重，喷嚏，时流清涕，咽痒，咳嗽，痰白稀薄；舌苔薄白，脉浮或浮紧。

证机概要：风寒外束，卫阳被郁，腠理内闭，肺气不宣。

治法：辛温解表，宣肺散寒。

代表方：荆防达表汤或荆防败毒散加减。

2．风热犯表证

临床表现：身热较著，微恶风，汗泄不畅，咽干，甚则咽痛，鼻塞，流黄稠涕，头胀痛，咳嗽，痰黏或黄，口干欲饮；舌尖红，舌苔薄白干或薄黄，脉浮数。

证机概要：风热犯表，热郁肌腠，卫表失和，肺失清肃。

治法：辛凉解表，疏风清热。

代表方：银翘散。

3．暑湿伤表证

临床表现：发热，微恶风，身热不扬，汗出不畅，肢体困重或酸痛，头重如裹，胸闷脘痞，纳呆，鼻塞，流浊涕，心烦口渴，可有大便溏，小便短赤；舌苔白腻或黄腻，脉濡数。

证机概要：暑湿伤表，表卫不和，肺气不清。

治法：清暑祛湿解表。

代表方：新加香薷饮。

4．虚体感冒

（1）气虚感冒

临床表现：恶寒较甚，或同时有发热，鼻塞，流涕，气短，乏力，自汗，咳嗽，痰白，咳痰无力，平素神疲体弱或易感冒；舌淡，苔薄白，脉浮无力。

证机概要：素体气虚，卫外不固，风邪乘袭。

治法：益气解表，调和营卫。

代表方：参苏饮。

（2）阴虚感冒

临床表现：身热，微恶风寒，无汗或微汗或盗汗，干咳少痰，头昏，心烦，口干，甚则口渴；舌红少苔，脉细数。

证机概要：阴亏津少，外受风热，表卫失和。

治法：滋阴解表。

代表方：加减葳蕤汤。

（3）阳虚感冒

临床表现：恶寒重，发热轻，头痛身痛，无汗，面色㿠白，语声低微，四肢不温；舌质淡胖，苔白，脉沉细无力。

证机概要：素体阳虚，外感风寒，邪在肌表。

治法：助阳解表。

代表方：麻黄附子细辛汤。

三、调养与防治常规建议

本周高发的感冒属于风寒束表，在日常生活中可以从以下几个方面进行调养防治。

1. 情志调养

中医认为，情志不畅也是导致感冒的原因之一。因此，保持良好的心态，避免情绪波动过大，对于预防和治疗感冒都非常重要。可以通过冥想、瑜伽等方式来放松心情，减轻压力。

2. 起居调养

气候突变时适时增减衣物，尤其注意防寒保暖。保持室内通风，空气清新，阳光充足。

3. 饮食调养

感冒患者应多饮温开水，饮食以清淡为主，忌食肥甘厚腻和辛辣炙煿之品，忌饮酒。

4. 运动调养

加强体育锻炼，白天根据自身爱好进行适当运动，晚上可以进行散步等简单的运动，不建议晚上跑步、打球，以免影响休息睡眠，从而损伤阳气。同时需要注意，白天的运动也不宜过于剧烈，以免耗伤正气；散步、太极、八段锦等运动是不错的选择。

5．中成药建议

风寒感冒颗粒＋保和丸。风寒感冒颗粒：功效为解表散寒、祛风胜湿，适用于风寒感冒。保和丸：功效为消食、导滞、和胃，适用于食积停滞。

6．穴位建议

风池穴、风府穴、大椎穴。揉按以酸胀为度，每日2次，每次5～10分钟。

四、现代医学的认识

现代医学中的急性上呼吸道感染大多可以参考中医学的感冒辨治。急性上呼吸道感染，简称上感，为鼻腔、咽或喉部急性炎症的总称。主要病原体是病毒，少数是细菌。本病通常病情较轻、病程短、有自限性，预后良好。

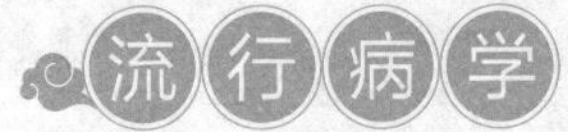

急性上呼吸道感染的发病不分年龄、性别、职业和地区，免疫功能低下者、儿童是易感人群。多数人每年都会发生该病，且同一个人可在一年内多次罹患本病，通常在季节交替和冬季、春季发病。

临床分型及主要表现

1．普通感冒

以鼻咽部黏膜炎症为主要临床表现，包括咳嗽、流涕、打喷嚏、鼻塞等症状。

2．以咽炎为主的上呼吸道感染

（1）急性病毒性咽炎：临床表现为咽部发痒和灼热感，咳嗽少见，可有发热和乏力。

（2）急性病毒性喉炎：临床表现有声音嘶哑、咳嗽伴咽喉疼痛及发热等。

（3）急性疱疹性咽峡炎：临床表现有明显咽痛、发热。

（4）急性咽结膜炎：临床表现有发热、咽痛、畏光、流泪，以及咽、结膜明显充血等。

（5）急性咽-扁桃体炎：临床表现有咽喉痛明显、畏寒、发热（体温可达39℃以上）等。

治疗方法

1．减充血剂药物

减充血剂药物适合有鼻塞、鼻黏膜充血等症状者，减充血剂选择性收缩上呼吸道黏膜血管，以减轻鼻充血，缓解鼻塞、流涕、打喷嚏等症状。常用药物如盐酸伪麻黄碱等。

2．抗组胺药物

有频繁喷嚏、大量流涕等症状的患者，医师会酌情选用抗组胺药物治疗。第1代抗组胺药，如马来酸氯苯那敏和苯海拉明等；第2代抗组胺药有氯雷他定、西替利嗪等。

3．解热镇痛药物

伴有头痛、发热、全身肌肉酸痛等症状者，医师会酌情使用解热镇痛药，如对乙酰氨基酚、布洛芬等。

4．镇咳药物

依赖性镇咳药如可待因等，非依赖性镇咳药如右美沙芬等。

5．祛痰药物

祛痰治疗可提高咳嗽对气道分泌物的清除率。常用的祛痰药有氨溴索、溴己新、乙酰半胱氨酸、羧甲司坦等。

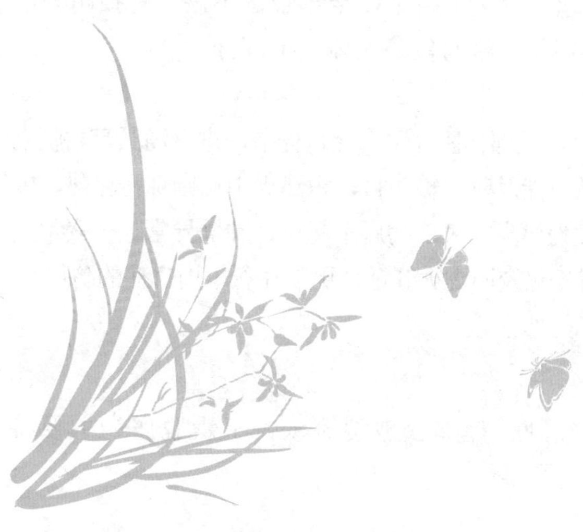

第2周 唇风（阴虚血燥）

一、本周历法解析

公历	2025年 2月10日	2025年 2月11日	2025年 2月12日	2025年 2月13日	2025年 2月14日	2025年 2月15日	2025年 2月16日
农历	蛇年正月 十三	蛇年正月 十四	蛇年正月 十五	蛇年正月 十六	蛇年正月 十七	蛇年正月 十八	蛇年正月 十九
干支历	乙巳年 戊寅月 庚戌日	乙巳年 戊寅月 辛亥日	乙巳年 戊寅月 壬子日	乙巳年 戊寅月 癸丑日	乙巳年 戊寅月 甲寅日	乙巳年 戊寅月 乙卯日	乙巳年 戊寅月 丙辰日

本周节气：立春节气的第二、三候。立春第二候蛰虫始振，第三候鱼陟负冰，此时天地间的阳气进一步复苏。

运气分析：时值立春，风邪渐起，岁运加持下，全年金运不足，易损阴分，初之气与司天叠加厥阴风木，风燥明显，极易侵袭人体上半部分。

本周病症：唇风（阴虚血燥）。

病证分析：风邪易侵袭人体头目，燥邪伤阴，又逢元宵佳节，进食汤圆等黏腻之品，脾胃运化功能受牵制，水谷精微不能及时上输头目，积滞于中焦则郁而化热，内外相合，若此时大风频作，则容易发为唇炎，表现为唇干起皮，肿燥异常。平素常熬夜、吃烧烤、吃夜宵者容易出现脾胃积热及阴虚火旺证，更需注意本周病症的防护。

二、中医学有关辨识

中医学认为，唇风是以口唇红肿、痒痛、破裂流水、干燥脱屑为主要特征的疾病。

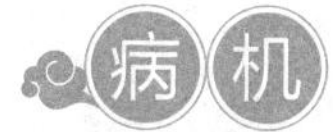

病机

口唇与脾胃关系密切，脾开窍于口，其华在唇，阳明胃经环唇夹口，脾胃失健则唇病。

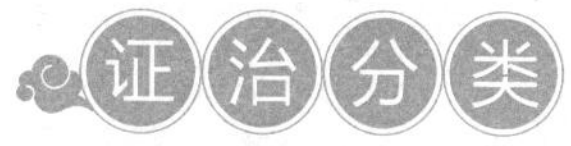

证治分类

1．脾胃湿热证

临床表现：口唇肿胀糜烂，流黄水，或表面腐物覆盖；口干不欲饮，腹胀，纳差（食欲不振），大便秘结，小便赤热；舌质红，苔黄腻，脉滑数。

证机概要：饮食不节，脾失健运，湿浊内生，湿郁生热，湿热相搏，上犯于唇。

治法：清胃泻火，健脾除湿。

代表方：清脾除湿饮加味。

2．脾虚血燥证

临床表现：唇肿干燥，皲裂脱屑，缠绵难愈，寒冷季节加重；头晕目眩，面白无华，纳差，口干；舌质淡，脉细无力。

证机概要：脾气虚弱，外感燥热之邪或温热病后，伤阴化燥，燥热循经上熏。

治法：健脾益气，养血润燥。

代表方：四君子汤合四物消风饮加味。

3．气滞痰凝血瘀证

临床表现：病程较长，唇肿肥厚，唇色暗红，扪之有颗粒样结节，或唇部裂沟，渗液结痂；舌质暗紫或有瘀斑，脉涩。

证机概要：多因情志所伤，气机失调，血行不畅，痰凝内结，气血痰郁结于唇。

治法：理气豁痰，化瘀消肿。

代表方：二陈汤合桃红四物汤加味。

4．胃经风火证

临床表现：口唇发痒，色鲜红，皲裂，灼热疼痛；口渴欲饮，口苦、口臭，大便秘结；舌质红，苔黄，脉浮数或洪数。

证机概要：胃火炽盛，复感风寒、风热之邪，入里化热，引胃腑积热上冲，导致阳明胃经风火相搏，风火循经上灼口唇皮肤。

治法：疏风清热，表里双解。

代表方：双解通圣散加味。

5．阴虚血燥证

临床表现：唇肿燥裂，流水，甚者流血，痛如火燎，犹如无皮之状，结痂；鼻息焮热，小便黄赤短涩；舌干少津，脉细数。

证机概要：阴虚血燥，唇口失养。

治法：凉血祛风，养阴润燥。

代表方：四物消风饮加减。

三、调养与防治常规建议

本周高发的唇风属于阴虚血燥，在日常生活中可以从以下几个方面进行调养防治。

1．情志调养

唇风易反复发作，患者往往会有郁闷的情绪，而郁闷等不良情绪会影响体内气血的运行，从而容易加重病情。因此，应保持乐观，心态平和，消除不良情绪，以防病情加重。在唇风缓解期更要注意情志调节，避免出现急躁易怒、忧愁郁闷等不良情绪，否则易致本病复发。同时，患者可以通过了解疾病的相关知识，树立战胜疾病的信心。

2．起居调养

本周唇风属阴虚血燥，起居方面尤其需要注意减少熬夜，熬夜是在身体应该休息“充电”的时间选择了强制“运行”，定会大大加重阴血的耗损，从而使阴虚愈发严重，唇风的恢复就会变得困难。因此，早睡非常必要，多闭眼休息，减少用眼时间，是防治唇风的妙法。

3．饮食调养

唇风患者在饮食上需要以清淡为主，多吃新鲜蔬菜，不能吃辛辣、刺激性的食物，减少鸡肉、牛肉、羊肉、狗肉等温燥肉类的摄入，可以选择鸭肉、猪肉等清润肉类。

4．运动调养

可以适当地进行运动，但不要长时间风吹日晒，纠正舔唇、咬唇的习惯。

5．中成药建议

防风通圣丸＋玄麦甘桔颗粒。防风通圣丸：功效为解表通里、清热解毒，适用于风热郁结、气血蕴滞证。玄麦甘桔颗粒：功效为清热滋阴、祛痰利咽，适用于阴虚火旺、虚火上浮证。

6．穴位建议

合谷穴、少商穴、太溪穴，睡前每穴位各轻揉3～5分钟，以酸胀为度。

四、现代医学的认识

现代医学中的唇炎可以参考中医学的唇风进行辨治。唇炎是发生于唇部的炎症性疾病的总称。根据临床经验，本周还易高发牙周炎，素有口腔疾病者，尤须注意。

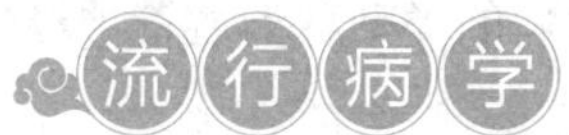

唇炎发病率较高，是最常见的发生在唇部的疾病。各个年龄段的人群皆可发病。

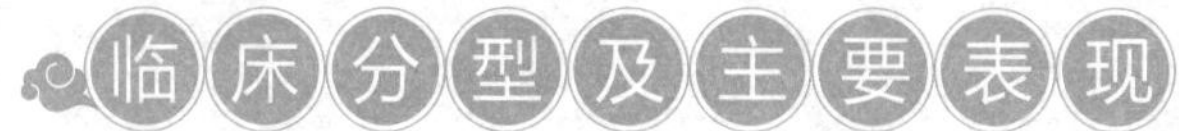

1．急性唇炎

急性唇炎一般发病急，多见于外伤、急性感染等，主要表现为口唇急性红肿、水疱、糜烂、破溃等。

2．慢性唇炎

慢性唇炎根据临床表现特点可以分为以脱屑为主的慢性脱屑性唇炎，以及以渗出、糜烂为主的慢性糜烂性唇炎。

3．腺性唇炎

腺性唇炎通常以唇部肿胀、肥厚为特征，好发于中年。

4．良性淋巴组织增生性唇炎

良性淋巴组织增生性唇炎多见于下唇，用手触摸会感觉质韧或有结节。主要表现为淡黄色痂皮覆盖，局部弥漫肿胀，伴阵发性剧烈瘙痒感。

5．浆细胞性唇炎

浆细胞性唇炎没有特征性表现，可见黏膜潮红、糜烂、肿胀。有些患者的唇部没有糜烂，可见边界清楚的暗红色水肿性斑块，表面有涂漆样光泽。

6．肉芽肿性唇炎

肉芽肿性唇炎通常表现为弥漫性反复肿胀，从一侧唇部开始逐渐蔓延至另一侧。局部柔软或质韧，无痛无瘙痒，按压有垫褥的感觉，不凹陷。唇周皮肤可潮红或暗红。

7．梅－罗综合征

梅-罗综合征的主要表现为以反复性口面部肿胀、复发性面瘫、裂舌为主的三联征。

8．光化性唇炎

光化性唇炎有明显的季节性，往往春、夏季多发。发作前受过日光照射，有干燥脱屑样或者湿疹糜烂样表现。

9. 超敏反应性唇炎

超敏反应性唇炎分为两种，一种是接触性唇炎，发病较慢，接触变应原（即过敏原）后要经过 2 ～ 3 天才开始出现黏膜充血红肿，或形成红斑，严重者可出现水疱、糜烂或溃疡，表面有假膜覆盖；另一种急性发病的类型称为血管神经性水肿，又称巨大荨麻疹。

治疗方法

1. 局部治疗

通常以局部对症支持治疗为主。

（1）脱屑性唇炎可用抗生素软膏或激素类软膏，如金霉素眼膏、曲安奈德乳膏等局部涂抹。

（2）糜烂性唇炎可用含消毒抗炎药液（如 0.1% 依沙吖啶溶液、5% 生理盐水等）的纱布局部湿敷，待结痂消除、皲裂愈合，才能涂软膏类药物。

（3）对日光敏感者，可用放射性核素磷 -32（^{32}P）敷贴。局部涂抹防晒剂，如 3% 氯喹软膏、5% 二氧化钛软膏。

（4）唇部肿胀者可用肾上腺皮质激素类药物局部注射，或微波治疗。局部注射激素有助于愈合，病情一旦好转即应停止，频繁注射可能引起唇部硬结。

2. 全身治疗

全身药物治疗不是治疗本病的首选方案，但可以辅助、增强和巩固局部治疗的效果。

（1）口服维生素：维生素 A 可减少唇部黏膜脱屑；维生素 B_2、维生素 B_6 可促进黏膜生长。

（2）口服激素：局部治疗效果不佳时，可口服泼尼松等激素药物，但须在医师指导下谨慎使用。

（3）抗生素：对于激素疗效不佳或为避免使用激素出现不良反应，医师可能会选用抗生素药物，如氯法齐明、甲硝唑、米诺环素。

（4）抗过敏药物：过敏引起者可服用抗过敏药，如氯苯那敏、氯雷他定。

第3周 痔（湿热下注，侧重热）

一、本周历法解析

公历	2025年 2月17日	2025年 2月18日	2025年 2月19日	2025年 2月20日	2025年 2月21日	2025年 2月22日	2025年 2月23日
农历	蛇年正月 二十	蛇年正月 廿一	蛇年正月 廿二	蛇年正月 廿三	蛇年正月 廿四	蛇年正月 廿五	蛇年正月 廿六
干支历	乙巳年 戊寅月 丁巳日	乙巳年 戊寅月 戊午日	乙巳年 戊寅月 己未日	乙巳年 戊寅月 庚申日	乙巳年 戊寅月 辛酉日	乙巳年 戊寅月 壬戌日	乙巳年 戊寅月 癸亥日

本周节气：雨水节气第一、二候。雨水第一候獭祭鱼，第二候鸿雁来，是指东风解冻，冰雪皆散而为水，天地阴阳之气交感，春意渐浓。

运气分析：雨水节气，冰雪逐渐消融，化为流水。乙巳年金运不足，肝木相对过亢，叠加初之气及司天影响，相火则易扰动坤土。

本周病症：痔（湿热下注，侧重热）。

病证分析：相火妄动，则易横逆犯脾，若此时进食羊肉等辛温食物，蕴结湿热于肠道，叠加日常久坐之恶习，瘀阻魄门，则极易发为痔。

二、中医学有关辨识

中医学认为，痔是以便血、痔核脱出、肿痛为主症的疾病。男女老幼皆可发病。根据其发病部位的不同，临床上可以分为外痔、内痔和混合痔。

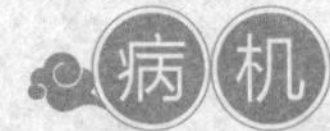

病机

痔多因脏腑本虚，兼因解剖生理，或久坐久立、负重远行，或长期便秘，或泻痢日久，或临厕久蹲，或饮食不节，过食辛辣、醇酒、厚味，或遗传因素均可导致脏腑功能失调，风湿燥热下迫大肠，瘀阻魄门，瘀血浊气结滞不散，筋脉懈纵而成痔。病位在肠，涉及肝、脾等脏。

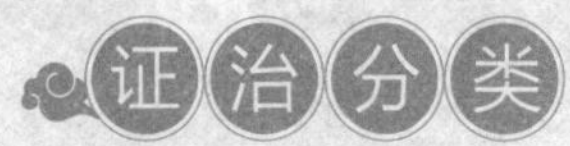

证治分类

1．内痔

（1）风伤肠络证

临床表现：大便带血、滴血或射血，血色鲜红，大便干结，肛门瘙痒，口干咽燥；舌红，苔黄，脉浮数。

证机概要：风热伤于肠络，导致血不循经而溢于脉外。

治法：凉血祛风。

代表方：凉血地黄汤加减。

（2）湿热下注证

临床表现：便血色鲜红，量较多；肛门肿物外脱、肿胀、灼热疼痛或有滋水；大便干或溏，小便短赤；舌红，苔黄腻，脉滑数。

证机概要：湿与热结，下迫大肠，导致肛门部气血纵横、经络交错而生内痔。

治法：清热燥湿。

代表方：槐花散加减。

（3）气滞血瘀证

临床表现：肿物脱出肛外、水肿，内有血栓形成，或有嵌顿，表面紫暗、糜烂、渗液，疼痛剧烈，触痛明显，肛管紧缩；大便秘结，小便不利；舌紫暗或有瘀斑，脉弦或涩。

证机概要：气滞则血瘀阻于肛门，肛门内块物脱出；血不循经，导致血栓形成。

治法：活血消肿。

代表方：活血散瘀汤加减。

（4）脾虚气陷证

临床表现：肿物脱出肛外，不易复位，肛门坠胀，排便乏力，便血色淡；面色少华，头晕神疲，食少乏力，少气懒言；舌淡胖，苔薄白，脉细弱。

证机概要：脾虚气陷，无力摄纳，痔核脱出不得回纳；气血两虚，下血量多而色淡。

治法：益气升提。

代表方：补中益气汤加减。

2. 外痔

（1）血热瘀结证

临床表现：肛缘肿物凸起，其色暗紫，疼痛剧烈难忍，肛门坠胀；伴口渴便秘；舌紫，苔薄黄，脉弦涩。

证机概要：血热瘀结肛门，充突为痔。

治法：清热凉血，活血散瘀。

代表方：凉血地黄汤合活血散瘀汤加减。

（2）湿热下注证

临床表现：便后肛缘肿物隆起不缩小，坠胀明显，甚则灼热疼痛，便秘溲赤；舌红，苔黄腻，脉滑数。

证机概要：湿热下注，气血凝结于肛门，充突为痔。

治法：清热利湿，散瘀消肿。

代表方：萆薢化毒汤合活血散瘀汤加减。

3. 混合痔

同外痔、内痔的辨治。

以上证型可以单个出现，也可以两个或两个以上同时出现，还有可能在同一患者的病程中先后出现。本周重点提醒湿热下注型，治疗时侧重清热。

三、调养与防治常规建议

本周高发的痔属于湿热下注、侧重于热，在日常生活中可以从以下几个方面进行调养防治。

1. 情志调养

情绪状况可以通过影响气机的运行从而影响痔的轻重。如果在日常生活中，经常出现紧张或焦虑等不安情绪，就容易加重气血的郁滞，加重病情。由此，在防治痔的过程中，情志调养是非常重要的一个环节。保持平和的心态，积极配合医师的治疗方案，才能够早日恢复健康。

2. 起居调养

养成每天定时排便的习惯，保持肛门局部清洁卫生，防止便秘、腹泻发生，蹲厕所不宜因刷视频、看小说而导致时间过长，以免肛门部淤血。

3. 饮食调养

忌食辣椒、胡椒、茴香等辛辣刺激性食物，忌烟酒。多吃蔬菜、水果，少吃油腻煎炸的食物。同时建议辅助进食含膳食纤维高的食物，如芹菜、菠菜、糙米等，以促进胃肠蠕动。

4．运动调养

避免久坐久立及负重远行，进行适当的活动或定时做提肛运动（提肛运动是指有规律地向上提收肛门，然后放松，一提一松交替进行），站、坐、行均可进行，每次做提肛运动 50 次左右，持续 5 ～ 10 分钟即可。提肛运动可以促进局部血液循环，预防痔等肛肠疾病。

5．代茶饮建议

干槐花 10g，炒山楂 6g，水煮代茶饮，不拘时饮，每日 1 剂，可反复冲泡。干槐花：功效为凉血止血，清肝泻火，适用于血热出血者。炒山楂：功效为消食健胃、行气散瘀、化浊降脂，适用于肉食积滞者。

6．穴位建议

大肠俞穴、承山穴，揉按以酸胀为度，每日 2 次，每次 5 ～ 10 分钟。

四、现代医学的认识

现代医学的痔、肛裂等疾病大多可参考中医学的痔进行辨治，本周以痔为例进行介绍。痔，是最常见的肛肠疾病，由于肛管或直肠下端的静脉丛充血或淤血并肿大，易出现排便时出血、疼痛、肛门瘙痒、痔赘（俗称“肉赘儿”）脱垂等症状。

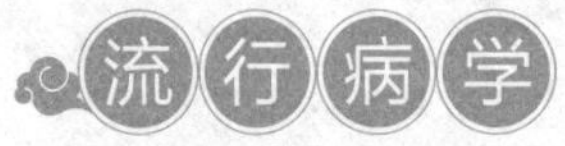

痔的发病高峰是 45 ～ 65 岁，65 岁后患病率逐渐下降。

临床分型及主要表现

1．内痔

（1）Ⅰ度：便时带血、滴血或手纸带血，便后出血可自行停止，无痔脱出。

（2）Ⅱ度：排便时有痔脱出，便后可自行还纳，可伴出血。

（3）Ⅲ度：排便或久站、咳嗽、劳累、负重时痔脱出肛门外，需用手辅助还纳，可伴出血。

（4）Ⅳ度：痔脱出不能还纳或还纳后又脱出，可伴出血。内痔严重时，可表现为喷射状出血。

2．外痔

主要临床表现为肛门不适、潮湿不洁，有时有瘙痒。结缔组织外痔（皮赘）及炎性外痔常见。如发生急性血栓形成时，可伴有肛门剧痛，称为血栓性外痔，疼痛的程度取决于血栓大小及与肛门括约肌的关系。

3．混合痔

内痔和外痔的症状可同时存在。内痔发展到Ⅲ度以上时多形成混合痔。混合痔逐渐加重，呈环状脱出肛门外，脱出的痔块在肛周呈梅花或环状，称为环状痔。脱出痔块若被痉挛的括约肌嵌顿，不能有效还纳于肛门内，以致水肿、淤血甚至坏死，临床上称为嵌顿痔或绞窄性痔。

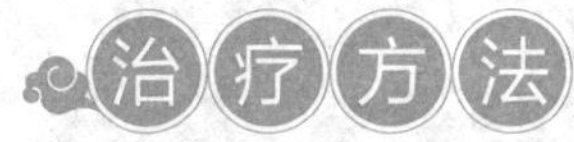

主要介绍药物治疗方法。

1．缓泻剂

（1）口服纤维类缓泻剂：高纤维饮食或膨化剂，如小麦纤维素颗粒、卵叶车前子、车前草。

（2）刺激性缓泻剂：番泻叶、比沙可啶。

（3）粪便软化剂：如液体石蜡、种籽油。

（4）渗透剂：如乳果糖、氢氧化镁、山梨醇和乳酸。

2．静脉活性药物

静脉活性药物的代表药物如柑橘黄酮片，提取自天然柑橘，是地奥司明（90%）和其他活性黄酮类化合物（10%）的微粒化混合物。

3．镇痛药

常用的镇痛药如非甾体抗炎药。临床上一般将其用于痔疾患者的术后镇痛。

4．局部外用药物

局部外用药物包括软膏、栓剂等。软膏常用于齿状线以下的病灶，而栓剂则用于齿状线以上的病灶。痔局部外用药物常含有麻醉镇痛成分，如丁卡因及利多卡因，或含激素类成分，如可的松。

5．注射疗法

常用的注射药物有消痔灵、芍倍注射液、15% 氯化钠溶液、50% 葡萄糖溶液、5% 石炭酸杏仁油和 95% 乙醇等。

第4周 肩臂痛

一、本周历法解析

公历	2025年 2月24日	2025年 2月25日	2025年 2月26日	2025年 2月27日	2025年 2月28日	2025年 3月1日	2025年 3月2日
农历	蛇年正月 廿七	蛇年正月 廿八	蛇年正月 廿九	蛇年正月 三十	蛇年二月 初一	蛇年二月 初二	蛇年二月 初三
干支历	乙巳年 戊寅月 甲子日	乙巳年 戊寅月 乙丑日	乙巳年 戊寅月 丙寅日	乙巳年 戊寅月 丁卯日	乙巳年 戊寅月 戊辰日	乙巳年 戊寅月 己巳日	乙巳年 戊寅月 庚午日

本周节气：雨水节气第二、三候。雨水第二候鸿雁来，第三候草木萌动，是指天地阳气逐渐旺盛，万物复苏。

运气分析：随着雨水节气的到来，天地间的水湿之邪逐渐增多；乙巳年厥阴司天叠加岁运少金，风气偏亢，本周呈现为风寒湿三邪合而犯上的特点。

本周病症：肩臂痛。

病证分析：乙巳年风寒湿三邪合而侵犯手太阳经，太阳经气血奋起抗争，正邪交争，发为疼痛，太阳经气血受损，则表现为肩臂乏力，平素缺乏锻炼、围绝经期的女性尤需注意。

二、中医学有关辨识

本病在中医学中属于痹证的范畴。痹证是以肢体关节、筋骨、肌肉等处发生疼痛、酸楚、重着、麻木，或关节屈伸不利、僵硬、肿大、变形及活动障碍为主症的疾病。

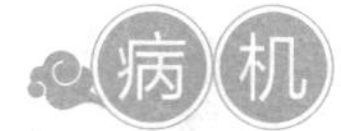

病机

痹证的基本病机主要为风、寒、湿、热外邪侵袭肢节、肌肉，经脉痹阻，气血运行失畅，不通则痛，发为痹证。痹证的病理性质，初起以邪实为主，久则虚实夹杂。病理因素以风、寒、湿、热、痰、瘀为主。风邪偏盛者为行痹，寒邪偏盛者为痛痹，湿邪偏盛者为着痹，热邪偏盛者为热痹。病位初在肌表经络，久则深入筋骨，病及五脏。

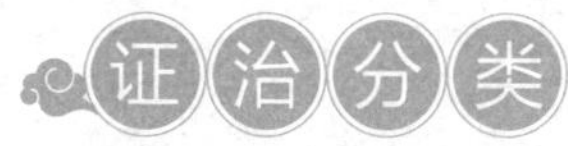

证治分类

1. 风寒湿痹证

临床表现：肢体关节、肌肉疼痛，或游走不定，或遇寒加重，得热痛缓，或肢体关节酸楚、重着，肿胀散漫，或肌肤麻木不仁，关节屈伸不利；舌质淡，苔薄白或白腻，脉弦紧或濡缓。

证机概要：风寒湿邪留滞经络，气血闭阻不通。

治法：祛风散寒，除湿通络。

代表方：蠲痹汤。

2. 风湿热痹证

临床表现：关节疼痛，局部灼热红肿，痛不可触，得冷则舒，或疼痛游走不定，活动不利；或见肌肤红斑，发热，汗出，口渴，烦躁，溲赤；舌质红，苔黄或黄腻，脉滑数或浮数。

证机概要：风湿热邪壅滞经脉，气血闭阻不通。

治法：清热通络，祛风除湿。

代表方：白虎加桂枝汤或宣痹汤加减。

3. 寒热错杂证

临床表现：关节灼热肿痛，遇寒加重，或关节冷痛喜温；手心灼热，恶风怕冷，口干口苦，尿黄；舌红，苔白或黄，脉弦或紧或数。

证机概要：寒郁化热，或经络蓄热，客寒外侵，闭阻经脉。

治法：温经散寒，清热除湿。

代表方：桂枝芍药知母汤。

4. 痰瘀痹阻证

临床表现：关节肌肉刺痛，固定不移，或关节肌肤紫暗、肿胀，按之较硬，肢体顽麻或重着，甚则关节僵硬变形，屈伸不利，有硬结、瘀斑，或胸闷痰多；舌质紫暗或有瘀斑，舌苔白腻，脉弦滑或涩。

证机概要：痰瘀互结，闭阻经络，留滞肌肤。

治法：化痰行瘀，蠲痹通络。

代表方：双合汤。

5. 气血虚痹证

临床表现：关节疼痛、酸楚，时轻时重，气候变化、劳倦活动后加重；神疲乏力，面色少华，形体消瘦，肌肤麻木，短气自汗，唇甲淡白，头晕目花；舌淡苔薄，脉细弱。

证机概要：风寒湿邪久留经络，气血亏虚，经脉失养。

治法：益气养血，和营通络。

代表方：黄芪桂枝五物汤。

6. 肝肾虚痹证

临床表现：关节疼痛经久不愈，时轻时重，腰膝酸软，疲劳时加重，关节屈伸不利，肌肉瘦削；或伴畏寒肢冷，阳痿，遗精；或伴骨蒸劳热，心烦，口干；舌质淡红，苔薄白或少津，脉沉细或细数。

证机概要：肝肾不足，筋骨失养。

治法：培补肝肾，通络止痛。

代表方：独活寄生汤。

三、调养与防治常规建议

本周高发的肩臂痛相当于风寒湿痹证，在日常生活中可以从以下几个方面进行调养防治。

1. 情志调养

保持积极乐观平和的心态。疾病并不可怕，要相信医学的力量，要有战胜疾病的信心。只有保持心情的舒畅，身体的气机才能正常疏泄，经络里的气血运行才会更加顺畅，从而达到减轻痹痛的目的。

2. 起居调养

切忌熬夜，非必要情况，建议晚上 11 点前入睡。晚上 9 ～ 11 点是人体胆经气血旺盛之时，在此时间段卧床睡眠，百脉才能更好地休养生息。同时，早睡能够避免阳气的耗损，为疏通痹阻、缓解疼痛打下了坚实的基础。

3. 饮食调养

饮食需要去寒就温，少吃绿豆、黄瓜、苦瓜等寒凉之品，适当补充羊肉、牛肉等温阳肉类，同时宜加入桂皮、干姜、胡椒等辛温之品一同炖汤。相较炒菜，采用炖汤的烹饪方法更好吸收，有助于减轻脾胃运化负担，以防痰瘀生成。

4．运动调养

痹阻不通，就会疼痛，缓解疼痛最简单的方法，就是打通阻滞的经络，让气血重新流通，此时，运动便是不二之选。晨起拉伸运动，卧床敲打、按压疼痛部位，都对缓解疼痛、通畅经络大有裨益。

5．中成药建议

补中益气丸 + 复方小活络丸。补中益气丸：功效为补中益气、升阳举陷，适用于脾胃虚弱、中气下陷者。复方小活络丸：功效为舒筋活络、散风止痛，适用于风寒湿邪引起的风寒湿痹。

6．穴位建议

后溪穴、小海穴、少泽穴、阿是穴，每次按揉 5 ～ 10 分钟，以酸胀为度。

四、现代医学的认识

肩臂痛是现代医学中肩周炎、颈椎病、肌筋膜炎等疾病的常见临床表现，本周以肩周炎为例进行介绍。肩周炎，又称“漏肩风”“露肩风”“冻结肩”。主要包括不明原因的肩痛和活动障碍；根据美国肩肘外科医师学会的定义，该病是一类引起盂肱关节僵硬的粘连性关节囊炎，表现为肩关节周围疼痛，夜间加重，肩关节各个方向主动和被动活动度降低，且进行性加重，造成肩关节活动受限。

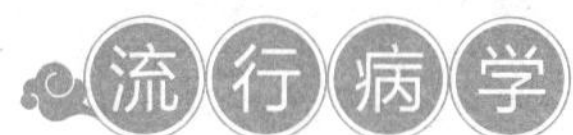

流行病学调查显示，该病在世界范围内的发病率为 2% ～ 5%；主要发病年龄为 40 ～ 70 岁，其中又以 50 岁左右为多发；女性发病率比男性高，男女发病率约为 1∶3；左肩发病率高于右肩。

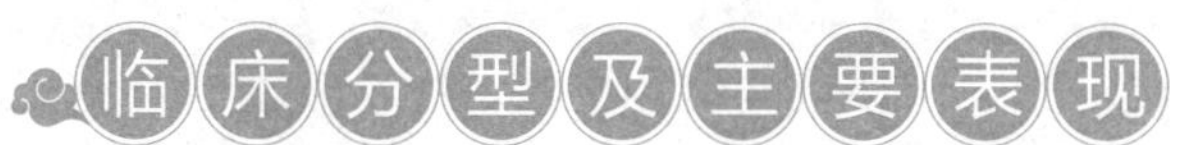

1．外伤型肩周炎

外伤型肩周炎主要是由于外伤或手术后的肩部疼痛及肩部制动引起。外伤或手术后肩关节的疼痛造成肩关节的活动减少，尤其是上肢长期靠在身旁，垂于体侧。

2．退变型肩周炎

肩关节是人体活动范围最大的关节，经常承受来自各个方向的创伤性外力而发生退变。50 岁左右多发，常突然发生，没有明显诱因。

3．风寒型肩周炎

风寒型肩周炎的患者常有肩部受寒病史，如风扇或空调直接吹肩部、休息时窗户未关严，冷风吹及肩部等。此型患者多表现为肩部窜痛，遇风寒痛增，得温痛缓。

4. 脑卒中（中风）型肩周炎

脑卒中（中风）型肩周炎是由偏瘫后引起，上肢固定于身旁过久，功能丧失（主动、被动活动均丧失），肩关节疼痛明显。

5. 糖尿病型肩周炎

本型肩周炎伴发于糖尿病，发病年龄小，病程长，多为双侧发病，控制血糖对肩关节功能恢复作用明显。

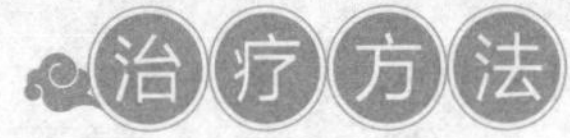

肩周炎的康复治疗，在其病程的不同时期应采取不同的治疗方法。

1. 疼痛期

急性期（24 小时以内）对患侧肩关节部位进行冷敷以减少渗出，缓解疼痛，24 小时以后进行热敷，以加速血液循环。

2. 冻结期及恢复期

可在医院由专业医师进行关节松动术。一般用泼尼松龙、利多卡因痛点局部封闭或利多卡因臂丛神经麻醉下进行，术中运动应柔和，逐渐将粘连组织松解，术后肩关节多做运动，以防粘连再次发生。

第5周 手抖

一、本周历法解析

公历	2025年 3月3日	2025年 3月4日	2025年 3月5日	2025年 3月6日	2025年 3月7日	2025年 3月8日	2025年 3月9日
农历	蛇年二月 初四	蛇年二月 初五	蛇年二月 初六	蛇年二月 初七	蛇年二月 初八	蛇年二月 初九	蛇年二月 初十
干支历	乙巳年 戊寅月 辛未日	乙巳年 戊寅月 壬申日	乙巳年 己卯月 癸酉日	乙巳年 己卯月 甲戌日	乙巳年 己卯月 乙亥日	乙巳年 己卯月 丙子日	乙巳年 己卯月 丁丑日

本周节气：惊蛰节气第一、二候。本周是惊蛰节气，惊蛰第一候桃始华，第二候鸧鹒鸣。惊蛰时分，天地阴阳之气接触频繁、闪电不绝，一片震动之象。

运气分析：乙巳年岁运少金，阴分无力濡养天地万物，风木相对偏亢，初之运又得司天相助，进一步刑伤金阴，天地呈现出风行物动之象。

本周病症：手抖。

病证分析：乙巳年惊蛰节气，风行物动之象明显，若平素过度劳累，甚则年老体衰，气血、阴精无法濡养经络，加之肝木之风为引，则易发为手抖之症。

二、中医学有关辨识

本病在中医学中属于“颤证”的范畴。颤证是以头部或肢体摇动、颤抖，不能自制为主症的一种疾病。轻者表现为头摇动或手足微颤，重者可见头部振摇、肢体颤动不止，甚则肢节拘急，失去生活自理能力。

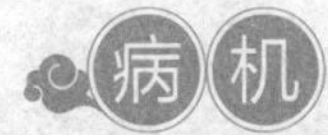

颤证的基本病机为肝风内动，筋脉失养。肝主身之筋膜，为风木之脏，肝风内动，筋脉不能任持自主，随风而动，牵动肢体及头颈颤抖摇动。病位在筋脉，与肝、肾、脾等脏关系密切。本病的病理性质为本虚标实。本虚包括气血阴阳亏虚，以阴津精血亏虚为主；标实常为风、火、痰、瘀等病理因素导致。虚实之间常相互影响，相互转化。

1. 风阳内动证

临床表现：肢体颤动粗大，程度较重，不能自制，头晕耳鸣，面赤烦躁，易激动，心情紧张时颤动加重，伴有肢体麻木，口苦而干，语言迟缓不清，流涎，尿赤，大便干；舌质红，苔黄，脉弦滑数。

证机概要：肝郁阳亢，化火生风，扰动筋脉。

治法：镇肝息风，舒筋止颤。

代表方：天麻钩藤饮合镇肝息风汤加减。

2. 痰热风动证

临床表现：头摇不止，肢麻震颤，重则手不能持物，头晕目眩，胸脘痞闷，口苦口黏，甚则口吐痰涎；舌体胖大，有齿痕，舌质红，舌苔黄腻，脉弦滑数。

证机概要：痰热内蕴，热极生风，筋脉失约。

治法：清热化痰，平肝息风。

代表方：导痰汤合羚角钩藤汤加减。

3. 气血亏虚证

临床表现：头摇肢颤，面色㿠白，表情淡漠，神疲乏力，动则气短，心悸健忘，眩晕，纳呆；舌体胖大，舌质淡红，舌苔薄白滑，脉沉濡无力或沉细弱。

证机概要：气血两虚，筋脉失养，虚风内动。

治法：益气养血，濡养筋脉。

代表方：人参养荣汤。

4. 髓海不足证

临床表现：头摇肢颤，持物不稳，腰膝酸软，失眠心烦，头晕，耳鸣，善忘，或神呆痴傻；舌质红，舌苔薄白，或红绛无苔，脉象细数。

证机概要：髓海不足，筋脉失养，虚风内动，神机失用。

治法：填精补髓，育阴息风。

代表方：龟鹿二仙膏合大定风珠加减。

5．阳气虚衰证

临床表现：头摇肢颤，筋脉拘挛，畏寒肢冷，四肢麻木，心悸懒言，动则气短，自汗，小便清长或自遗，大便溏；舌质淡，舌苔薄白，脉沉迟无力。

证机概要：阳气虚衰，温煦失职，筋脉不用。

治法：补肾助阳，温煦筋脉。

代表方：地黄饮子。

三、调养与防治常规建议

本周高发的手抖相当于气血亏虚颤证，在日常生活中可以从以下几个方面进行调养防治。

1．情志调养

气血亏虚导致手抖，究其根本是因筋脉失养、虚风内动所致。此时若情志不佳，闷闷不乐或者喜怒无常，气机疏泄无度，导致血液运行不畅，血虚更甚，重则血虚生风，则会加重内风，从而加剧颤抖的症状。因此，保持稳定的情绪尤为重要。

2．起居调养

起居方面，应作息规律，切记要避免熬夜、劳力、房劳过度，以免气血的进一步耗损。

3．饮食调养

饮食方面，可以适当吃银耳、莲子、猪蹄以涵养阴血，不建议喝咖啡和浓茶。

4．运动调养

应当静养，尤其是晚上，不建议进行剧烈运动。日常可以进行八段锦、太极拳、瑜伽等舒缓的运动，既能调畅气机，又不致耗伤气血，可谓一举两得。此外，空闲时间的闭目养神也是一种不错的选择。

5．中成药建议

归芍地黄丸。归芍地黄丸：功效为滋肝肾、补阴血、清虚热，适用于肝肾两虚、阴虚血少者。

6．穴位建议

血海穴、三阴交穴、太白穴，每次按揉 5~10 分钟，以酸胀为度。

四、现代医学的认识

手抖是现代医学甲状腺功能亢进症、帕金森病、特发性震颤等疾病的常见临床表现，本周以帕金森病为例进行介绍。帕金森病（PD），又称为震颤麻痹，是一种常见于中老年的神经系统变性疾病，具有特征性运动症状，包括静止性震颤、运动迟缓、肌强直和姿势平衡障碍等；还会伴有非运动症状，包括便秘、嗅觉障碍、睡眠障碍、自主神经功能障碍及精神、认知障碍。

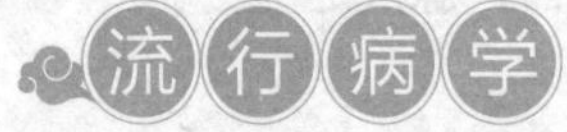

流行病学

发病年龄平均约 55 岁，多见于 60 岁以后，40 岁以前相对少见。男性略多于女性。隐匿起病，缓慢进展。

临床分型及主要表现

PD 可分为原发性帕金森病、继发性帕金森综合征、遗传变性性帕金森综合征和多系统变性（帕金森叠加综合征）。其主要表现如下：

1. 运动症状

常始于一侧上肢，逐渐累及同侧下肢，再波及对侧上肢及下肢，呈“N”形进展。

（1）静止性震颤：常为首发症状，多始于一侧上肢远端，静止位时出现或明显，随意运动时减轻或停止，紧张或激动时加剧，入睡后消失。

（2）肌强直：被动运动关节时阻力增高，且呈一致性，类似弯曲软铅管的感觉。

（3）运动迟缓：随意运动减少，动作缓慢、笨拙。

（4）姿势步态障碍：在疾病早期，表现为走路时患侧上肢摆臂幅度减小或消失，下肢拖拽。

2. 非运动症状

（1）感觉障碍：疾病早期即可出现嗅觉减退或睡眠障碍。中、晚期常有肢体麻木、疼痛。

（2）自主神经功能障碍：临床常见，如便秘、多汗、脂溢性皮炎（油脂面）等。

（3）精神和认知障碍：近半数患者伴有抑郁，并常伴有焦虑。

治疗方法

主要介绍药物治疗方法。

1. 早期 PD 治疗

（1）抗胆碱能药：主要有苯海索。主要适用于震颤明显且年轻的患者，老年患者慎用，闭角型青光眼及前列腺肥大患者禁用。

（2）金刚烷胺：对少动、强直、震颤均有改善作用，对改善异动症有帮助。

（3）复方左旋多巴（苄丝肼左旋多巴、卡比多巴左旋多巴）：是治疗本病最基本、最有效的药物，对强直、少动、震颤等均有良好疗效。

（4）多巴胺受体激动剂：目前大多认为非麦角类多巴胺受体激动剂为首选药物，尤其用于早发型患者。

（5）B 型单胺氧化酶抑制剂：能阻止脑内多巴胺降解，增加多巴胺浓度。适用于中晚期 PD 患者的治疗。

2．运动并发症的治疗

（1）症状波动的治疗：症状波动主要有两种形式。①疗效减退或剂末现象：可增加每日服药次数或增加每次服药剂量，或改用缓释剂，或加用恩他卡朋，也可加用多巴胺受体激动剂。②“开关”现象：可应用长效多巴胺受体激动剂，或微泵持续输注左旋多巴甲酯或左旋多巴乙酯。

（2）异动症的治疗：主要有三种形式。①剂峰异动症：可适当减少复方左旋多巴单次剂量，加用金刚烷胺或氯氮平，若在使用复方左旋多巴控释剂，则应换用常释剂，避免控释剂的累积效应。②双相异动症：发生于剂初和剂末，若在使用复方左旋多巴控释剂应换用常释剂，最好换用水溶剂，可以有效缓解剂初异动症。③肌张力障碍：可在睡前服用复方左旋多巴控释剂或长效多巴胺受体激动剂，或在起床前服用弥散型多巴丝肼或标准片。

（3）步态障碍的治疗：目前缺乏有效的治疗措施，B 型单胺氧化酶抑制剂和金刚烷胺对少数患者可能有帮助。

3．非运动症状的治疗

（1）睡眠障碍：若与夜间 PD 症状相关，加用左旋多巴控释剂、多巴胺受体激动剂或儿茶酚 -O- 甲基转移酶（COMT）抑制剂会有效。若正在服用司来吉兰或金刚烷胺，尤其在傍晚服用者，需纠正服药时间。

（2）感觉障碍：主要表现为嗅觉减退、疼痛或麻木、不宁腿综合征。对伴有不宁腿综合征的 PD 患者，在入睡前 2 小时内选用多巴胺受体激动剂或复方左旋多巴等治疗有效。

（3）自主神经功能障碍：最常见的症状为便秘，其次有泌尿障碍和体位性低血压等。对于便秘，停用抗胆碱能药，必要时应用通便药。有泌尿障碍的患者可使用奥昔布宁、莨菪碱等外周抗胆碱能药。体位性低血压患者 α 肾上腺素受体激动剂米多君治疗有效。

（4）精神障碍：如生动的梦境、抑郁、焦虑、错觉、幻觉、欣快、轻躁狂、意识模糊等。治疗原则是若与抗 PD 药物有关，则须依次逐减或停用抗胆碱能药、金刚烷胺、司来吉兰或多巴胺受体激动剂，待症状明显缓解乃至消失为止。

第6周 腿抽筋

一、本周历法解析

公历	2025年 3月10日	2025年 3月11日	2025年 3月12日	2025年 3月13日	2025年 3月14日	2025年 3月15日	2025年 3月16日
农历	蛇年二月 十一	蛇年二月 十二	蛇年二月 十三	蛇年二月 十四	蛇年二月 十五	蛇年二月 十六	蛇年二月 十七
干支历	乙巳年 己卯月 戊寅日	乙巳年 己卯月 己卯日	乙巳年 己卯月 庚辰日	乙巳年 己卯月 辛巳日	乙巳年 己卯月 壬午日	乙巳年 己卯月 癸未日	乙巳年 己卯月 甲申日

本周节气：惊蛰节气第二、三候。惊蛰第二候鸧鹒鸣，第三候鹰化为鸠。惊蛰节气，阳气上升，气温回暖，春雷乍动，雨水增多，万物生机盎然。

运气分析：本周承接上周运气情况，金运不足，阴虚不能制风，又逢厥阴司天，过亢的肝木之气耗伤肝阴，天地呈现出风行物动之象。

本周病症：腿抽筋。

病证分析：肝阴虚肝筋不得濡养，肝肾同源，肝阴虚则肾阴不足，则易发为小腿抽筋，甚则关节不利，女子以肝为先天，49岁以上的女性尤需注意。

二、中医学有关辨识

本病在中医学中属于“脚挛急”的范畴。脚挛急即两小腿拘急挛曲，难以伸直。

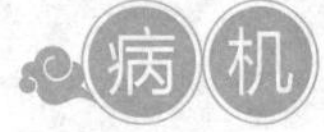

病机

脚挛急的基本病机为阴阳失调，阳动而阴不濡养，具体为气血不足、肝肾亏

虚、外感风寒、外伤劳损等原因导致的经络阻滞、筋脉失养。病位在筋脉，属肝所主，与心、脾、胃、肾等脏腑密切相关。

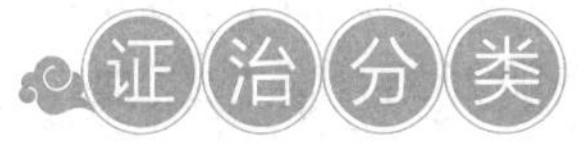

证治分类

1．邪壅筋脉证

临床表现：头痛，项背强直，恶寒发热，无汗或汗出，小腿拘急挛曲，难以伸直，肢体酸痛；舌苔薄白或白腻，脉浮紧。

证机概要：风寒湿邪，侵于肌表，壅滞筋脉。

治法：祛风散寒，燥湿和营。

代表方：羌活胜湿汤。

2．气血亏虚证

临床表现：小腿拘急，面色㿠白，表情淡漠，神疲乏力，动则气短，心悸健忘，眩晕，纳呆；舌体胖大，舌质淡红，舌苔薄白滑，脉沉濡无力或沉细弱。

证机概要：气血两虚，筋脉失养。

治法：益气养血，濡养筋脉。

代表方：人参养荣汤。

3．肝肾不足证

临床表现：小腿拘急挛曲，腰膝酸软，疲劳时加重，关节屈伸不利，肌肉瘦削，或伴骨蒸劳热，心烦，口干；舌质淡红，苔薄白或少津，脉沉细或细数。

证机概要：肝肾不足，筋骨失养。

治法：培补肝肾。

代表方：六味地黄汤合独活寄生汤加减。

三、调养与防治常规建议

本周高发的脚抽筋相当于肝肾不足型脚挛急，在日常生活中可以从以下几个方面进行调养防治。

1．情志调养

肝肾不足导致腿抽筋，同上周气血亏虚所致的手抖类似，究其根本是筋脉失于濡养所致。此时，情志方面亦应该保持恬淡平和，倘若急躁易怒，更易损耗阴血，使筋脉愈发干涸，从而加重脚抽筋的频次及程度。

2．起居调养

起居方面，应作息规律，早睡早起，避免熬夜、劳累、房劳过度，以免导致气血的进一步耗损。

3. 饮食调养

饮食宜清淡，且需要加强营养。减少肥甘厚味、煎炸油腻的饮食。日常可多吃补养阴血的食物，如鸭肉、瘦猪肉、黑木耳等。脾胃是气血生化的源泉，只有脾胃功能正常，才能将我们所摄入的饮食转化为脏腑经络所需的气血，才能濡养我们的筋脉。因此，日常还应多吃健脾胃的食物，如山药、小米、大枣等。

4. 运动调养

宜静养，不建议进行剧烈运动，尤其是晚上。日常可以进行八段锦、太极拳、瑜伽等舒展运动，既能调畅气机，又不致耗伤气血，可谓一举两得。空闲时间闭目养神也是一种不错的选择。

5. 中成药建议

归芍地黄丸。归芍地黄丸：功效为滋肝肾、补阴血、清虚热，适用于肝肾两虚、阴虚血少者。

6. 穴位建议

承山穴、三阴交穴，每次按揉 5 ～ 10 分钟，以酸胀为度。

四、现代医学的认识

现代医学中的腓肠肌痉挛大多可以参考中医学的腿抽筋进行辨治。

腓肠肌痉挛，又称脚转筋，是由于身体虚弱，或患有慢性疾病，下肢疲劳过度，或遭受冷水、冷风的强烈刺激，或平素缺乏锻炼，突然进行强体力劳动或体育活动而致腓肠肌发生痉挛、疼痛的一种病症。

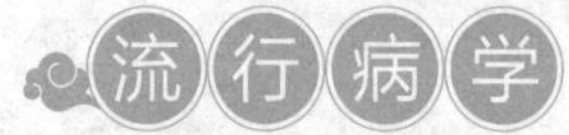

流行病学

腓肠肌痉挛好发于老年人群。

临床分型及主要表现

腓肠肌痉挛表现为小腿后部突然出现痉挛、疼痛，肌肉收缩，局部隆起，触按坚硬，下肢不能屈伸。小腿痉挛疼痛难忍，发作时常由轻微逐渐变得严重，足趾动作受到影响，有的出现大踇趾向外张开或向上翘起，其他足趾也不由自主地抽动。腓肠肌痉挛可由急性损伤或慢性劳损导致。

1. 急性损伤导致的腓肠肌痉挛

弹跳时用力过猛或直接暴力撞击小腿后部出现痉挛；少数患者可在游泳、睡眠时发生小腿突然痉挛，或某次剧烈运动后出现小腿疼痛、痉挛。

2．慢性劳损导致的腓肠肌痉挛

慢性劳损导致的腓肠肌痉挛一般多见于腓肠肌长期反复牵拉，超过肌肉负荷所致。

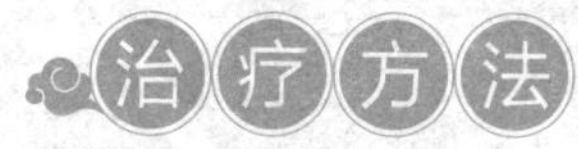

常用治疗药物介绍如下。

1．盐酸利多卡因

盐酸利多卡因是一种麻醉药物，可以用于缓解腓肠肌痉挛引起的疼痛。

2．阿托品

阿托品适用于解除平滑肌痉挛和血管、输尿管、气管平滑肌的收缩状态，可用于改善腓肠肌痉挛的症状。

3．山莨菪碱

山莨菪碱能够阻断M胆碱受体，解除乙酰胆碱所致的平滑肌痉挛，故可缓解腓肠肌痉挛。

4．乙哌立松

乙哌立松可通过降低肌肉紧张度来缓解腓肠肌痉挛引发的不适感。

5．氯唑沙宗

氯唑沙宗能促进中枢抑制性神经递质 γ-氨基丁酸的合成和释放，提高肌肉对疲劳的耐受力，从而减轻肌肉紧张和痉挛。

第7周 胁痛

一、本周历法解析

公历	2025年 3月17日	2025年 3月18日	2025年 3月19日	2025年 3月20日	2025年 3月21日	2025年 3月22日	2025年 3月23日
农历	蛇年二月 十八	蛇年二月 十九	蛇年二月 二十	蛇年二月 廿一	蛇年二月 廿二	蛇年二月 廿三	蛇年二月 廿四
干支历	乙巳年 己卯月 乙酉日	乙巳年 己卯月 丙戌日	乙巳年 己卯月 丁亥日	乙巳年 己卯月 戊子日	乙巳年 己卯月 己丑日	乙巳年 己卯月 庚寅日	乙巳年 己卯月 辛卯日

本周节气：惊蛰节气第三候，春分节气第一候。惊蛰第三候鹰化为鸠，春分第一候玄鸟至，阳气萌动，蛰伏的布谷鸟也开始出来活动，燕子也渐渐回到北方，春分当日昼夜等分，此后阳气渐长。

运气分析：本周处于乙巳年初之气和二之气的过渡时期，主气为厥阴风木，客气为阳明燥金，岁运是少金，受五运六气的风气影响，立春之后风气旺盛，又受初之气客气燥金克伐肝木和二之气客气寒水对肝气的抑制，整体处于肝气不疏的状态。

本周病症：胁痛。

病证分析：肝主疏泄，喜条达、恶抑郁。足厥阴肝经循行路线经过胁肋。受五运六气影响，本周风气虽盛，但初之气客气阳明燥金刑伤肝阴，二之气客气太阳寒水阻遏肝气，肝血不荣，肝气不疏，甚则气郁化火，损伤肝络，容易出现胁痛之症。围绝经期女性、上班族等常见情志不畅、肝血不足者应当加以防范。

二、中医学有关辨识

本病在中医学中属于“胁痛”的范畴，胁指侧胸部，为腋部以下至第 12 肋骨部的总称。胁痛是以一侧或两侧胁肋部疼痛为主要表现的疾病。疼痛性质可表现为刺痛、胀痛、灼痛、隐痛、闷痛或窜痛，伴见胸闷、腹胀、嗳气、呕逆、急躁易怒。

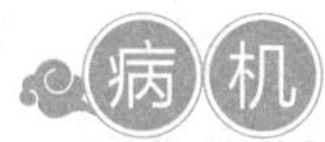

胁痛的主要病机为肝络失和，病位在肝，涉及脾、肾。其病理性质有虚实之分，肝郁气滞、瘀血停滞、湿热蕴结所致为实证，属于“不通则痛”；阴血不足、肝络失养所致为虚证，属于“不荣则痛”。初病在气，气滞则血瘀，气滞日久化火伤阴，日久耗伤阴津。

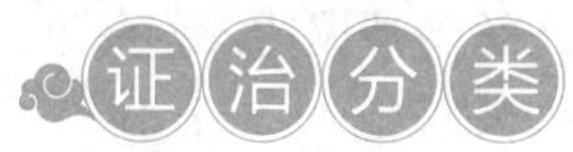

1．肝郁气滞证

临床表现：胁痛以胀痛为主，走窜不定，甚则引及胸背肩臂，疼痛每因情绪波动而增减，胸闷不舒，纳少口苦，嗳气频作，得嗳气而胀痛稍减；舌苔薄白，脉弦。

证机概要：肝失条达，胁络受阻，气郁而痛。

治法：疏肝理气。

代表方：柴胡疏肝散。

2．肝胆湿热证

临床表现：胁肋胀痛或灼热疼痛，口苦口黏，胸闷纳呆，恶心呕吐，小便黄赤，大便不爽，重者身目发黄；舌苔黄腻，脉弦滑数。

证机概要：湿热蕴结，肝失疏泄，肝经湿热。

治法：清热利湿。

代表方：龙胆泻肝汤。有砂石阻滞（结石）时合硝石矾石散。

3．瘀血阻络证

临床表现：胁肋刺痛，痛有定处，痛处拒按，入夜痛剧，胁下或有硬块；舌质紫暗，脉沉涩。

证机概要：气滞日久，瘀血停着，痹阻胁络。

治法：祛瘀通络。

代表方：血府逐瘀汤或复元活血汤加减。

4．肝络失养证

临床表现：胁痛隐隐，悠悠不休，劳则加重，口干咽燥，心烦，头晕目眩；

舌红少苔，脉细数或虚弱。

证机概要：肝郁化热，耗伤肝阴，胁络失养。

治法：辛温散寒，宣通心阳。

代表方：一贯煎。

三、调养与防治常规建议

本周高发的胁痛属于肝络失养，在日常生活中可以从以下几个方面进行调养防治。

1. 情志调养

注意调摄情志，春天应肝，应保持精神愉快、气机条达以应肝木疏泄发散。精神情志变化直接影响肝的疏泄功能，或为暴怒伤阴，或为情志抑郁，导致全身气机不畅，出现胁痛等病症。因此，预防胁痛的发生应注意精神调适，避免过于激动或思虑过度，保持心情愉快，劳逸结合，达到“以平为期”。

2. 起居调养

保持规律作息，避免熬夜、过度用眼耗伤阴血。“人卧血归于肝”，早睡早起有助滋养肝阴；“久视伤血”，故应避免长时间用眼。

3. 饮食调养

注意饮食调节，建议饮食规律、清淡、营养均衡，可适当多吃滋阴的食物，如百合、莲子、银耳、鸭肉、黑芝麻等；应少食羊肉、狗肉、驴肉等温燥伤阴的肉类，尤其不宜过量或长期食用。适宜多食蔬菜、瘦肉等性平或凉的食物来平补。

4. 运动调养

注意劳逸结合，坚持适当的体育锻炼。《素问·四气调神大论》有云：“春三月……夜卧早起，广步于庭……”一年之计在于春，一天之计在于晨，此时可早起散步，做太极拳、八段锦等柔和舒缓的运动，顺应春天升发之气使肝气疏泄。应注意的是，不宜过度运动、夜跑，避免耗伤肝血。

5. 中成药建议

丹栀逍遥丸 + 六味地黄丸。肝体阴而用阳，六味地黄丸滋养肝肾以固其体，丹栀逍遥丸疏泄肝气以畅其用，两药合用，适用于肝络失养型胁痛。

6. 穴位建议

睡前敲肝经 2 遍，每两周在肝经循行路线上刮痧 1 次。

太冲穴、期门穴、阳陵泉穴，睡前各按 5 分钟，以酸胀为度。肝络失养者加三阴交穴、照海穴。

四、现代医学的认识

肋痛是现代医学急、慢性肝炎，胆囊炎、胆结石，肝脏及胆囊肿瘤，以及肋间神经痛等疾病的常见临床表现，本周以肋间神经痛为例进行介绍。肋间神经痛指肋间神经支配区的疼痛综合征。

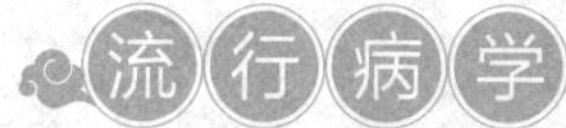

肋间神经痛在免疫功能低下的中老年人、既往感染过水痘-带状疱疹病毒者、患有脊柱相关疾病的人群中发病率高。

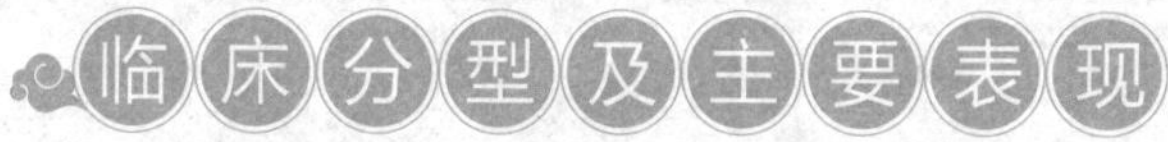

1．原发性肋间神经痛

原发性肋间神经痛极少见，原因不明。

2．继发性肋间神经痛

继发性肋间神经痛常由带状疱疹、胸膜炎、肺炎、胸椎或肋骨外伤、肿瘤等引起。疼痛沿一个或几个肋间分布，呈持续性刺痛、灼痛，呼吸、咳嗽、喷嚏时加重。查体可发现相应肋间皮肤区感觉过敏和肋骨缘压痛。带状疱疹性肋间神经痛在相应肋间可见疱疹，疼痛出现于疱疹前，疱疹消失后疼痛可持续一段时间。

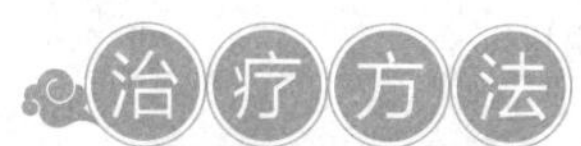

主要介绍药物治疗方法。

1．抗病毒药物

针对带状疱疹引起的肋间神经痛，首当消除病因，常用药物为阿昔洛韦、更昔洛韦等。

2．营养神经药物

常用药物为维生素 B_{12}。

3．对症治疗

肋间神经痛使用神经止痛药物，有阻断神经传导、镇痛的作用。代表药物有卡马西平、苯妥英钠等。

4．神经阻滞

对于疼痛剧烈或顽固性疼痛患者，医师会给予局部麻醉药或皮质类固醇激素等，终止、干扰、阻断神经传导功能达到止痛的目的。

第8周 时行感冒

春

一、本周历法解析

公历	2025年 3月24日	2025年 3月25日	2025年 3月26日	2025年 3月27日	2025年 3月28日	2025年 3月29日	2025年 3月30日
农历	蛇年二月 廿五	蛇年二月 廿六	蛇年二月 廿七	蛇年二月 廿八	蛇年二月 廿九	蛇年三月 初一	蛇年三月 初二
干支历	乙巳年 己卯月 壬辰日	乙巳年 己卯月 癸巳日	乙巳年 己卯月 甲午日	乙巳年 己卯月 乙未日	乙巳年 己卯月 丙申日	乙巳年 己卯月 丁酉日	乙巳年 己卯月 戊戌日

本周节气：春分节气第二、三候。春分第二候雷乃发生，第三候始电。此时阳气渐盛，阴气犹存，阴阳相搏为雷，阳盛值气泄而光生。

运气分析：本周处于乙巳年二之气，主气为少阴君火，客气为太阳寒水，岁运是少金，受五运六气的寒水影响，进入二之气后，由于太阳寒水，自然界整体呈现寒湿较重的状态，雷电不发，整体处于阳气被遏的状态。

本周病症：时行感冒。

病证分析：时至春分，北半球昼长夜短，应是阳气升发的好时机。然而，受客气寒水影响，天地间阳气该升不升，自然界的寒湿之气给病邪提供了适宜的生存环境。加之春季多风，风邪上犯首先犯肺，阳气不够，卫外不足无力抗邪，发为感冒。素体阳虚、肺卫功能较差的人应当加以防范。

二、中医学有关辨识

中医认为，时行感冒是感受六淫邪气、时行疫毒，并在一个时期内广为流行，证候多类似的疾病。时行感冒的临床表现以高热、全身酸痛、乏力、胸痛、纳差等为特征，少数可传变入里，变生他病。

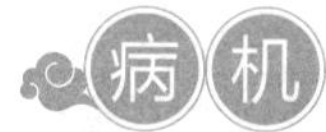

阳气不足，卫外功能减弱；加之气候突变，六淫之邪肆虐，邪气乘虚而入。肺主皮毛，司卫外，卫气的强弱和肺气功能最密切，外邪从口鼻、皮毛而入，肺卫首当其冲，卫表被郁，邪正抗争而出现恶寒、发热、头身疼痛等症状。肺气失宣则可见鼻塞、流涕、咳嗽等症状。

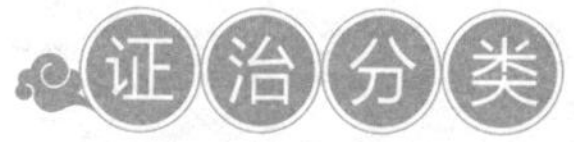

同第 1 周感冒“证治分类”的内容。需要注意的是，时行感冒的治疗应重用清热解毒之品。时行感冒的病邪容易从表入里、迅速传变，临床上应加以重视，及时防治，以免发生传变或夹杂其他疾病。

三、调养与防治常规建议

本周高发的时行感冒以风寒束表为主，少数可出现表寒里热，素体虚弱的老年人会表现为气虚、阳虚。在日常生活中可以从以下几个方面进行调养防治。

1．起居调养

注意生活起居，寒温适宜。保持室内空气流通，注意防寒保暖。睡前可用紫苏叶煮水泡脚，微微发汗为宜。在疾病流行季节积极防治，少去人群密集场所，防止交叉感染。

2．饮食调养

“食饮有节，不过不失”，饮食要适时、适量、适温、清淡、营养，避免肥甘厚味及过于辛辣刺激之品，盲目进补会增加脾胃负担；日常可适当多饮温水，多出汗，使病邪外达。

3．运动调养

规律作息，适量运动。疾病恢复期可做一些柔和舒缓的运动，如太极拳、八段锦等，保持身体微微发汗。不宜过度运动，不宜夜跑，否则容易加重体虚。

4．中成药建议

九味羌活丸、风寒感冒颗粒，适用于风寒束表型；正柴胡饮颗粒适用于病情较轻者。

5．穴位建议

鼻塞者每天坚持按揉迎香穴 15 分钟；合谷穴、外关穴、大椎穴、风池穴、风府穴，睡前各按揉 5 分钟，以酸胀为度。

四、现代医学的认识

现代医学中的流行性感冒可参考中医学的感冒进行辨治。

流行性感冒，简称流感，是由流感病毒引起的急性呼吸道传染病，起病急骤，可见畏寒、高热、头痛、肌痛等症状，呼吸道症状较轻，病情短而有自限性。该病传染性强，可引起世界范围内大流行，是目前全球面临的重要公共健康问题之一。

流行病学

流感主要通过空气中的飞沫、人与人之间的接触或与被污染物品的接触传播。最显著特点为起病急、迅速扩散，从而造成不同程度流行。发病率高，但致死率低。人群普遍易感。

临床分型及主要表现

1. 单纯型流感

突起畏寒、发热，伴有全身酸痛、头痛、乏力及食欲下降，上呼吸道症状如流涕、鼻塞、咽痛和咳嗽等症状较轻。但热退后上述症状仍可持续数日。

2. 流感病毒肺炎

流感病毒肺炎主要发生在老年人，婴幼儿，有慢性心、肾、肺等疾病及用免疫抑制剂治疗者。本病可表现为高热持续不退、咳嗽、咳痰、剧烈胸痛、气急、发绀及咯血等症状。体检双肺呼吸音低，满布湿啰音。白细胞计数下降，中性粒细胞减少。X 线检查双肺呈散在絮状阴影。

3. 中毒型流感和胃肠型流感

中毒型流感表现为高热、休克等严重症状，病死率高，但临床上已少见。

胃肠型流感表现为腹泻、呕吐等，不易与急性胃肠炎鉴别。

治疗方法

1. 对症治疗

对于发热、头痛、肢体酸痛的患者，医师一般给予解热镇痛药，如布洛芬混悬液、对乙酰氨基酚颗粒，儿童忌用阿司匹林及其他水杨酸类制剂。鼻塞流涕者，可用抗过敏药，或用 1% 的麻黄碱滴鼻。咳嗽者可给予镇咳药，如盐酸二氧丙嗪。

2．抗感染治疗

应注意流感患者应避免盲目使用抗菌药物，应在医师指导下正确选用抗病毒药物，如金刚烷胺、利巴韦林、奥司他韦。

合并细菌感染者，医师会根据经验或血液化验的结果给予相应的抗生素进行治疗，经验用药常选头孢氨苄、罗红霉素、阿莫西林等。

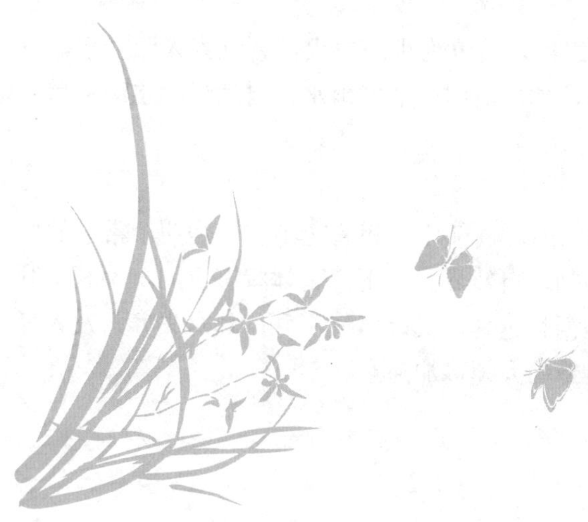

第9周 耳鸣

一、本周历法解析

公历	2025年3月31日	2025年4月1日	2025年4月2日	2025年4月3日	2025年4月4日	2025年4月5日	2025年4月6日
农历	蛇年三月初三	蛇年三月初四	蛇年三月初五	蛇年三月初六	蛇年三月初七	蛇年三月初八	蛇年三月初九
干支历	乙巳年 己卯月 己亥日	乙巳年 己卯月 庚子日	乙巳年 己卯月 辛丑日	乙巳年 己卯月 壬寅日	乙巳年 庚辰月 癸卯日	乙巳年 庚辰月 甲辰日	乙巳年 庚辰月 乙巳日

本周节气：春分节气第三候，清明节气第一候。春分第三候始电，清明第一候桐始华。春分后阳气渐旺，阴阳相搏强烈，自然界电闪雷鸣，暖阳照射，桐树也绽放出嫩绿的新叶。

运气分析：本周处于乙巳年二之气，主气为少阴君火，客气为太阳寒水，岁运是少金，受五运六气的寒水影响，加之清明时节多雨水，自然界中水湿更重，阳气被遏较上一周更加明显。

本周病症：耳鸣。

病证分析：耳鸣不光有肾虚的原因，气郁化热和清窍不利也是两个常见的原因。清明时节的升发之气被寒水抑制，自然界又多雨，整体状态沉闷，不利于肝气的升发。郁久肝经内热重，肝经循行过耳，又因清气不升，耳窍失养，发为耳鸣。平时肝火旺、痰湿重，自觉头晕的人须多加注意。

二、中医学有关辨识

中医学认为，耳鸣是指以自觉耳内或头颅鸣响而无相应的声源为主要特征的耳病。

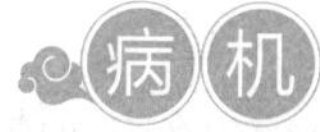

耳鸣的病因主要为饮食不节、睡眠不足、压力过大等导致脏腑功能失调，病机有虚实之分，实者多因风邪侵袭、痰湿困结或肝气郁结，邪气侵袭经络，犯于清窍，耳部经气受阻故发耳鸣。虚者多由脾胃虚弱、心血不足或肾元亏损所致，肾开窍于耳，肾精亏损，不能上充于清窍，耳部精血不足，经脉空虚，久之发耳鸣。

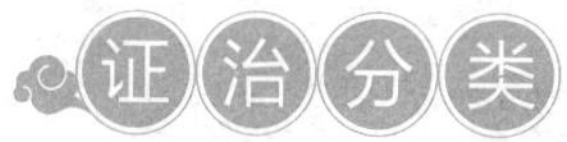

1．风邪侵袭证

临床表现：耳鸣骤起，病程较短，可伴耳内堵塞感或听力下降；或伴有鼻塞，流涕，头痛，咳嗽等；舌质淡红，苔薄白，脉浮。

证机概要：风邪上犯，经气不利。

治法：疏风散邪，宣肺通窍。

代表方：芎芷散加减。

2．痰湿困结证

临床表现：耳中胀闷；头重如裹，胸脘满闷，咳嗽痰多，口淡无味，大便不爽；舌质淡红，苔腻，脉弦滑。

证机概要：痰湿困结，蒙蔽清窍。

治法：祛湿化痰，升清降浊。

代表方：涤痰汤加减。

3．肝气郁结证

临床表现：耳鸣的起病或加重与情志抑郁或恼怒有关；胸胁胀痛，夜寐不宁，头痛或眩晕，口苦咽干；舌红，苔白或黄，脉弦。

证机概要：肝郁气滞，气机不利。

治法：疏肝解郁，行气通窍。

代表方：逍遥散加减。

4．脾胃虚弱证

临床表现：耳鸣的起病或加重与劳累或思虑过度有关，或在下蹲站起时加重；倦怠乏力，少气懒言，面色无华，纳呆，腹胀，便溏；舌质淡红，苔薄白，脉弱。

证机概要：清气不升，经脉亏虚。

治法：健脾益气，升阳通窍。

代表方：益气聪明汤。

5．心血不足证

临床表现：耳鸣的起病或加重与精神紧张或压力过大有关；心烦失眠，惊悸不安，注意力不集中，面色无华；舌质淡，苔薄白，脉细弱。

证机概要：心血不足，清窍失养。

治法：益气养血，宁心通窍。

代表方：归脾汤加减。

6．肾元亏损证

临床表现：耳鸣日久；腰膝酸软，头晕眼花，发脱或齿摇，夜尿频多，性功能减退，畏寒肢冷；舌质淡胖，苔白，脉沉细弱。

证机概要：肾精不足，耳窍失养。

治法：补肾填精，温阳化气。

代表方：肾气丸加减。

三、调养与防治常规建议

本周高发的耳鸣，轻者属于脾胃虚弱、清气不升，郁久可转变为肝气郁结，痰湿体质的人多发为痰湿困结。在日常生活中可以从以下几个方面进行调养防治。

1．情志调养

自然界中阳气被郁，肝气难以疏泄，此时更应该调畅情志，积极接触一些正能量、有趣的信息，使自己的心情开朗起来。切勿过多忧虑，否则会加重肝气郁结，直接导致肝经瘀堵。肝经循行过耳，如若瘀堵，则会加重耳鸣。

2．起居调养

保证足够的睡眠。睡眠障碍如睡眠时间不足可能会诱发耳鸣，睡眠障碍和耳鸣还会互相影响。此外，要远离日常生活中引起耳鸣或者听力损伤的因素。

3．饮食调养

忌食肥甘厚味，造成耳鸣的一个重要因素便是痰火互结，油腻、难消化的食物郁久生痰湿，痰蒙清窍可导致耳鸣。同时难以消化的食物也会加重脾胃负担，脾虚则清阳不升，耳部经脉空虚亦发为耳鸣。患者在春天可少食牛肉、羊肉等发物，适量多吃水鸭、银耳等平补之物。睡前忌饮浓茶、咖啡、酒等刺激性饮品。

4．运动调养

春季运动的主题是升发肝气，可以早起散步，做一些舒展性运动，如太极拳、八段锦、瑜伽等，顺应肝的升发之气。运动时要注意避风寒，不去湖边等水多的地方。

5．中成药建议

补中益气丸，适用于脾胃虚弱、清阳不升型耳鸣；六味地黄丸、耳聋左慈丸，适用于肾精不足型耳鸣。

6．穴位建议

耳门穴、听宫穴、听会穴，睡前各按 5 分钟，以酸胀为度。肝气郁结者，可加太冲穴；痰湿阻滞者，可加丰隆穴、足三里穴。

耳穴贴豆。取内耳、脾、肾、肝、神门，用王不留行籽贴压。

四、现代医学的认识

耳鸣是现代医学中高血压、颈椎病、中耳炎、原发性耳鸣、梅尼埃病等疾病的常见临床表现，本周以原发性耳鸣为例进行介绍。

原发性耳鸣是以自觉耳内或头颅鸣响而无相应的声源为主要特征的病症。它既是多种疾病的常见症状之一，也是一种独立的疾病。

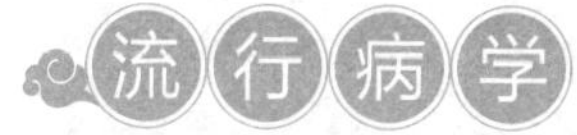

调查结果显示，我国耳鸣的患病率为 14.5%，其中大多数人（58.1%）对情绪无影响，更多人（75.8%）对生活无影响，但 29% 的耳鸣患者大多数时间或整天都有症状，严重者会给其生活和工作带来很大影响。

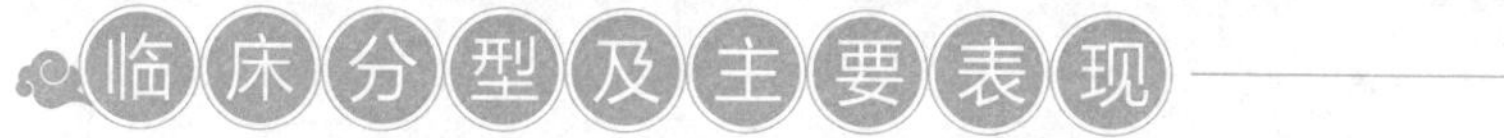

临床上耳鸣极为常见，具体表现为患者自觉一侧或两侧耳内或头颅内外有鸣响的声音感觉，如蝉鸣声、吹风声、流水声、电流声、沙沙声、嗞嗞声、嗡嗡声、唧唧声等，声感可出现一种或数种，呈持续性或间歇性，鸣响的部位甚至可出现在身体周围。部分患者常因听到这种鸣响声而影响正常生活。主要分型如下。

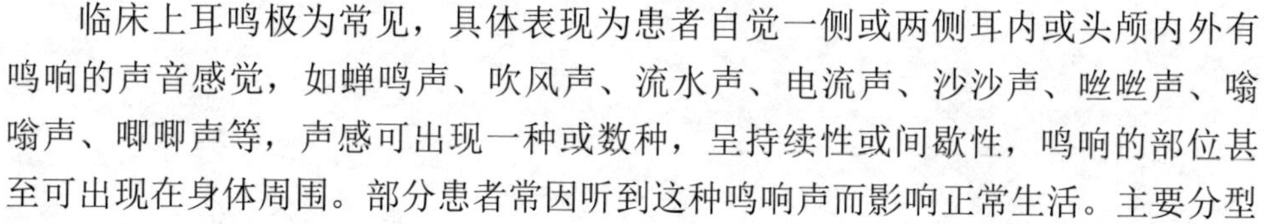

1．主观性耳鸣

这个声音只能由患者本人听到，它可能是耳听觉器官的一种异常反应。耳鸣是一种疾病的伴随症状，甲亢、高血压、动脉粥样硬化、抑郁症、焦虑症等疾病均可以引起耳鸣。

2．客观性耳鸣

客观性耳鸣是由身体某部位产生的，不能够被掩盖的生理性声音。

（1）血管性疾病及头颈部外伤：血管性疾病最常引起搏动性耳鸣。如耳颞部附近的动脉血管，可能传递血液湍流的声音；头颈部外伤损伤耳部的神经、血管，也会引起耳鸣。

（2）颞下颌关节紊乱综合征：颞下颌关节中的肌肉、韧带、关节软骨与听觉系统相邻，与中耳共享部分韧带和神经。其出现损伤时影响耳神经，伴有下颌疼痛，或者下颌移动能力受限制，以及关节运动时弹响。

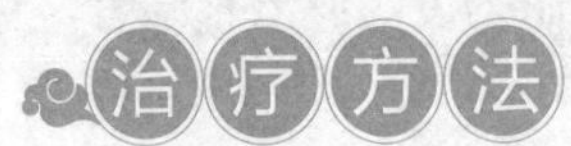

1．主观性耳鸣

主要针对伴随的抑郁、失眠等症状进行对症治疗，如阿普唑仑、阿米替林等。

2．客观性耳鸣

客观性耳鸣的治疗旨在改善内耳循环，如血管扩张剂、抗凝药物、神经营养药物。血管源性的耳鸣，针对原发病，可采用多种方式达到治疗的效果，如良性动脉变异时，可结扎相应的病变血管。

第10周 头痛（风湿）

一、本周历法解析

公历	2025年 4月7日	2025年 4月8日	2025年 4月9日	2025年 4月10日	2025年 4月11日	2025年 4月12日	2025年 4月13日
农历	蛇年三月 初十	蛇年三月 十一	蛇年三月 十二	蛇年三月 十三	蛇年三月 十四	蛇年三月 十五	蛇年三月 十六
干支历	乙巳年 庚辰月 丙午日	乙巳年 庚辰月 丁未日	乙巳年 庚辰月 戊申日	乙巳年 庚辰月 己酉日	乙巳年 庚辰月 庚戌日	乙巳年 庚辰月 辛亥日	乙巳年 庚辰月 壬子日

本周节气：清明节气第一、二候。清明第一候桐始华，第二候田鼠化为鹌，阴气潜藏而阳气渐盛，至阴之物田鼠因烈阳之气渐盛而躲回洞穴，喜爱阳气的鹌鹑类的鸟儿则开始出来活动。

运气分析：本周处于乙巳年二之气，主气为少阴君火，客气为太阳寒水，岁运是少金，受五运六气的寒水影响，加之进入清明节气第一、二候，水汽弥漫，水湿更加明显，自然界中的水湿对阳热的抑制作用更重，阳气不发而蕴于里。

本周病症：头痛（风湿）。

病证分析：本周逐渐进入清明节气第二候，自然界水汽蒸腾弥漫，又受太阳寒水影响，水湿将火热蕴于里，不能及时外达。又处春令肝气疏泄之时，“诸风掉眩，皆属于肝”，肝气横逆，肝经循行过头面，火性炎上，内蕴之火上攻，可导致头痛。头为诸阳之会，水湿浸淫，清阳不升；郁久化热，风阳上扰致脑络不通，也可导致头痛。

二、中医学有关辨识

中医学认为，头痛是以自觉头部疼痛为主症的疾病。头痛既可单独出现，也可伴见于多种疾病过程中。头痛通常由外界寒邪侵袭头部经络所致，影响气血的正常流通。主要表现为剧烈头痛，遇寒冷环境痛感加剧，温暖环境则痛减，可能伴有畏寒、肢冷等症状。

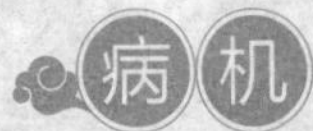

头痛可分为外感、内伤两类。若感受风、寒、湿、热等六淫之邪，上犯颠顶，阻遏清阳；或内伤诸疾，导致脏腑功能失调，气血逆乱，痰瘀阻窍；或外伤久病，导致气滞血瘀或气血亏虚，脑脉失养，皆可引发头痛。其主要病机概而论之，外感多责之于风、寒、湿、热，内伤多关乎气、血、痰、瘀、虚，其既可单独为因，也可相兼为害，导致经气不通，不通则痛，或筋脉失养，不荣则痛。

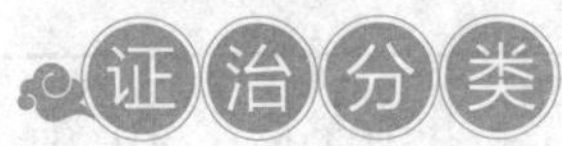

1．外感头痛

（1）风寒头痛

临床表现：头痛连及项背，呈掣痛样，时有拘急收紧感，常伴恶风、畏寒，遇风尤剧，头痛喜暖，口不渴；舌质淡红，苔薄白，脉浮或浮紧。

证机概要：风寒外袭，上犯头部，凝滞经脉。

治法：疏风散寒止痛。

代表方：川芎茶调散。

（2）风热头痛

临床表现：头痛而胀，甚则头胀如裂，发热或恶风，面红目赤，口渴喜饮，便秘尿赤；舌质尖红，苔薄黄，脉浮数。

证机概要：风热外袭，上扰清窍，窍络失和。

治法：疏风清热和络。

代表方：芎芷石膏汤。

（3）风湿头痛

临床表现：头痛如裹，肢体困重，胸闷纳呆，小便不利，大便或溏；舌质淡，苔白腻，脉濡。

证机概要：风湿外侵，上蒙头窍，困遏清阳。

治法：祛风胜湿通窍。

代表方：羌活胜湿汤。

2．内伤头痛

（1）肝阳头痛

临床表现：头胀痛而眩，以两侧为主，心烦易怒，口苦面红，或兼胁痛；舌质红，苔薄黄，脉弦数。

证机概要：肝失条达，气郁化火，阳亢风动。

治法：平肝潜阳息风。

代表方：天麻钩藤饮。

（2）血虚头痛

临床表现：头痛而晕，心悸怔忡，神疲乏力，面色少华；舌质淡，苔薄白，脉细弱。

证机概要：营血不足，不能上荣，窍络失养。

治法：滋阴养血，和络止痛。

代表方：加味四物汤。

（3）气虚头痛

临床表现：头痛隐隐，时发时止，遇劳加重，纳食减少，倦怠乏力，气短自汗；舌质淡，苔薄白，脉细弱。

证机概要：脾胃虚弱，中气不足，清阳不升，脑失所养。

治法：健脾益气升清。

代表方：益气聪明汤。

（4）痰浊头痛

临床表现：头痛昏蒙沉重，胸脘痞闷，纳呆呕恶；舌质淡，苔白腻，脉滑或弦滑。

证机概要：脾失健运，痰浊中阻，上蒙清窍。

治法：健脾燥湿，化痰降逆。

代表方：半夏白术天麻汤。

（5）肾虚头痛

临床表现：头痛且空，眩晕耳鸣，腰膝酸软，神疲乏力，少寐健忘，遗精带下；舌质红，苔少，脉细无力。

证机概要：肾精亏虚，髓海不足，脑窍失充。

治法：养阴补肾，填精生髓。

代表方：大补元煎。

（6）瘀血头痛

临床表现：头痛经久不愈，痛处固定不移，痛如锥刺，或有头部外伤史；舌质紫暗，可见瘀斑、瘀点，苔薄白，脉细或细涩。

证机概要：瘀血阻窍，络脉滞涩，不通则痛。

治法：活血化瘀，通窍止痛。

代表方：通窍活血汤。

三、调养与防治常规建议

本周高发的头痛轻者相当于风湿头痛，阳气郁久化热可转变为肝阳头痛。在日常生活中可以从以下几个方面进行调养防治。

1．情志调养

现代医学认为头痛可由精神因素刺激导致，与中医学认识的“情志病”非常相似，肝气不疏则全身气机不畅，此时更应该调畅情志，避免激动、生气、郁闷等不良情绪，可早起散步，融入大自然，多听一些舒缓的音乐。

2．起居调养

外感头痛多因风、寒、湿三邪侵袭所致，春天乍暖还寒，气温变化剧烈，应注意防寒保暖，少去江边等水多的地方游玩。同时多参加体育锻炼，促进肝的升发之性。切勿熬夜，少用眼。出门戴帽子并戴好口罩。

3．饮食调养

头痛患者饮食应清淡易消化，戒烟限酒，减少咖啡、茶叶等易诱发疼痛的食物的摄入。

4．代茶饮建议

钩藤 3g，菊花 3g，川芎 3g。水煮代茶饮，不拘时饮，每日 1 剂，可反复冲泡。

5．中成药建议

天麻钩藤颗粒，功效为平肝息风、清热安神，适用于肝阳上亢者或素体血压高的患者。

6．穴位建议

睡前按揉百会穴 10 分钟，以酸胀为度。

根据经络辨证拍打经络循行路线：两侧头痛拍打胆经，颠顶头痛拍打肝经，前额、眉骨处头痛拍打胃经。

四、现代医学的认识

现代医学中，头痛既是高血压、偏头痛、紧张性头痛、丛集性头痛、脑肿瘤、颅内转移瘤、脑震荡及感染性疾病的常见症状，也可以是一个独立的疾病。

通常将局限于头颅上半部，包括眉弓、耳轮上缘和枕外隆突连线以上部位的疼痛统称头痛。

头痛大致分为两类：一是原发性头痛，二是继发性头痛。原发性头痛可视为一种独立的疾病，而继发性头痛则是继发于其他疾病的一种症状，多由颅内感染、颅内占位病变、脑血管疾病、颅外头面部疾病，以及全身性疾病如急性感染、中毒等因素导致。

本周提醒的头痛大致与血压变化、血管通畅度和血液黏度有关，当属继发性头痛。近年来，还有一些新命名的头痛，如“冰激凌头痛”，也属于继发性头痛。

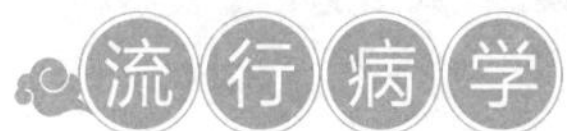

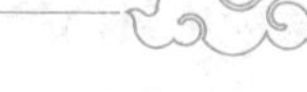

中、老年人是脑血管疾病如脑卒中的易发人群，女性经期偏头痛者较多。

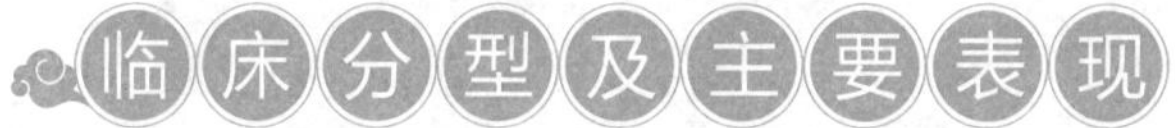

1. 原发性头痛

原发性头痛包括偏头痛、紧张性头痛、丛集性头痛等。

（1）偏头痛：表现为中到重度的搏动性头痛，通常发生在头部一侧，但也可能影响整个头部。

（2）紧张性头痛：表现为双侧枕部或全头部紧缩性或压迫性头痛。通常表现为持续性轻中度钝痛，可能伴有头昏、失眠、焦虑或抑郁等症状。

（3）丛集性头痛：表现为剧烈的单侧头痛，通常发生在眼周区域；头痛突然发生，持续时间通常在 15 分钟～ 3 小时不等；可能伴有同侧眼结膜充血、流泪、瞳孔缩小等自主神经症状。

2. 继发性头痛

（1）感染引起的头痛：如脑膜炎、脑膜脑炎、脑炎、脑脓肿。

（2）头颅或颈部外伤引起的头痛：脑外伤损伤头部血管、神经，后遗症多表现为头痛，如脑震荡、脑挫伤。

（3）头颅和颈部血管疾病引起的头痛：常见的疾病有蛛网膜下腔出血、脑出血、脑血栓形成、脑栓塞、高血压脑病、脑供血不足、脑血管畸形等。由于血管病变导致供血不足引起头痛，重者因血管破裂而剧烈头痛。

（4）头面、颈部神经病变：头面部神经分布密集，神经受压迫亦可导致头痛，其中三叉神经痛被称为“天下第一痛”。

（5）占位性病变：多见于脑肿瘤、颅内转移瘤、脑囊虫病或脑棘球蚴病等，可引起颅内压增高而引发头痛。

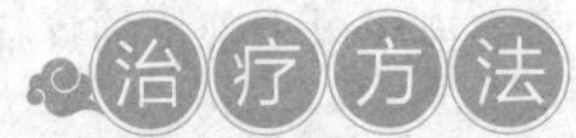

治疗方法

原发性头痛病因不明，一般可对症治疗；继发性头痛的病因较多，需要明确病因后针对病因进行治疗。下面仅介绍一些常用的止痛及对症的药物。

轻症头痛一般单用非甾体抗炎药，如阿司匹林、布洛芬、双氯芬酸等。严重疼痛者可选用阿片类制剂。

偏头痛的治疗药物有麦角类药物、曲普坦类药物，抗癫痫药物、β 受体阻滞剂、降钙素相关基因肽（CGRP）或其受体单克隆抗体等，可用于预防性治疗。

针对头痛、恶心、呕吐等伴随症状，可选用止吐剂如甲氧氯普胺，严重呕吐者选用氯丙嗪，伴有烦躁者选用苯二氮䓬类药物。

第11周 胸闷

一、本周历法解析

公历	2025年 4月14日	2025年 4月15日	2025年 4月16日	2025年 4月17日	2025年 4月18日	2025年 4月19日	2025年 4月20日
农历	蛇年三月 十七	蛇年三月 十八	蛇年三月 十九	蛇年三月 二十	蛇年三月 廿一	蛇年三月 廿二	蛇年三月 廿三
干支历	乙巳年 庚辰月 癸丑日	乙巳年 庚辰月 甲寅日	乙巳年 庚辰月 乙卯日	乙巳年 庚辰月 丙辰日	乙巳年 庚辰月 丁巳日	乙巳年 庚辰月 戊午日	乙巳年 庚辰月 己未日

本周节气：清明节气第三候、谷雨节气第一候。清明第三候虹始见，虹是阴阳交会之气，纯阴纯阳均无；谷雨第一候萍始生。此时降雨增多，同时阳气渐升。

运气分析：本周处于乙巳年二之气，主气为少阴君火，客气为太阳寒水，岁运是少金，受五运六气的寒水影响，寒水遏制心火，太阳寒水对心火的抑制作用更强。

本周病症：胸闷。

病证分析：心主血脉，心气充沛则血流通畅。本周逐渐进入清明节气第三候，受太阳寒水影响，水湿抑制心火更重。受寒湿影响，心阳不振，血液失去其推动作用。血行郁滞，进一步导致心脉痹阻，表现为胸闷、呼吸困难。素体阳虚以及有冠状动脉粥样硬化、心绞痛病史的患者应着重注意。

二、中医学有关辨识

胸闷在中医学中属于“胸痹”的范畴。胸痹是以胸部憋闷、疼痛甚则胸痛彻背、短气、喘息不得卧为主症的疾病。轻者仅感胸闷如窒，呼吸欠畅，重者则有胸痛，心前区、背部、肩胛间区绞痛；严重者心痛彻背，背痛彻心，面色苍白、冷汗直流。

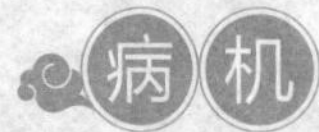

病机

胸痹的主要病机为心脉痹阻，病位在心，涉及肝、脾、肾等脏。其病理变化为本虚标实，本虚有气虚、血虚、阴虚及阳虚；标实有血瘀、寒凝、痰浊、气滞，且可相兼为病，如气滞血瘀、寒凝气滞、痰瘀交阻等。

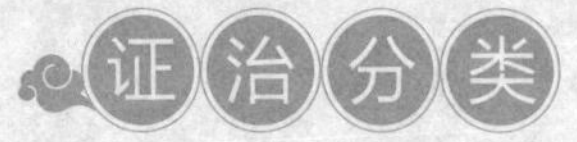

证治分类

1．心脉瘀阻证

临床表现：发作性胸部刺痛，或压榨性疼痛，如刺如绞，痛有定处，入夜为甚，甚则心痛彻背，背痛彻心，或痛引肩背；舌质紫暗或有瘀点、瘀斑，苔薄，脉弦涩。

证机概要：血行瘀滞，心脉不畅。

治法：活血化瘀，通脉止痛。

代表方：血府逐瘀汤。

2．气滞心胸证

临床表现：心胸满闷，隐痛阵发，痛处不定，可放射至左肩或颈部；时欲太息（叹气），遇情志不遂时容易诱发或加重，或兼有胸胁胀满，得嗳气或矢气则舒；苔薄或薄腻，脉细弦。

证机概要：肝失疏泄，气机郁滞。

治法：疏肝理气，活血通络。

代表方：柴胡疏肝散。

3．痰浊闭阻证

临床表现：胸部窒闷疼痛，闷重痛轻，痰多气短，头身困重，形体肥胖，遇阴雨天易发作或加重；伴有倦怠乏力，纳呆便溏，咳吐痰涎；舌体胖大且边有齿痕，苔浊腻或白滑，脉滑。

证机概要：痰浊痹阻，胸阳不振。

治法：通阳泄浊，豁痰宣痹。

代表方：栝蒌薤白半夏汤合涤痰汤。

4．寒凝心脉证

临床表现：猝然胸痛如绞，心痛彻背，形寒肢冷，多因气候骤冷或外感风寒而诱发或加重；形寒，甚则手足不温，冷汗自出，胸闷气短，心悸，面色苍白；苔薄白，脉沉紧或沉细。

证机概要：阴寒凝滞，心阳不振。

治法：辛温散寒，宣通心阳。

代表方：枳实薤白桂枝汤合当归四逆汤加减。

5．气阴两虚证

临床表现：心胸隐痛，时作时休；心悸气短，动则尤甚，伴倦怠乏力，易汗；舌质淡红，舌体胖，边有齿痕，苔薄白，脉虚细缓或结代。

证机概要：心气不足，阴血亏耗。

治法：益气养阴，活血通脉。

代表方：生脉散合人参养荣汤加减。

6．心肾阴虚证

临床表现：心痛憋闷；心悸盗汗，虚烦不寐，腰酸膝软，头晕耳鸣，口干便秘；舌红少津，苔薄或剥，脉细数或促代。

证机概要：虚热内灼，心失所养。

治法：滋阴清火，养心和络。

代表方：天王补心丹合炙甘草汤加减。

7．心肾阳虚证

临床表现：心悸而痛，胸闷气短，动则尤甚；自汗神倦，畏寒蜷卧，四肢欠温或肿胀，面色㿠白；舌质淡胖，边有齿痕，苔白或腻，脉沉细迟。

证机概要：阳气虚衰，胸阳不振。

治法：温补阳气，振奋心阳。

代表方：参附汤合右归饮加减。

三、调养与防治常规建议

本周高发的胸闷相当于寒凝心脉型胸痹，在日常生活中可以从以下几个方面进行调养防治。

1．情志调养

中医讲五脏应调和，心主神明，更应追求心灵的宁静。注意调摄精神，避免情绪波动。养生过程中应当放下执念，融入自然。保持心情愉快，对预防胸闷很重要。

2．起居调养

注意生活起居，寒温适宜。胸痹内舍于心，外邪对心脏病的发生、发展也有明显影响，如现代医学认识的风湿病会导致心脏瓣膜疾病，上呼吸道感染会发展成为病毒性心肌炎。平素注意生活起居，做到寒温适宜十分必要。

3．饮食调养

注意饮食调节，清淡均衡有营养，避免肥甘厚味。中医认为过食肥甘厚味易于产生痰湿，痰湿阻络，影响经气的正常运行，可导致胸闷的发生。

4．运动调养

增强体质，坚持适当的体育锻炼。体育锻炼应当正确，选择合适的时间、合适的场地，在寒冷的早上晨跑容易引起胸痹的发生，中医认为锻炼要“不妄作劳”，做一些平和的运动有利于气血运行，如在温暖的早晨打太极拳、做八段锦，都是不错的选择。

5．中成药建议

冠心苏合丸：功效为理气，宽胸，止痛；适用于心痛有寒者。

6．穴位建议

天突穴、内关穴、鱼际穴。睡前按揉 15 分钟，以酸胀为度。

7．其他

出现胸闷、胸痛时，建议及时就医，症状严重者，应立刻拨打急救电话。

四、现代医学的认识

现代医学中的稳定型心绞痛和急性冠脉综合征大多可参考中医学的胸痹进行辨治，本周以稳定型心绞痛为例进行介绍。稳定型心绞痛是指由体力劳累、情绪激动或其他增加心肌需氧量的情况所诱发的心前区疼痛。经休息或含化硝酸甘油后迅速缓解；疼痛发作的性质、频率、部位、程度和持续时间在 1 ～ 3 个月内无改变。

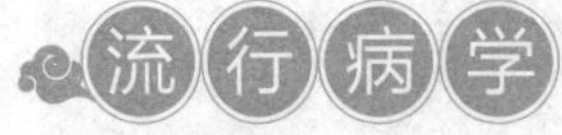

40 岁以上男性易患稳定型心绞痛，其中以脑力劳动者居多。

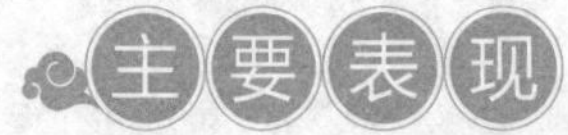

稳定型心绞痛以发作性胸痛为主要临床表现，疼痛的特点如下。

1．诱因

发作常由体力劳累或情绪激动（如愤怒、焦急、过度兴奋等）所诱发，饱食、寒冷、吸烟、心动过速、休克等亦可诱发。

疼痛多发生于劳累或激动的当时，而不是在劳累之后。典型的稳定型心绞痛常在相似的条件下重复发生。

2．部位

胸痛的部位主要在胸骨体之后，可波及心前区，手掌大小范围；也可横贯前胸，界限不清。胸痛常放射至左肩、左臂内侧达无名指和小指，或至颈、咽或下颌部。

3．性质

胸痛常为压迫、发闷或紧缩性，也可有烧灼感，但不像针刺或刀扎样锐性痛，偶伴濒死感。有些患者仅觉胸闷不适而非胸痛。发作时患者往往被迫停止正在进行的活动，直至症状缓解。

4．持续时间

心绞痛一般持续数分钟至十余分钟，多为 3 ～ 5 分钟，一般不超过 30 分钟。

5．缓解方式

一般在停止原来诱发症状的活动后心绞痛即可缓解，舌下含用硝酸甘油等硝酸酯类药物也能在几分钟内使之缓解。

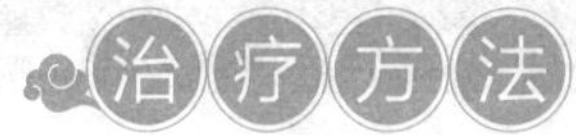

主要介绍一些常用的药物治疗方法。

1．硝酸酯类药物

硝酸酯类药物的主要作用是扩张冠状动脉，增加冠状动脉血流，扩张周围血管，减少心脏前后负荷和心肌需氧。代表药物有硝酸甘油和硝酸异山梨酯。

2．β 受体阻滞剂

β 受体阻滞剂的主要作用为减慢心率、降低心肌耗氧。代表药物有美托洛尔、比索洛尔。

3．钙通道阻滞剂

钙通道阻滞剂主要针对血管痉挛性心绞痛患者，可以保护缺血心肌，减轻心脏负荷，降低耗氧量。代表药物有硝苯地平、非洛地平。

4．抗血小板药物

抗血小板药物可以抑制血小板聚集，避免形成血栓进一步发展成为心肌梗死。代表药物有阿司匹林、氯吡格雷。

5．其他药物

其他药物如血管紧张素转换酶抑制剂，常用药物有卡托普利、依那普利、培哚普利、雷米普利等。

第12周 皮肤瘙痒

一、本周历法解析

公历	2025年4月21日	2025年4月22日	2025年4月23日	2025年4月24日	2025年4月25日	2025年4月26日	2025年4月27日
农历	蛇年三月廿四	蛇年三月廿五	蛇年三月廿六	蛇年三月廿七	蛇年三月廿八	蛇年三月廿九	蛇年三月三十
干支历	乙巳年庚辰月庚申日	乙巳年庚辰月辛酉日	乙巳年庚辰月壬戌日	乙巳年庚辰月癸亥日	乙巳年庚辰月甲子日	乙巳年庚辰月乙丑日	乙巳年庚辰月丙寅日

本周节气：谷雨节气第一、二候。谷雨第一候萍始生，第二候鸣鸠拂其羽。谷雨节气，阳气回升，雨量增多，浮萍开始生长，布谷鸟在田间鸣叫提醒人们播种。

运气分析：本周处于乙巳年二之气，主气为少阴君火，客气为太阳寒水，寒水抑制君火，导致火热内蕴不发。谷雨节气，阳气蒸腾，湿邪渐盛。整体处于火热内蕴、夹有湿邪的状态。

本周病症：皮肤瘙痒。

病证分析：谷雨节气，气温逐渐回升，花粉、螨虫等变应原随之增多，又因为降水增多，湿邪逐渐明显，加之受五运六气影响，太阳寒水抑制，火热内蕴不发，风、湿、热邪侵袭肌表，形成易过敏的外界环境。小儿稚阴稚阳之体，免疫系统尚未发育完全，卫外不及；或围绝经期女性，阴血不足、血虚生风，都是皮肤瘙痒的易患体质，尤须注意。同时其他肺气不足、肝血不足者也需防护。

二、中医学有关辨识

本周的皮肤瘙痒在中医学中属于“瘾疹”的范畴。瘾疹是一种皮肤出现风团、时隐时现的瘙痒性、过敏性皮肤病。其临床特点是皮肤上出现风团，色红或白，形态各异，发无定处，骤起骤退，退后不留痕迹，自觉瘙痒。

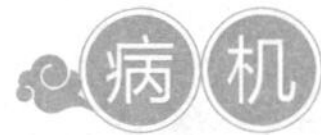

本病由感受风、寒、热等外邪及饮食不节所致者，多发病急；由情志失调、素体亏虚引起者，多发病较缓。病位在卫表腠理之间，与脾胃、心肺、肝肾等脏腑及气血的失常有关。初起实证多，病久则可出现虚证或虚实夹杂证。实证中属风、属热者多；虚证则以气血不足者常见。总的病势是始则病在肌肤，继则可深入脏腑气血，也可有脏腑、气血受损，发于肌表而成者。

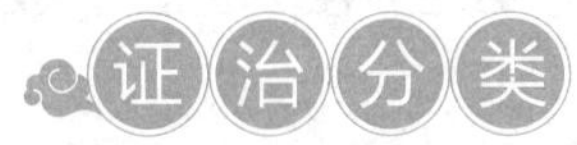

1．风寒束表证

临床表现：风团色白，遇寒加重，得暖则减；恶寒，口不渴；舌淡红，苔薄白，脉浮紧。

证机概要：风寒外束，卫阳郁闭。

治法：疏风散寒，解表止痒。

代表方：桂枝麻黄各半汤加减。

2．风热犯表证

临床表现：风团鲜红，灼热剧痒，遇热加重，得冷则减；伴有发热，恶寒，咽喉肿痛；舌质红，苔薄白或薄黄，脉浮数。

证机概要：风热犯表，热蕴肌腠。

治法：疏风清热，解表止痒。

代表方：消风散加减。

3．胃肠湿热证

临床表现：风团片大色红，瘙痒剧烈；发疹的同时伴脘腹疼痛，恶心呕吐，神疲纳呆，大便秘结或泄泻；舌质红，苔黄腻，脉弦滑数。

证机概要：脾胃不和，湿热蕴肤。

治法：疏风解表，通腑泄热。

代表方：防风通圣散加减。

4．血虚风燥证

临床表现：风团反复发作，迁延日久，午后或夜间加剧；伴心烦易怒，口干，手足心热；舌红少津，脉沉细。

证机概要：阴血不足，皮肤失养。

治法：养血祛风，润燥止痒。

代表方：当归饮子加减。

三、调养与防治常规建议

本周高发的皮肤瘙痒属于血虚风燥兼湿热蕴肤型瘾疹。瘾诊是十分常见的皮肤病。皮肤病的治疗非常依赖日常的调养，若日常不甚注意，极易复发。在日常生活中可以从以下几个方面进行调养防治。

1．防护处理

注意避免接触诱发因素。对于因接触某种食物或某种药物等容易引起皮肤瘙痒的患者，应注意避免接触。同时远离花粉、动物皮毛、羽毛等容易引起皮肤过敏的异物。

2．起居调养

注意四时气候变化，适时调摄寒温，避免感受外邪，预防本病发作。选择适宜的沐浴产品，性质温和者为好，忌用碱性强的肥皂洗澡。同时忌搔抓、摩擦和热水烫洗。加强锻炼，增强体质。

3．饮食调养

注意饮食调节，根据自身体质做好忌口。如忌食辛辣、鱼腥等发物。湿热体质者，忌食芒果、榴莲、荔枝、龙眼、百香果、菠萝蜜等温热的水果；肝火旺者，忌食牛肉、羊肉、狗肉等温燥伤阴的食物；同时，鸡肉、鸽子肉、鹅肉等带翅膀会飞的动物（水鸭除外），都属于生风类的食物，应忌口。另外，烟酒等刺激之品对于皮肤亦有影响，应禁烟酒。

4．外洗方建议

外洗方：苦参、黄柏、大风子、花椒、苍耳子、白芷、蛇床子，煎水外洗患处；具有散风燥湿止痒的功效，适用于风湿热蕴肤、疹块较大、皮肤瘙痒严重者。若皮肤被抓破者应慎用。

5．穴位建议

风池穴、内关穴、血海穴，睡前按揉 15 分钟，以酸胀为度。上述 3 穴以养血润燥的血海穴为主穴，佐以安神宁心的内关穴和息风解热的风池穴，可以辅助缓解皮肤瘙痒。

四、现代医学的认识

皮肤瘙痒是现代医学特应性皮炎、荨麻疹、银屑病、皮肤干燥症等疾病的常见临床表现，本周以荨麻疹为例进行介绍。

荨麻疹是指皮肤、黏膜小血管扩张及渗透性增加而出现的局限性水肿反应性疾病，俗称“风疹块”。通常在 2 ～ 24 小时内消退，但反复发生新的皮疹，迁延数天至数月。

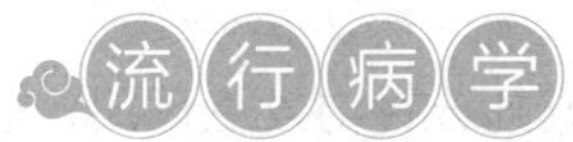

流行病学

有 15% ～ 20% 的人一生中至少发作过一次荨麻疹。荨麻疹分为急性和慢性两种类型，大多数患者表现为急性荨麻疹，病程持续数小时至数周。血管性水肿经常与急性荨麻疹伴发，常见于儿童和青年。慢性荨麻疹好发于中年女性。

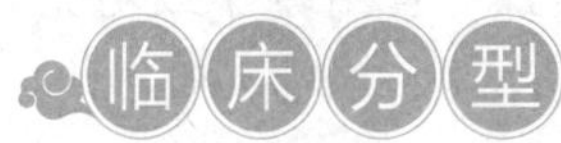

临床分型

1. 普通型荨麻疹

常先有瘙痒，随即出现风团，少数患者可仅有水肿性红斑。风团大小、形态不一，发作时间不定。风团可持续数分钟至数小时，有的可数天后消退，不留痕迹。风团可泛发，亦可局限。

2. 物理性荨麻疹

（1）皮肤划痕症 / 人工荨麻疹：患者对外来较弱的机械性刺激引起生理性反应增强，于皮肤上产生风团。

（2）延时性皮肤划痕症：皮肤划痕 6 ～ 8 小时后出现风团与红斑，一般持续 24 ～ 48 小时。

（3）延迟性压力性荨麻疹：皮疹发生于局部皮肤受压后 4 ～ 6 小时，一般持续 8 ～ 12 小时。表现为局部深在疼痛性肿胀，易发生于掌、跖或臀部。

（4）寒冷性荨麻疹：浸入冷水或接触寒冷处的皮肤，局部发生有瘙痒的水肿和风团。分为获得性寒冷性荨麻疹和家族性寒冷性荨麻疹。

（5）热性荨麻疹：分为局限性热性荨麻疹和延迟性家族性局限性热性荨麻疹。前者局部皮肤受热后可在数分钟内出现发红、肿胀发硬，有烧灼刺痛感，后者风团在受热后 2 小时发生，4 ～ 6 小时最明显，一般持续 12 小时。

（6）日光性荨麻疹：皮肤暴露于日光下数分钟后，局部迅速出现瘙痒、红斑、风团。

3. 特殊类型荨麻疹

（1）接触性荨麻疹：皮肤接触某些变应原后发生风团。

（2）胆碱能性荨麻疹：运动、摄入热的食物或饮料、出汗及情绪激动使胆碱能神经发生冲动而致，全身皮肤泛发 1 ～ 3mm 的小风团，周围有红晕，持续 30 分钟到 2 小时消退，自觉剧痒。多见于年轻患者。

（3）运动性荨麻疹：通常在开始运动后 5 ～ 30 分钟开始出现荨麻疹，此类型的风团比胆碱能性荨麻疹的风团大。

（4）震颤性荨麻疹 / 血管性水肿：属于常染色体显性遗传，因长期在有震动性的职业环境中工作而发病。

（5）水源性荨麻疹：在皮肤接触水的部位，立即或几分钟内发生风团、瘙痒，一般 30 ～ 60 分钟内消退。此类型的发作与水源水温无关，汗液、唾液和泪液可激发反应。

（6）肾上腺素能性荨麻疹：此类型的发生与去甲肾上腺素有关，可出现小的红色斑疹及丘疹（1 ～ 5mm），有苍白晕。在情绪烦躁、食用咖啡或巧克力 10 ～ 15 分钟发生。

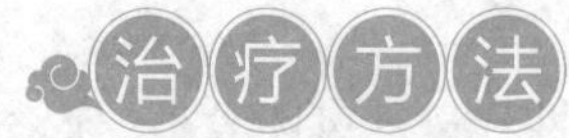

治疗方法

荨麻疹的治疗应遵循去除病因、对症治疗的原则，消除刺激因素或可疑因素在荨麻疹治疗中最为重要。常用药物治疗方法如下。

1. 针对组胺及 H_1 受体的治疗

第二代非镇静作用或镇静作用较弱的抗组胺药，如阿司咪唑、特非那定等，能有效提高患者治疗的依从性和患者的生活质量，并有较好的安全性，是治疗荨麻疹的一线用药。

2. 糖皮质激素

糖皮质激素属于二线药物，一般用于严重的荨麻疹或抗组胺药物治疗无效者，静脉滴注或口服，但应注意避免长期应用。

3. 免疫抑制剂

免疫抑制剂仅用于自身免疫性荨麻疹。如环孢素、免疫球蛋白、硫唑嘌呤、甲氨蝶呤或吗替麦考酚酯。

4. 其他治疗

维生素 C、维生素 P、钙剂可降低血管通透性的药物，常与抗组胺药同用。由感染引起的荨麻疹可选用适当的抗生素。

第13周 鼻衄

一、本周历法解析

公历	2025年4月28日	2025年4月29日	2025年4月30日	2025年5月1日	2025年5月2日	2025年5月3日	2025年5月4日
农历	蛇年四月初一	蛇年四月初二	蛇年四月初三	蛇年四月初四	蛇年四月初五	蛇年四月初六	蛇年四月初七
干支历	乙巳年 庚辰月 丁卯日	乙巳年 庚辰月 戊辰日	乙巳年 庚辰月 己巳日	乙巳年 庚辰月 庚午日	乙巳年 庚辰月 辛未日	乙巳年 庚辰月 壬申日	乙巳年 庚辰月 癸酉日

本周节气：谷雨节气第二、三候，谷雨第二候鸣鸠拂其羽，第三候戴胜降于桑。布谷鸟在田间鸣叫提醒人们播种，桑树上见到戴胜鸟是蚕虫将要生长的标志，都是阳气回升、生机旺盛的表现。

运气分析：本周处于谷雨节气的中后段，气温逐渐回升，各种植物都开花结絮，病原微生物也迅速滋生，同时受到客气太阳寒水的影响，阳气难以升发，多见闷热天气，风、热、湿邪较为明显。

本周病症：鼻衄。

病证分析：本周处于谷雨节气中后段，气温回暖，柏树、杨树、柳树、梧桐树等都开花结絮，细小的花粉、花絮因为春风吹拂而飘散在空气中，容易被吸入鼻腔引起鼻部的不适症状，北方干燥多风的地区尤为明显。平素容易反复外感、喷嚏或有鼻炎相关病史者，以及儿童、老人等常见肺脾气虚体质者尤须注意。

二、中医学有关辨识

中医学认为，鼻鼽系禀赋特异，脏腑虚损，兼感外邪，或感受花粉、灰尘及不洁之气所致的一种疾病，临床以反复发作性的鼻痒、喷嚏、流清涕、鼻塞为特征。

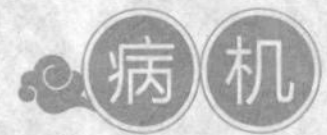

病机

鼻鼽的发生，外因多为风寒、异气之邪侵袭鼻窍，内因多为肺、脾、肾虚损，脏腑功能失调。常由肺气虚弱，卫表不固，风寒乘袭，津液停聚所致。鼻鼽病位在肺，而本在脾肾。

证治分类

1. 肺气虚寒证

临床表现：鼻痒，喷嚏频频，清涕如水，鼻塞，嗅觉减退，鼻黏膜淡白或灰白，下鼻甲肿大光滑；畏风怕冷，自汗，气短懒言，语声低怯，面色苍白，或咳嗽痰稀；舌质淡，舌苔薄白，脉虚弱。

证机概要：肺气虚寒，卫外不及。

治法：温肺散寒，益气固表。

代表方：温肺止流丹加减。

2. 脾气虚弱证

临床表现：鼻痒，喷嚏突发，清涕连连，鼻塞，鼻黏膜淡白，下鼻甲肿胀；面色萎黄无华，消瘦，食少纳呆，腹胀便溏，倦怠乏力，少气懒言；舌淡胖，边有齿痕，苔薄白，脉弱。

证机概要：脾气虚弱，清阳不升。

治法：益气健脾，升阳通窍。

代表方：补中益气汤加减。

3. 肾阳不足证

临床表现：清涕长流，鼻痒，喷嚏频频，鼻塞，鼻黏膜苍白、肿胀；面色苍白，形寒肢冷，腰膝酸软，小便清长，或见遗精早泄；舌质淡，苔白，脉沉细。

证机概要：阳气衰弱，水饮内停。

治法：温补肾阳，化气行水。

代表方：真武汤加减。

4. 肺经伏热证

临床表现：鼻痒，喷嚏，流清涕，鼻塞，常在闷热天气发作，鼻黏膜色红或暗红，鼻甲肿胀；或见咳嗽，咽痒，口干烦热；舌质红，苔白或黄，脉数。

证机概要：火热郁肺，鼻窍不利。

治法：清宣肺气，通利鼻窍。

代表方：辛夷清肺饮加减。

三、调养与防治常规建议

本周高发的鼻鼽属于肺气虚寒及脾气虚弱。在日常生活中可以从以下几个方面进行调养防治。

1．隔绝变应原

本周鼻鼽的变应原主要是植物花粉和季节性真菌。建议尽量避免在早晨5～10点这段时间外出活动，因为此时是空气中花粉扩散的高峰期。家中养花的患者在修剪花草时最好戴上口罩。香水、化妆品等容易刺激鼻腔黏膜而导致发病，也应尽量避免接触。

2．运动调养

平日适当加强体育锻炼，可以中等强度的锻炼为主，如快走、慢跑、游泳等，增强抵抗力，减少发病，但应避免剧烈运动。此外，应注意避免在鼻鼽急性发作的时候锻炼身体，以免加重病情。

3．起居调养

作息规律、保证充足的睡眠。避免过度疲劳、睡眠不足、受凉，这些因素能使人体抵抗力下降，造成鼻黏膜调节功能减弱，病毒乘虚而入而发病。同时保持室内空气的湿度，或使用空气过滤器，避免让鼻腔太干燥。

4．饮食调养

饮食清淡、均衡、有营养。忌烟酒。鼻鼽患者对外界气体的敏感度明显增高，尤其是寒冷及具有刺激性的气体，如直接或间接吸烟，吸入后会使打喷嚏、鼻塞、流涕等症状明显加重，故宜忌烟。另外，饮酒会加重湿热，对于本身湿热较重的鼻鼽患者，会加重鼻塞、鼻涕等症状。

5．中成药建议

辛芩颗粒：功效为益气固表、祛风通窍，适用于肺气不足、风邪外袭所致者。

6．外治嗅法

可用白芷、川芎、细辛、辛夷共研细末，置瓶内，时时嗅之。

7．穴位建议

按摩足底涌泉穴至发热，并辅以按摩两侧足三里穴、三阴交穴各15分钟，以酸胀为度。

四、现代医学的认识

现代医学中的变应性鼻炎、血管运动性鼻炎、嗜酸性粒细胞增多性非变应性鼻炎等疾病大多可参考中医学的鼻鼽辨治，本周以变应性鼻炎为例进行介绍。

变应性鼻炎，又称过敏性鼻炎，是身体对某些过敏原敏感性增高而呈现的一种以鼻黏膜病变为主的变态反应性疾病，以发作性鼻痒、鼻塞、喷嚏、流清水样鼻涕及鼻黏膜水肿、苍白、鼻甲肥大等为主要临床表现。变应性鼻炎的发病属于Ⅰ型变态反应，引起本病的变应原主要为吸入性变应原，如灰尘、花粉、动物羽毛、尘蜡等，还有某些食物以及某些化学物质，或冷热、温度、紫外线等物理因素。

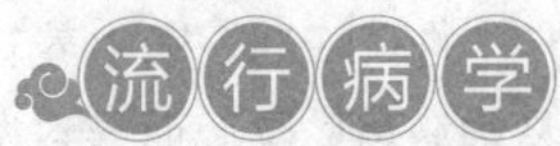

变应性鼻炎是一个全球性的健康问题，全球平均患病率在10%～25%，而且呈上升的趋势。与其他许多疾病不同的是，有变应性鼻炎症状的患者并不局限于某个年龄段的人群，而是各个年龄段都有。虽然发病率在性别上无显著差异，但女性激素可加重变态反应。

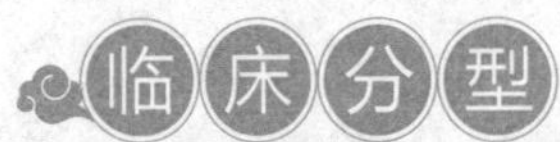

变应性鼻炎因为发病时间的不同，可分为季节性变应性鼻炎、常年性变应性鼻炎及间歇性鼻炎。

1．季节性变应性鼻炎

花粉所致者最常见，致病花粉的种类因时因地而异，一般在春季和秋季多见。真菌也是另一种重要原因。此类鼻炎发病急、症状重，常有阵发性喷嚏、鼻痒，大量鼻涕和鼻塞，常伴有结膜炎，有时伴有荨麻疹和哮喘的发作。

2．常年性变应性鼻炎

所谓常年性，是指每年症状持续在9个月以上，多为室内变应原如尘螨或其粪便所致。尽管症状是常年性的，但患者可在螨虫繁殖的时节加重；家里的宠物，特别是猫和狗，也是诱发常年性变应性鼻炎的另一重要原因。常年性变应性鼻炎除清晨以外，喷嚏较少，很少合并结膜炎症状。常年性变应性鼻炎也可有季节性加重，很可能是患者同时对室内外变应原过敏导致的。

3．间歇性变应性鼻炎

本型是偶尔暴露于变应原，如暴露于有尘埃的储物室、书房，或暴露于有动物如猫或狗的地方突然发病，发病是间歇性的。

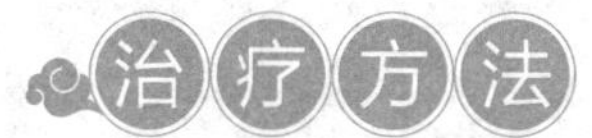

治疗方法

主要介绍常用的药物治疗方法。

1．抗组胺药物

抗组胺药物可以口服和鼻腔局部给药，作用机制主要是竞争性拮抗组胺 H_1 受体，缓解鼻痒、喷嚏、流涕等症状。第一代抗组胺药物可引起中枢抑制已经几乎不用；第二代抗组胺药如氯雷他定、西替利嗪、咪唑斯汀等临床使用普遍；新一代的抗组胺药物如地氯雷他定和左西替利嗪因其剂量小，疗效安全，应用渐广。

2．糖皮质激素

糖皮质激素可以降低血管通透性、抑制炎症细胞、介质和细胞因子的生成，从而在多个层面抑制炎症。给药方式主要以喷鼻为主，局部利用度高，全身不良反应少，常用药物如布地奈德、丙酸氟替卡松和糠酸莫米松等。不推荐鼻内注射糖皮质激素。

3．鼻用减充血剂

鼻用减充血剂可以结合鼻黏膜容量血管壁的肾上腺素受体 α_1 和肾上腺素受体 α_2，缓解鼻塞，应限制时间使用，一般不超过 7 天。

4．抗胆碱药

抗胆碱药主要抑制亢进胆碱能神经的分泌，用于减少分泌物，对鼻痒、喷嚏无效。常用药物为异丙托溴铵。

5．肥大细胞稳定剂

肥大细胞稳定剂可以稳定肥大细胞，减少炎症介质释放，主要有色甘酸钠。

6．白三烯受体拮抗剂

白三烯受体拮抗剂通过阻断半胱氨酰白三烯受体而有效控制鼻部和眼部症状，包括孟鲁司特钠等。在控制季节性变应性鼻炎方面，白三烯受体拮抗剂与口服抗组胺药物等效，但不及鼻用糖皮质激素。

《灵枢·岁露》：“人与天地相参也，与日月相应也。”

第14周 眩晕

一、本周历法解析

公历	2025年 5月5日	2025年 5月6日	2025年 5月7日	2025年 5月8日	2025年 5月9日	2025年 5月10日	2025年 5月11日
农历	蛇年四月 初八	蛇年四月 初九	蛇年四月 初十	蛇年四月 十一	蛇年四月 十二	蛇年四月 十三	蛇年四月 十四
干支历	乙巳年 辛巳月 甲戌日	乙巳年 辛巳月 乙亥日	乙巳年 辛巳月 丙子日	乙巳年 辛巳月 丁丑日	乙巳年 辛巳月 戊寅日	乙巳年 辛巳月 己卯日	乙巳年 辛巳月 庚辰日

本周节气：谷雨节气第三候，立夏节气第一、二候。谷雨第三候戴胜降于桑，立夏第一候蝼蝈鸣，二候蚯蚓出。随着夏季的到来，天气暖和，土壤中的温度也逐渐升高，各种昆虫开始活跃起来。

运气分析：本周处于乙巳年二之气，主气为少阴君火，客气为太阳寒水，寒水抑制君火，火热内蕴。又因本周进入立夏节气，阳气上浮，内蕴之火随之上攻，整体处于上焦有火的状态。

本周病症：眩晕。

病证分析：本周进入立夏节气，夏季本应是阳气外浮之时，但是受到太阳寒水加临于少阴君火之上的影响，太阳寒水沉降收敛的性质阻滞阳气的升发与外散，造成阳气不发，气机郁滞，内蕴之火随之上攻，若再受情绪暴怒、过度劳累等因素引动，容易出现眩晕之证。平素喜饮酒、常熬夜、压力大或有高血压相关病史者尤须注意。

二、中医学有关辨识

中医学认为，眩晕是以头晕、目眩为主症的疾病。头晕是指感觉自身或外界景物旋转，目眩是指眼花或眼前发黑，二者常同时存在，故统称为眩晕。轻者闭目即止；重者如坐车船，旋转不定，不能站立，或伴有恶心、呕吐、汗出，甚则仆倒等症状。

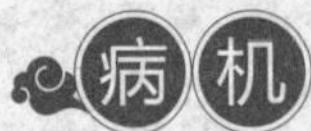

病机

眩晕的病位在脑窍，与肝、脾、肾三脏关系密切。其病理变化为本虚标实，虚实夹杂。本虚为肝肾亏虚，气血亏虚，或髓海不足，清窍失养；标实为风、火、痰、瘀，扰乱清窍。两者经常相兼为病，如肝肾阴亏，阳亢于上；脾失健运，痰浊中阻等。

证治分类

1．肝阳上亢证

临床表现：眩晕，耳鸣，头目胀痛，急躁易怒，口苦，失眠多梦，遇烦劳郁怒而加重，甚则仆倒，颜面潮红，肢麻震颤；舌质红，苔黄，脉弦或数。

证机概要：肝阳风火，上扰清窍。

治法：平肝潜阳，清火息风。

代表方：天麻钩藤饮。

2．痰湿中阻证

临床表现：眩晕，头重如蒙，或伴视物旋转，胸闷恶心，呕吐痰涎，食少多寐；舌苔白腻，脉濡滑。

证机概要：痰浊中阻，上蒙清窍，清阳不升。

治法：化痰祛湿，健脾和胃。

代表方：半夏白术天麻汤。

3．瘀血阻窍证

临床表现：眩晕，头痛且痛有定处，健忘，失眠，心悸，精神不振，耳鸣耳聋，面唇紫暗；舌质暗有瘀斑，多有舌下脉络迂曲增粗，脉涩或细涩。

证机概要：瘀血阻络，气血不畅，脑失所养。

治法：祛瘀生新，活血通窍。

代表方：通窍活血汤。

4．气血亏虚证

临床表现：眩晕动则加剧，劳累即发，面色㿠白，神疲自汗，倦怠懒言，唇甲不华，发色不泽，心悸少寐，纳少腹胀；舌质淡，苔薄白，脉细弱。

证机概要：气血亏虚，清阳不展，脑失所养。

治法：补益气血，调养心脾。

代表方：归脾汤。

5．肾精不足证

临床表现：眩晕日久不愈，精神萎靡，腰酸膝软，少寐多梦，健忘，两目干涩，视力减退，或遗精滑泄，耳鸣齿摇；或颧红咽干，五心烦热，舌红少苔，脉细数；或面色㿠白，形寒肢冷；舌质淡嫩，苔白，脉沉细无力，尺脉尤甚。

证机概要：肾精不足，髓海空虚，脑失所养。

治法：滋养肝肾，填精益髓。

代表方：左归丸。

三、调养与防治常规建议

本周高发的眩晕属于肝阳上亢。在日常生活中可以从以下几个方面进行调养防治。

1．情志调养

保持心情舒畅、乐观，防止七情内伤。

2．起居调养

注意作息规律、劳逸结合，保证充足的睡眠，避免体力和脑力的过度劳累；节制房事，切忌纵欲过度。

3．饮食调养

饮食尽可能定时定量，忌暴饮暴食及过食肥甘厚味，或过咸伤肾之品；尽可能戒除烟酒。

4．运动调养

坚持适当的锻炼，如八段锦、太极拳等对预防和治疗眩晕均有帮助。

5．中成药建议

天麻钩藤颗粒：功效为平肝息风、清热安神，适用于肝阳上亢所致的眩晕者。

6．穴位建议

太冲穴、行间穴、足三里穴，睡前按揉15分钟，以酸胀为度。

四、现代医学的认识

现代医学中的良性位置性眩晕、脑缺血、梅尼埃病等疾病大多可参考中医学的眩晕辨治，本周以良性阵发性位置性眩晕为例进行介绍。

良性阵发性位置性眩晕（BPPV）是耳鼻喉科常见的眩晕疾病，其症状的发生多与特定的头部位置相关，同时伴有眼震及自主神经症状，也称耳石症。

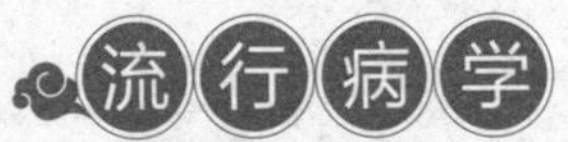

流行病学

发病率与年龄相关，在中老年中呈逐步上升趋势，是65岁以上老年人眩晕发病的首要病因。年患病率约为1.6%，男女比例在1∶1.5～1∶2。

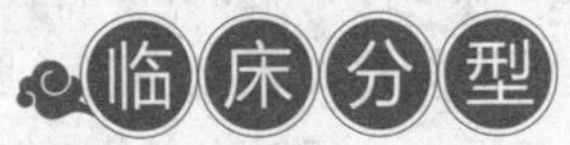

临床分型

1．后半规管BPPV

Dix-Hallpike变位试验出现如下特点眼震：①短潜伏期（一般1～5秒）；②一定持续时间（一般＜30秒）；③快相向上向地扭转眼震；④恢复坐位时眼震方向相反；⑤反复诱发有疲劳性。

2．水平半规管BPPV

水平翻转试验：①潜伏期很短（一般1～3秒）；②一定持续时间（嵴顶和管石症水平半规管BPPV持续时间不同）；③向地或背地水平眼震。

3．前半规管BPPV

双侧Dix-Hallpike变位试验出现如下特点眼震：①短潜伏期（一般1～5秒）；②有限持续时间（一般＜30秒）；③快相向下向患侧扭转眼震。

4．多半规管BPPV

为同侧多个半规管或双侧半规管同时受累。多种位置试验可诱发相对应半规管的特征性眼震。

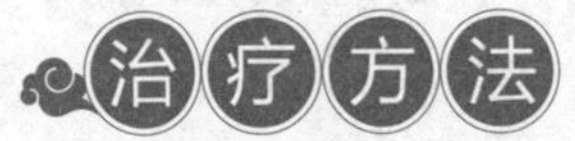

治疗方法

良性阵发性位置性眩晕的主要治疗方法是复位。复位可分为手法复位和机械（治疗椅）复位。手法复位由医师手动操作，根据受累半规管和类型的不同而选择不同的方法，如Epley法、Lemperts法、Gufoni法、Semont管石解脱法等；机械（治疗椅）复位则依靠机械辅助完成，目前临床应用最为广泛的是三维轴向耳石复位系统。本病首选治疗方法是手法复位，疗效可达90%。

夏

第15周 舌痛

一、本周历法解析

公历	2025年5月12日	2025年5月13日	2025年5月14日	2025年5月15日	2025年5月16日	2025年5月17日	2025年5月18日
农历	蛇年四月十五	蛇年四月十六	蛇年四月十七	蛇年四月十八	蛇年四月十九	蛇年四月二十	蛇年四月廿一
干支历	乙巳年 辛巳月 辛巳日	乙巳年 辛巳月 壬午日	乙巳年 辛巳月 癸未日	乙巳年 辛巳月 甲申日	乙巳年 辛巳月 乙酉日	乙巳年 辛巳月 丙戌日	乙巳年 辛巳月 丁亥日

本周节气：立夏节气第二、三候。立夏第二候蚯蚓出，第三候王瓜生。进入夏季后，气温升高，气候湿润，对各种瓜果的生长都十分有利。

运气分析：本周处于立夏节气的后半段，气温逐渐转热。同时受到客气太阳寒水影响，气机不得宣发而容易郁滞于内，容易表现为火热内蕴诸症。

本周病症：舌痛。

病证分析：本周处于立夏节气，火气逐渐明显，但是受到太阳寒水的影响，阳气不得外达而郁于体内，若遇到情志不遂而嗔怒；或常熬夜、压力大而伤神动火，引动火邪循经上扰舌部，容易导致舌痛等症状。老年人、围绝经期女性等阴血不足体质及青壮年等阳热较盛体质者尤须注意。

二、中医学有关辨识

中医学认为，舌痛是以舌部自发性灼热疼痛而舌体并无明显病理性损害为主要特征的疾病。

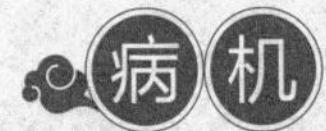

病机

中医认为本病可因情志内伤、饮食不节、劳逸失调、年老体虚等因素引发。心开窍于舌，脾经连舌本、散舌下，肝经络舌本，肾经循喉夹舌本。故本病可见心火亢盛，脾经湿热上犯，也可见心肾不交、上热下寒，亦有肝肾阴虚、虚热上浮者，皆可致舌部灼痛，病久则可兼有血瘀证。

证治分类

1．火热上炎证

临床表现：舌体灼痛剧烈，兼见口舌生疮，面红目赤，口苦口臭，心烦易怒，夜寐难安，便秘溲赤，舌红绛甚则起刺，脉弦数。

证机概要：阳气亢盛，邪郁不达。

治法：清上泄下，解郁泻热。

代表方：升降散合小柴胡汤加减。

2．湿热内蕴证

临床表现：舌体灼热疼痛，口苦口腻，脘痞纳呆，身重肢倦，胸闷不舒，大便黏滞不畅，小便短赤，舌红、苔黄厚腻，脉滑数。

证机概要：湿邪缠绵，郁而化热。

治法：清热利湿。

代表方：蒿芩清胆汤加减。

3．气滞血瘀证

临床表现：舌痛如针刺，面色晦暗或青紫，舌质暗或伴瘀点、瘀斑，舌下络脉青紫粗大迂曲，妇人可兼见经行腹痛，经血色暗或夹血块，脉弦或涩。

证机概要：气机郁滞，络脉瘀阻。

治法：活血化瘀，通络止痛。

代表方：通窍活血汤合升降散加减。

4．寒热错杂证

临床表现：舌体灼痛，兼见口疮，胸闷脘痞，心烦不宁，恶心呕吐，肠鸣矢气，大便溏泄食冷尤甚，舌红，苔腻，脉滑。

证机概要：阴阳失和，上下不达。

治法：平调寒热。

代表方：甘草泻心汤加减。

5．气虚火旺证

临床表现：舌痛隐隐，反复发作，体倦劳累后加重，兼见神疲倦怠，气短乏力，大便稀薄，食少纳呆，舌淡红，脉虚大无力。

证机概要：中气不足，阴火内生。

治法：补中益气，甘温除热。

代表方：补中益气汤加减。

6．阴虚火旺证

临床表现：舌体灼痛，咽干口燥，渴不多饮，兼有心烦不寐、胸胁隐痛、腰膝酸软，舌红体瘦少苔，甚则舌面光洁无苔，脉细数。

证机概要：虚火内扰，煎灼津液。

治法：滋阴泻火，交通心肾。

代表方：黄连阿胶汤合百合地黄汤加减。

三、调养与防治常规建议

本周高发的舌痛属于火热上炎及阴虚火旺，在日常生活中可以从以下几个方面进行调养防治。

1．情志调养

围绝经期前后的女性要注意精神的调适，避免过于激动或思虑过度，保持心情愉快，这对预防舌痛的发生、发展很重要。如果不能保持情志舒畅，会影响气机运行，使得本就郁滞的气机阻滞更加严重，导致本病的发生或加重。此外，应学会转移注意力，如听音乐、看电影等，缓解焦虑的心情，避免伸舌自检的习惯。

2．起居调养

规律作息，尤其注意保证充足的睡眠；避免过度劳累和紧张，可以防止火热上炎或阴虚内热的形成。

3．饮食调养

保证饮食均衡，多吃一些新鲜蔬菜和富含维生素的食物；避免粗硬食品，宜半流质或流质饮食。饮食宜清淡，不食过于辛辣的食物，少食温燥肉类食物如狗肉、羊肉、驴肉、鹅肉等；戒酒。

4．运动调养

注意劳逸结合，坚持适当的体育锻炼。不建议进行剧烈运动，适宜舒缓的运动，如传统功法八段锦、太极拳、五禽戏等。

5．代茶饮建议

天冬 10g、麦冬 10g、玄参 10g，水煮代茶饮，不拘时饮，每日 1 剂，可反复冲泡。适用于阴虚火旺型舌痛。

6．中成药建议

一清颗粒：功效为清热泻火、解毒化瘀、凉血止血，适用于火热上炎所致的舌痛患者。

7．穴位建议

合谷穴、曲池穴、太冲穴，睡前按揉 15 分钟，以酸胀为度。

四、现代医学的认识

舌痛是现代医学口腔溃疡、舌乳头炎、口腔单纯性疱疹、灼口综合征等疾病的常见临床表现，本周以灼口综合征为例进行介绍。

灼口综合征，又名灼舌痛、舌痛症、口腔感觉异常症等，是发生在舌部等口腔黏膜的以烧灼样疼痛为主要表现的综合征。常不伴有明显的临床损伤体征，也无特征性的组织学改变。

灼口综合征的病因与发病机制十分复杂，属于非器质性的灼痛，多数研究均证实了它的发病大都与神经精神因素密切相关，但机制尚不明确。另外，围绝经期综合征等系统性因素以及残根残冠等局部因素在本病的发生发展中也起到了重要作用。灼口综合征与性别、年龄和绝经的明显相关性，可能是由于性激素的变化干扰口腔健康并参与症状的发生。

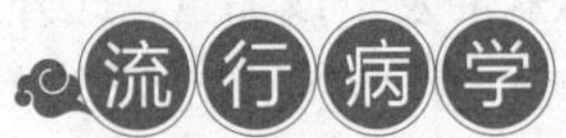

在围绝经期女性中发病率高。文献统计灼口综合征患者，40 岁以上的女性患者占半数以上，60 岁以上的老年人发病率可达 68.5%。

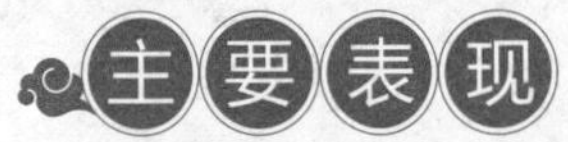

本病没有分型，主要表现如下。

1．口腔颌面部表现

（1）舌或口腔黏膜灼痛症状：自感舌尖、舌缘、舌根有烧灼痛、刺痛、辣痛。有的患者有麻木感、瘙痒感，或有味觉迟钝、钝痛不适等症状。这些异常感觉多呈间断性，表浅性，轻、中度的自发性痛。疼痛出现频率较高的部位为舌根、舌尖、舌缘。此外，唇部、颊部、腭部、牙龈、前庭沟等部位也可出现灼痛症状。灼痛程度有半数以上为轻度，晨起轻、午后逐渐明显、傍晚疼痛加重，但不影响言语和进食，在工作、吃饭等注意力分散的情况下疼痛可减轻甚至消失，当休息及安静时灼痛又出现。

（2）舌及口腔黏膜的色形质及功能正常，临床检查无明显阳性症状，舌运动自如，触诊舌体柔软，症状与体征明显不协调，口干，可能有舌乳头萎缩、黏膜上皮充血发红、局部水肿等。

2．其他相关临床表现

（1）围绝经期综合征：女性围绝经期及老年性性激素生理性改变时出现。

（2）神经症：多见于青壮年，表现为失眠、疲乏、神经衰弱，以及精神、心理障碍，如多疑、恐癌症、癔症等。

（3）自主神经功能紊乱：血管运动神经障碍可引起舌部感觉异常，表现为针刺感和麻木感。

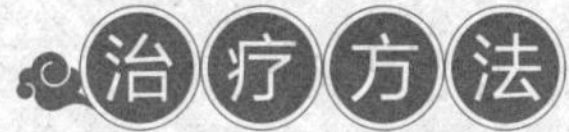

灼口综合征的病因不清，发病机制不明，治疗困难，临床治疗尚无统一的方法。

将病情告知患者，帮助其解除紧张心理。必要时可去精神心理科就诊。引导患者调节情绪，必要时可口服谷维素。

补充维生素，如复合维生素 B，或复合的多种维生素。

围绝经期及绝经后的女性可在医师指导下适当补充雌激素。

疑有真菌感染时，可用抗真菌治疗。

第16周 喉痹

一、本周历法解析

公历	2025年5月19日	2025年5月20日	2025年5月21日	2025年5月22日	2025年5月23日	2025年5月24日	2025年5月25日
农历	蛇年四月廿二	蛇年四月廿三	蛇年四月廿四	蛇年四月廿五	蛇年四月廿六	蛇年四月廿七	蛇年四月廿八
干支历	乙巳年 辛巳月 戊子日	乙巳年 辛巳月 己丑日	乙巳年 辛巳月 庚寅日	乙巳年 辛巳月 辛卯日	乙巳年 辛巳月 壬辰日	乙巳年 辛巳月 癸巳日	乙巳年 辛巳月 甲午日

本周节气：立夏节气第三候、小满节气第一候。立夏第三候王瓜生，小满第一候苦菜秀，这两个物候，前者描述王瓜的藤蔓快速攀爬生长，并在六七月结出红色的果实。后者描述了苦菜生长之茂盛。这两种植物生长的繁盛代表着自然界阳气的旺盛。

运气分析：本周正式进入了乙巳年三之气，主气为少阳相火，客气为厥阴风木，岁运是金运不及，受主气相火影响，客气风木反助火势，形成风火相煽，再加上正处立夏、小满阳气过亢容易化火的时候，整体属于阳热内蕴、火热上冲的状态。

本周病症：喉痹。

病证分析：上周病症为舌痛，以阳热内蕴于脾胃为主，故而喜食瓜果冷饮；而本周进入三之气之后，风火相煽，中焦脾胃之热借运气之力上冲于肺，而喉部上连于鼻，下接气道，与肺相通而为肺之系。故上冲之热结于喉，发为喉部红肿热痛的喉痹。若平日喜食辛温燥热、肥甘厚腻之物，或素体阴虚、阳热亢盛者，以及有慢性咽炎相关病史的患者尤需注意。

二、中医学有关辨识

中医学认为，喉痹是以咽部红肿疼痛或异物梗阻不适感、喉底或有颗粒状突起为主要特征的疾病。喉痹具体表现为两种类型：一是以咽部疼痛为主，吞咽时尤甚，检查见咽部黏膜红肿，咽后壁或见脓点，并且多有外感病史，病程较短。二是以咽部异物感、哽哽不利为主，或出现咽干、咽痒、咽部微痛及灼热感等各种不适，可反复发作，病程一般较长，检查可见咽黏膜肥厚增生，咽后壁颗粒状突起，或见咽黏膜干燥。

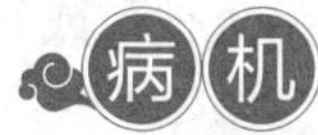

咽喉是十二经脉循行交会的要冲，宜空宜通。诸脉失和，咽喉痹阻，其症不一，究其病由，或外邪侵袭，或火毒上攻，或痰瘀交阻，或阴阳气虚。喉痹以咽部红肿疼痛为主者，多属实证、热证；以咽部异物梗阻不适感为主者，多属阴阳气虚或痰凝血瘀之证。

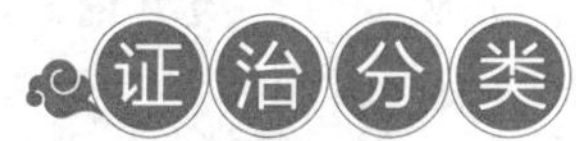

1．外邪侵袭证

临床表现：咽部疼痛，吞咽不利。偏于风热者，咽痛较重，吞咽时痛增，咽部黏膜鲜红、肿胀，或颌下有臖核（淋巴结肿大）；伴发热，恶寒，头痛，咳痰黄稠；舌红，苔薄黄，脉浮数。偏于风寒者，咽痛较轻，咽部黏膜淡红；伴恶寒，发热，身痛，咳嗽痰稀；舌质淡红，苔薄白，脉浮紧。

证机概要：外邪侵袭，肺失宣降，气机不利。

治法：疏风散邪，宣肺利咽。

代表方：风热外袭者，疏风清热汤。风寒外袭者，六味汤加味。

2．肺胃热盛证

临床表现：咽部红肿疼痛较剧，吞咽困难，喉底颗粒红肿或有脓点，颌下有臖核；发热，口渴喜饮，口气臭秽，大便燥结，小便短赤；舌质红，苔黄，脉洪数。

证机概要：肺胃热盛，火热燔灼。

治法：清热解毒，消肿利咽。

代表方：清咽利膈汤。

3．肺肾阴虚证

临床表现：咽部干燥，灼热疼痛不适，午后较重，或咽部哽哽不利，黏膜暗红而干燥；干咳痰少而稠，或痰中带血，手足心热，或见潮热盗汗，颧红，失眠多梦；舌红少苔，脉细数。

证机概要：阴虚津少，虚火上炎，气血瘀滞。

治法：滋养阴液，降火利咽。

代表方：肺阴虚为主者，养阴清肺汤。肾阴虚为主者，知柏地黄汤。

4．脾气虚弱证

临床表现：咽喉哽哽不利或痰黏着感，咽燥微痛，咽黏膜淡红或微肿，喉底颗粒较多，或有分泌物附着；口干而不欲饮或喜热饮，易恶心，时有呃逆反酸，若受凉、疲倦、多言则症状加重；平素倦怠乏力，少气懒言，胃纳欠佳，或腹胀，大便溏薄；舌质淡红，边有齿印，苔白，脉细弱。

证机概要：脾胃虚弱，脉络失养，气血不畅。

治法：益气健脾，升清降浊。

代表方：补中益气汤。

5．脾肾阳虚证

临床表现：咽部异物感，微干微痛，哽哽不利，咽部黏膜淡红；痰涎稀白，面色苍白，形寒肢冷，腰膝冷痛，夜尿频而清长，腹胀纳呆，下利清谷；舌淡胖，苔白，脉沉细弱。

证机概要：脾肾阳虚，阴寒内生，失于温煦。

治法：补益脾肾，温阳利咽。

代表方：附子理中丸。

6．痰凝血瘀证

临床表现：咽部异物感，痰黏着感，焮热感，或咽微痛，咽干不欲饮，咽黏膜暗红，喉底颗粒增多或融合成片，咽侧索肥厚，易恶心呕吐，胸闷不适；舌质暗红，或有瘀斑、瘀点，苔白或微黄，脉弦滑。

证机概要：痰凝血瘀，气机不畅，结于咽喉。

治法：祛痰化瘀，散结利咽。

代表方：贝母瓜蒌散。

三、调养与防治常规建议

本周高发的喉痹属于肺胃热盛，在日常生活中可以从以下几个方面进行调养防治。

1．饮食调养

食物应以清润为主，如甘蔗、梨、荸荠、空心菜、石榴等。忌油腻、煎炸、烟酒、辛辣食物，如炸鸡、狗肉、羊肉、辣椒、葱、蒜、韭菜、生姜、辣椒、花椒、胡椒、桂皮、八角、小茴香，防止温燥食物内生火热所致咽喉疼痛不适，在饮食过程中也应防止饮食过冷、过热及进食过快。

2．生活调养

平日注意护嗓，避免大喊大叫，说话时间不宜过长，音量不宜过大，以免损伤咽喉。可多用温盐水漱口，帮助清洁口腔和咽喉部位，减轻不适症状。平时要注意休息，保持充足的睡眠时间，不要熬夜。

3．吞津

两手轻放于两大腿上，两眼微闭，舌抵上腭，安神入静，自然呼吸，意守咽部，舌头正转 18 次、反转 18 次，口中蓄津，分三次咽下，坚持早晚各一次。

4．食疗建议

山楂利咽茶：生山楂 10g，丹参 10g，夏枯草 5g。每日数次作茶频饮。功效：生津清热，通利咽喉。适用于咽喉痛为热者。

荸荠萝卜汁：荸荠、萝卜各等量，洗净后榨汁，饮汁数小杯。功效：清热利咽，开音化痰。适用于喉痹为肺胃热盛有痰者。

5．中成药建议

复方鲜竹沥液：功效为清热化痰、止咳，可用于肺胃热盛所致喉痹。

6．穴位建议

天突穴、廉泉穴、合谷穴。每日或隔日一次，睡前按揉 15 分钟，以酸胀为度。

四、现代医学的认识

现代医学中的急性咽炎、慢性咽炎、急性喉炎、慢性喉炎等疾病大多可参考中医学的喉痹进行辨治，本周以慢性咽炎为例进行介绍。

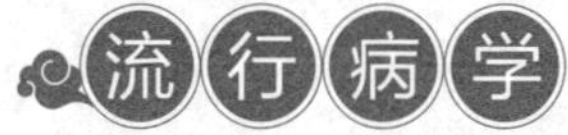

本病多见于成年人。长期烟酒过度、偏好辛辣饮食及从事教师等用嗓多的职业者好发。

临床分型及主要表现

1．慢性单纯性咽炎

咽黏膜充血，黏膜下结缔组织及淋巴组织增生，鳞状上皮层增厚，上皮下层小血管增多，周围有淋巴细胞浸润，黏液腺肥大，分泌亢进。

2．慢性肥厚性咽炎

黏膜充血增厚，黏膜下有广泛的结缔组织及淋巴组织增生，黏液腺周围淋巴组织增生，咽后壁形成多个颗粒状隆起。常见咽侧索淋巴组织增生肥厚，呈条索状。

3．萎缩性咽炎

临床少见，病因不明。患者常伴有萎缩性鼻炎。主要病理变化为腺体分泌减少，黏膜萎缩变薄、干燥。

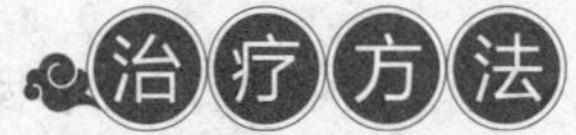

主要介绍常用的药物治疗方法。

1．含漱

常用的含漱药物有复方硼砂溶液、呋喃西林溶液、复方氯己定含漱液等。含漱时头后仰、张口发“啊”声，使含漱液能清洁咽后壁。亦可含服碘喉片、薄荷喉片及中成药含片。

2．外用

用2%甘油涂抹咽部，可改善局部血液循环，促进腺体分泌。服用维生素A、维生素C、维生素E，可促进黏膜上皮生长。

第17周 鼻衄

一、本周历法解析

公历	2025年 5月26日	2025年 5月27日	2025年 5月28日	2025年 5月29日	2025年 5月30日	2025年 5月31日	2025年 6月1日
农历	蛇年四月 廿九	蛇年五月 初一	蛇年五月 初二	蛇年五月 初三	蛇年五月 初四	蛇年五月 初五	蛇年五月 初六
干支历	乙巳年 辛巳月 乙未日	乙巳年 辛巳月 丙申日	乙巳年 辛巳月 丁酉日	乙巳年 辛巳月 戊戌日	乙巳年 辛巳月 己亥日	乙巳年 辛巳月 庚子日	乙巳年 辛巳月 辛丑日

本周节气：小满节气第二、三候。小满第二候靡草死，第三候麦秋至。“靡草死”描述的是喜阴的枝叶、细小柔软的植物在强烈的阳光下开始枯死。“麦秋至”是指麦子成熟。虽然时间还是夏季，但对麦子来说，却到了成熟的“秋”。两个物候均表明了阳气较前又旺盛了几分。

运气分析：本周比上周阳气更加旺盛，本周处于乙巳年三之气，主气为少阳相火，客气为厥阴风木，岁运是金运不及，岁金不及，木气来侮，复遇相火，形成风火相煽，且与之相通应的肺金亏虚，再加小满阳热较前旺盛，整体属于火热上冲、气血上逆的状态。

本周病症：鼻衄。

病证分析：鼻后连咽喉，下通于肺，为肺之外窍。上周病症喉痹为肺胃之热上冲于喉部所致，而鼻为肺之清窍，是肺系里位置最高的部位。受五运六气的影响，本周病理特点依旧是风助火势，阳热上冲。由于风火相煽，火热继续沿着肺系上扰，到了鼻部则发为鼻衄。若平日喜食辛温燥热、肥甘厚腻之物，或素体阴虚、阳热亢盛者，肺火容易上干鼻窍脉络，迫血妄行而出现鼻衄之症。平素有鼻腔干燥、口苦咽干、心烦失眠、口臭便秘者，或有急性鼻炎、高血压等相关病史的患者尤需注意。

二、中医学有关辨识

鼻衄是以鼻出血为主要特征的鼻病。它可由鼻部损伤引起，亦可因脏腑功能失调而致。出血量多少不一，轻者仅鼻涕中带血；较重者，渗渗而出或点滴而下；严重者，血如泉涌，鼻口俱出，甚则昏厥。

病机

鼻衄可分为实证和虚证两大类。实证者，多因火热气逆、迫血妄行而致；虚证者，多因阴虚火旺或气不摄血而致。

证治分类

1．肺经风热证

临床表现：鼻中出血，点滴而下，色鲜红，量不甚多，鼻腔干燥、灼热感；多伴有鼻塞涕黄，咳嗽痰少，口干；舌质红，苔薄白而干，脉数或浮数。

证机概要：风热侵袭，热迫血行。

治法：疏风清热，凉血止血。

代表方：桑菊饮加味。

2．胃热炽盛证

临床表现：鼻中出血，量多，色鲜红或深红，鼻黏膜色深红而干；多伴有口渴引饮，口臭，或齿龈红肿、糜烂出血，大便秘结，小便短赤；舌质红，苔黄厚而干，脉洪数或滑数。

证机概要：胃热炽盛，火热上逆，迫血外溢。

治法：清胃泻火，凉血止血。

代表方：凉膈散加味。

3．肝火上炎证

临床表现：鼻衄暴发，量多，血色深红，鼻黏膜色深红；常伴有头痛头晕，口苦咽干，胸胁苦满，面红目赤，烦躁易怒；舌质红，苔黄，脉弦数。

证机概要：肝火上逆，迫血妄行。

治法：清肝泻火，凉血止血。

代表方：龙胆泻肝汤加味。

4．心火亢盛证

临床表现：鼻血外涌，血色鲜红，鼻黏膜红赤；伴有面赤，心烦失眠，身热口渴，口舌生疮，大便秘结，小便黄赤，甚则神昏谵语；舌尖红，苔黄，脉数。

证机概要：心火上炎，热迫血行。

治法：清心泻火，凉血止血。

代表方：泻心汤加减。

5．阴虚火旺证

临床表现：鼻衄色红，量不多，时作时止，鼻黏膜色淡红而干嫩；伴口干少津，头晕眼花，五心烦热，健忘失眠，腰膝酸软，或颧红盗汗；舌红少苔，脉细数。

证机概要：肝肾阴虚，虚火上炎，伤及血络。

治法：滋补肝肾，养血止血。

代表方：知柏地黄汤加减。

6．气不摄血证

临床表现：鼻衄常发，色淡红，量或多或少，鼻黏膜色淡；面色无华，少气懒言，神疲倦怠，纳呆便溏；舌淡苔白，脉缓弱。

证机概要：脾气虚弱，气不摄血。

治法：健脾益气，摄血止血。

代表方：归脾汤加减。

三、调养与防治常规建议

本周高发的鼻衄属于肺经风热，在日常生活中可以从以下几个方面进行调养防治。

1．情志调养

注意调摄精神，避免情绪波动，生气急躁会影响气机，易致郁而化火，进一步加重运气影响出现气血上逆，火热迫血妄行，因此，注意精神的调适，避免过于激动或思虑过度，保持心情愉快，对预防鼻衄的发生、发展很重要。

2．饮食调养

本周虽外界暑热亢盛，但仍需忌食过于生冷、辛辣刺激的食物，如辣椒、生姜、各种煎炸食物等；夏天人体阳气在表，而体内阳气相对空虚，若此时过度喝冷饮，吃生鱼片等生冷之物，易损伤脾胃。可适当多食用滋阴、清淡的食物，如百合、银耳、鸭肉、胡萝卜、卷心菜、橙子、山楂、大枣、柠檬、番茄等。

3．起居调养

保持房间的安静、清洁，温度要适宜。室内保持空气清新，适当开窗通风换气，温度宜保持在 18 ～ 20℃。因空气过于干燥可诱发鼻腔出血，所以空气湿度应保持在 60% 以上。

4．人群调养

老年人平日活动时动作要慢，勿用力擤鼻。老年患者多伴有高血压、冠心病、支气管炎等，必须针对病因进行相应的治疗，尤其是高血压患者，必须尽快将血压控制到正常或接近正常的水平，患者自己及家人应注意观察病情变化，出现异常应及时到医院就诊。对于儿童患者应纠正患儿挖鼻、揉鼻、好奇放置异物等不良习惯。

5．中成药建议

桑菊颗粒。功效：疏散风热，宣肺。适用于鼻衄属于肺经风热者。

6．穴位建议

迎香穴、上星穴、天府穴、孔最穴、印堂穴为主。肺经风热者配鱼际穴；胃经实热者配内庭穴、二间穴；肝火上逆者配太冲穴、行间穴；心火亢盛者配太府穴；阴虚火旺者配太溪穴、涌泉穴。印堂穴从鼻向额头方向推抹约 2 分钟，以局部有酸胀感为佳，其他穴位每次按揉 2 ～ 3 分钟，每日 2 ～ 3 次，以酸、胀为度。

四、现代医学的认识

现代医学的鼻出血可参考中医学的鼻衄进行辨治。鼻出血是耳鼻咽喉头颈外科最常见的急症之一，可由鼻部疾病引起，也可由全身疾病引起。鼻出血多先从出血侧的前鼻孔流出，当出血量大或出血部位邻近鼻腔后部时，可向后流至后鼻孔，或再经对侧鼻腔流出，或经鼻咽部流至口腔吐出或咽下。

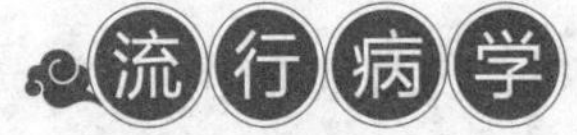

儿童、青少年及老年人常见。

临床分型及主要表现

1．急性鼻出血

一般发病急骤，且较为严重，患者通常可出现大量流血，并伴有头晕、乏力等症状，可能是由于环境干燥或鼻腔黏膜受到外伤刺激引起。

2．慢性鼻出血

多数情况下患者的出血量较少，部分患者可能仅表现为少量血痂附着在鼻腔内，不易被发觉，但长时间后可因反复吸入含有致病菌的痰液而导致感染，从而诱发炎症反应。

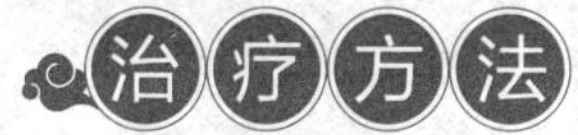

治疗方法

大量鼻出血应立即止血。本书主要介绍药物治疗的方法。

1．鼻腔用药

减充血剂具有消炎、促进组织收敛愈合的作用，有利于鼻出血症状的缓解，代表药物有盐酸麻黄碱滴鼻液；止血剂也有助于改善鼻出血症状，代表药物有凝血酶。

2．口服用药

鼻出血时也可选用口服药物帮助改善症状，代表药物有肾上腺色腙片、酚磺乙胺片等药物，还可适当补充维生素，如维生素C片。

3．注射用药

如通过局部用药和口服用药不能改善，患者应遵医嘱进行注射治疗，有助于止血，如在鼻腔黏膜下注射巴曲酶、盐酸利多卡因等，或静脉注射氨甲苯酸等。若出血剧烈，患者精神过度紧张，还可在医师指导下注射镇静类药物，代表药物有苯巴比妥钠、盐酸氯丙嗪等。

4．其他药物

鼻出血涉及的疾病范围较为广泛，患者应遵医嘱进行原发病治疗。如与感冒有关，可服用复方感冒灵片、复方氨酚烷胺片等。如与高血压有关，可服用硝苯地平缓释片等药物治疗等。

第18周 血压升高

一、本周历法解析

公历	2025年 6月2日	2025年 6月3日	2025年 6月4日	2025年 6月5日	2025年 6月6日	2025年 6月7日	2025年 6月8日
农历	蛇年五月 初七	蛇年五月 初八	蛇年五月 初九	蛇年五月 初十	蛇年五月 十一	蛇年五月 十二	蛇年五月 十三
干支历	乙巳年 辛巳月 壬寅日	乙巳年 辛巳月 癸卯日	乙巳年 辛巳月 甲辰日	乙巳年 壬午月 乙巳日	乙巳年 壬午月 丙午日	乙巳年 壬午月 丁未日	乙巳年 壬午月 戊申日

本周节气：小满节气第三候、芒种节气第一候。小满第三候为麦秋至，芒种第一候为螳螂生。螳螂于上一年深秋产卵，而到芒种时节，虫卵里的小螳螂感受到阴气初生，因此破壳而出。这些物候代表着阳气旺盛的同时阴气也微微生发。

运气分析：与上周相比，本周在阳气旺盛的同时，会有阴气微微生发，为夏至一阴生做准备，本周处于乙巳年三之气，主气为少阳相火，客气为厥阴风木，岁运是金运不及，仍受运气风火相煽特点的影响，且岁金不及，风木来侮，表现为肝风偏胜，温升之力太过，加之芒种阳热盛，风气淫胜，整体属于火热上冲、气血上逆的状态。

本周病症：血压升高。

病证分析：肝主疏泄，肝气疏泄则全身脏腑经络之气血运行通畅。肝气亢逆，疏泄太过则血随气逆于上。受五运六气影响，本周运气特点依旧为风火相煽，若平时熬夜较多耗伤肝阴，则肝之气血易受厥阴风木之气的影响而上逆，表现为头痛眩晕、面红目赤等血压升高的症状。平素常有口干口苦、烦躁易怒、头痛头胀、面红目赤等症状，以及有血压偏高等相关病史者尤须注意。

二、中医学有关辨识

血压升高在中医学中属于眩晕的范畴。

中医学的有关辨识同第 14 周眩晕的“二、中医学有关辨识”的内容。

三、调养与防治常规建议

本周血压升高相当于肝阳上亢型眩晕，在日常生活中可以从以下几个方面进行调养防治。

1．情志调养

情志不畅可导致脏腑气血失调、人体阴阳失衡，这是血压升高的重要因素之一。中医理论认为“怒伤肝、思伤脾”，现在很多人由于精神压力过大，情绪浮躁恼怒或忧思过虑，伤及肝脾等脏腑，出现头痛眩晕等症，导致高血压的发病率升高。所以，最重要的是疏肝理气、调畅情志；遇到不开心的事，须学会自我调节或向他人倾诉，切忌生闷气。

2．起居调养

人体血压的变化与天地间的阴阳变化规律同步，故而人要顺应自然阴阳变化规律，才能有助于自己的血压保持稳定。早上阳气升发，会出现血压晨峰，故血压升高的患者晨起宜缓不宜急，醒后适当静躺后缓慢坐起。晚上阳气收敛，内养阴血，血压也处于一个不断下降的过程。因此，晚上睡前可用温水沐足，引火归元，助阳气潜藏，有助于血压平稳下降。

3．饮食调养

在饮食上，由于本周为肝阳上亢，属于本虚标实之证，故饮食调养主要针对本虚与标实两方面。本虚主要是肝肾亏虚，可以多吃桑葚、山药等滋补肝肾阴精的食物。同时还要避免熬夜，熬夜不仅损伤阳气，还会损伤阴精，从而进一步加重血压升高。标实主要是肝阳上亢、化火生风。故而饮食上禁吃容易生风化火之品，如狗肉、羊肉、驴肉等温燥肉类，以及鸡、鹅、鸽、鹌鹑等禽类食物（鸭肉除外）。

4．运动调养

可以适当做一些舒缓的运动达到动以怡神，如八段锦、太极拳、散步等。但锻炼一定要有度、有序、有节，不能过于剧烈，也不能时间过长，以微微汗出为宜，循序渐进，持之以恒，并且注意不要在阳光暴晒时做室外运动，适合在阳光初起时做运动。建议早上出去进行适量运动，以疏泄肝气，肝气条达，气血自然不会上冲，可避免血压升高。晚上不宜出去大量运动，否则大量发汗易使阳气外散，使血压无法平稳下降反而升高。

5．食疗调养

罗布麻茶：取罗布麻叶 3 ～ 6g，开水冲泡代茶饮用，功效为平肝安神。

芹菜粥：取芹菜连根洗净切段后加入适量粳米煮粥，功效为疏肝降压。

菊楂钩藤决明饮：取钩藤 3g、炒决明子 5g、生山楂 5g 煎水冲泡杭菊花 3g 并加入适量冰糖调味，功效为清热平肝。

6．中成药建议

天麻钩藤颗粒：功效为平肝息风，清热安神；适用于眩晕属肝阳上亢者。

7．穴位建议

内关穴、太冲穴、曲池穴，睡前按揉 15 分钟，以酸胀为度。

四、现代医学的认识

血压升高是现代医学高血压、颈椎病等疾病的常见症状，本周以高血压为例进行介绍。高血压是一种以体循环动脉血压持续升高为特征的心血管综合征，动脉压的持续升高可导致靶器官如心脏、肾脏、脑和血管的损害。

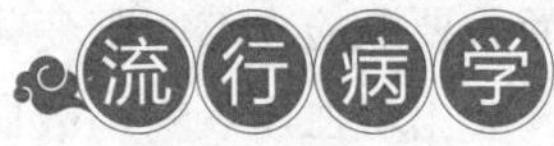

本病与年龄成正比，城市高于农村，北方高于南方，冬季高于夏季，并与肥胖、精神压力与遗传呈正相关。

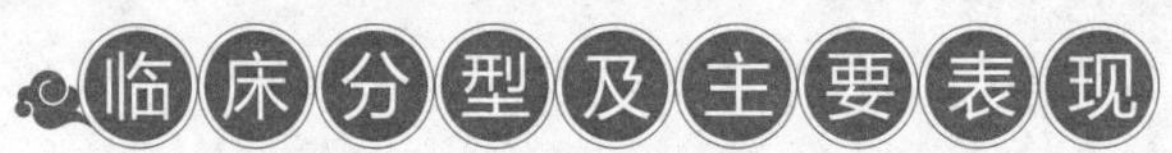

1．正常高值

正常高值指 18 岁以上的成人，在未使用降压药物的情况下，非同日 3 次诊室测量血压，测量收缩压为 120 ～ 139mmHg 和（或）舒张压为 80 ～ 89mmHg。

2．1 级高血压（轻度）

1 级高血压（轻度）指 18 岁以上的成人，在未使用降压药物的情况下，非同日 3 次诊室测量血压，测量收缩压为 140 ～ 159mmHg 和（或）舒张压为 90 ～ 99mmHg。

3．2 级高血压（中度）

2 级高血压（中度）指 18 岁以上的成人，在未使用降压药物的情况下，非同日 3 次诊室测量血压，测量收缩压为 160 ～ 179mmHg 和（或）舒张压为

100 ～ 109mmHg。

4．3级高血压（重度）

3级高血压（重度）指18岁以上的成人，在未使用降压药物的情况下，非同日3次诊室测量血压，测量收缩压≥180mmHg和（或）舒张压≥110mmHg。

5．单纯收缩期高血压

单纯收缩期高血压指18岁以上的成人，在未使用降压药物的情况下，非同日3次诊室测量血压，测量收缩压≥140mmHg和舒张压<90mmHg。

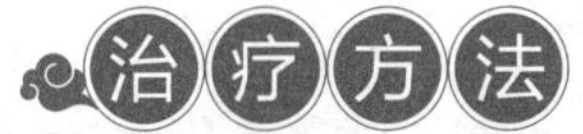

高血压的治疗需要生活方式的干预，本书主要介绍药物治疗方法。

1．钙通道阻滞剂

钙通道阻滞剂尤其适用于老年高血压、单纯收缩期高血压、高血压伴稳定型心绞痛、冠状动脉或颈动脉粥样硬化及周围血管病患者。通过阻断血管平滑肌细胞的钙离子通道发挥扩张血管、降低血压的作用，代表药物有硝苯地平、氨氯地平、非洛地平、维拉帕米等。

2．血管紧张素转化酶抑制剂

血管紧张素转化酶抑制剂可以抑制血管紧张素转化酶，阻断肾素-血管紧张素系统而发挥降压作用。代表药物有卡托普利、依那普利、贝那普利、雷米普利、培哚普利等。

3．β受体阻滞剂

β受体阻滞剂适用于伴有快速性心律失常、心绞痛、慢性心力衰竭、交感神经活性增高（如心率增快、焦虑、紧张）或甲亢患者。主要通过抑制过度激活的交感神经活性、抑制心肌收缩力、减慢心率而发挥降压作用，常用药物包括美托洛尔、比索洛尔、阿替洛尔等。

4．血管紧张素Ⅱ受体拮抗剂

血管紧张素Ⅱ受体拮抗剂通过阻断血管紧张素Ⅱ受体发挥降压作用。代表药物有氯沙坦、缬沙坦、厄贝沙坦、替米沙坦等。

5．利尿剂

利尿剂适用于老年高血压、单纯收缩期高血压伴有心力衰竭的患者。利尿剂通过利钠排水、降低高血容量负荷而发挥降压作用。代表药物有噻嗪类利尿剂、袢利尿剂、保钾利尿剂与醛固酮受体拮抗剂等。

6．α受体阻滞剂

α受体阻滞剂不作为一般高血压治疗的首选药，适用于高血压伴前列腺增生患者，代表药物有哌唑嗪、多沙唑嗪、特拉唑嗪等。

7. 肾素抑制剂

肾素抑制剂为一类新型降压药，代表药物为阿利吉仑。其对血管事件的影响尚待大规模临床试验的评估。

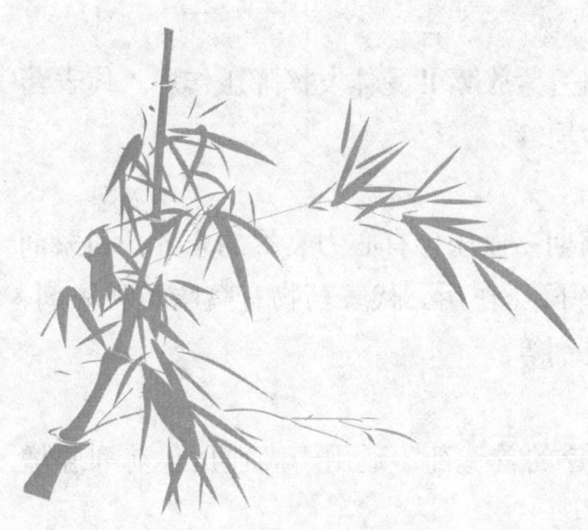

第19周 月经先期

一、本周历法解析

公历	2025年 6月9日	2025年 6月10日	2025年 6月11日	2025年 6月12日	2025年 6月13日	2025年 6月14日	2025年 6月15日
农历	蛇年五月 十四	蛇年五月 十五	蛇年五月 十六	蛇年五月 十七	蛇年五月 十八	蛇年五月 十九	蛇年五月 二十
干支历	乙巳年 壬午月 己酉日	乙巳年 壬午月 庚戌日	乙巳年 壬午月 辛亥日	乙巳年 壬午月 壬子日	乙巳年 壬午月 癸丑日	乙巳年 壬午月 甲寅日	乙巳年 壬午月 乙卯日

本周节气：芒种节气第一、二候。芒种第一候螳螂生，第二候鵙始鸣，意思是伯劳鸟开始在枝头鸣叫。伯劳鸟又被称为“屠夫鸟”，其性情凶猛、喜欢争勇斗狠，经常把猎物挂在树枝尖端上残忍地撕扯着吃。因此伯劳鸟被认为与死亡和厄运有关，为阴物。此时阴气渐长，伯劳感受到阴气生而鸣叫。

运气分析：与上周相比，本周在阳气旺盛的同时，阴气也微微生发，但目前仍处于乙巳年三之气，主气为少阳相火，客气为厥阴风木，岁运是金运不及，受运气风火相煽特点的影响，加之芒种阳热盛，岁金不及，风木来侮，表现为肝风偏胜，温升之力太过，整体属于相火内扰、热动血室的状态。

本周病症：月经先期。

病证分析：肝主疏泄，可以维持血液的正常循行。若肝火亢盛，疏泄太过，则血不循经会出现月经先期、崩漏等症状。上周血压升高是由于肝受厥阴风木之气影响而体现于上焦的症状。本周厥阴风木之气仍然强盛，风气通于肝，风火相煽，本就使人体肝火较盛。若再加上平素心情不舒，肝气不畅，郁而化火，体现在下焦则为月经提前。平素常有口干口苦、烦躁易怒、胸胁乳房灼痛等症状，以及有异常子宫出血等相关病史者尤须注意。

二、中医学有关辨识

中医学认为，月经先期是以月经周期提前 7 天以上，并连续 3 个周期以上为主症的疾病。本病属于以周期异常为主的月经病，常与月经过多并见，轻者仅伴月经量过少或月经量过多，严重者可发展为崩漏。

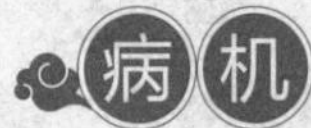

月经先期的主要病机为气虚、血热。气虚则统摄无权，冲任不固；血热则热扰冲任，伤及胞宫，血海不宁，均可使月经先期而至。病位涉及肝、脾、肾等脏。

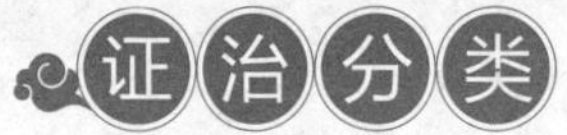

1．脾气虚证

临床表现：经来先期，或经量多，色淡红，质清稀；神疲肢倦，气短懒言，小腹空坠，纳少便溏；舌淡红，苔薄白，脉细弱。

证机概要：脾气虚弱，统摄无权，冲任不固。

治法：补脾益气，摄血调经。

代表方：补中益气汤。

2．肾气虚证

临床表现：经来先期，经量或多或少，色淡暗，质清稀；腰膝酸软，头晕耳鸣，面色晦暗或有暗斑；舌淡暗，苔白润，脉沉细。

证机概要：肾气不足，封藏失司，冲任不固。

治法：补益肾气，固冲调经。

代表方：固阴煎。

3．阳盛血热证

临床表现：经来先期，量多，色深红或紫红，质黏稠；或伴心烦，面红口干，小便短黄，大便燥结；舌质红，苔黄，脉数或滑数。

证机概要：热扰冲任，经血妄行。

治法：清热凉血调经。

代表方：清经散。

4．阴虚血热证

临床表现：经来先期，量少或量多，色红，质稠；或伴两颧潮红，手足心热，咽干口燥；舌质红，苔少，脉细数。

证机概要：阴虚内热，热扰冲任，经血妄行。

治法：养阴清热调经。

代表方：两地汤。

5．肝郁血热证

临床表现：经来先期，量或多或少，经色深红或紫红，质稠，经行不畅，或有块；或少腹胀痛，或胸闷胁胀，或乳房胀痛，或烦躁易怒，口苦咽干；舌红，苔薄黄，脉弦数。

证机概要：肝郁化热，热扰冲任，经血妄行。

治法：疏肝清热，凉血调经。

代表方：丹栀逍遥散。

三、调养与防治常规建议

本周高发的月经先期属于肝郁血热，在日常生活中可以从以下几个方面进行调养防治。

1．情志调养

一般月经先期者多为工作、学习、生活压力大的女性，心情不畅，肝气不疏，郁而化火，进而导致月经先期。所以保持心情舒畅，避免忧思郁怒，损伤肝脾；或避免七情过极，五志化火，冲任蕴热，都可以帮助改善月经先期。

2．起居调养

肝郁化火的月经先期者多有熬夜、缺乏运动等不良生活习惯。故起居调节上应顺应自然规律，规律作息，不熬夜，定时定量进餐。劳逸结合，不偏不过，不仅有助于增强体质，还能使肝气畅达，心情愉快，有利于工作学习。

3．饮食调养

由于本周病症主要是肝郁血热型的月经先期，故而饮食调养主要针对肝郁和血热。针对肝郁，平常可以泡一些玫瑰花茶饮用。而针对血热，则需要注意少吃温燥肉类，如狗肉、牛肉、羊肉、驴肉等。同时，一些辛香料也会助生血热，如姜、椒（胡椒、花椒）、桂（桂皮）、茴（小茴香、八角），因此辛香料也需减少使用。

4．运动调养

平时注意劳逸结合，坚持适当的体育锻炼。经期不宜过度劳累和剧烈运动，以免损伤脾气，致统摄无权而引起本病。

5．节房事和生育

避免生育（含人工流产）过多、过频，避免经期、产褥期性生活，否则易损伤冲任，耗损精血，或感染邪毒导致月经疾患。

6．中成药建议

丹栀逍遥丸：功效为疏肝解郁，清热调经；适用于肝郁化火，血热妄行者。

7．穴位建议

关元穴、血海穴、太冲穴、曲池穴，睡前按揉15分钟，以酸胀为度。

四、现代医学的认识

现代医学的异常子宫出血大多可参考中医学的月经先期进行辨治。异常子宫出血是妇科常见的症状和体征，是指与正常月经的周期频率、规律性、经期长度、经期出血量中的任何一项不符，且源自子宫腔的异常出血。

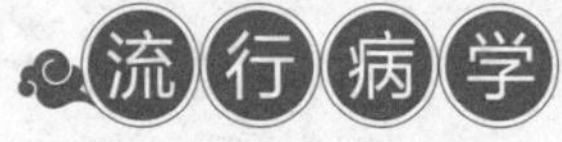

异常子宫出血多发生于生育期女性。

临床分型及主要表现

1．排卵性异常子宫出血

患者虽有异常子宫出血表现，但仍有周期性排卵，因此临床上有可辨认的月经周期。主要包含黄体功能不足、子宫内膜不规则脱落和子宫内膜局部异常所致的异常子宫出血。

2．无排卵性异常子宫出血

少数无排卵的女性可有规律的月经周期，临床上称“无排卵月经”，但多数不排卵女性表现为月经紊乱，出血间隔长短不一，短者几日，长者数月；出血量多少不一，出血量少者只有点滴出血，出血量多者可见大量出血、不能自止。

3．子宫内膜息肉

子宫内膜息肉是子宫局部内膜过度生长所致，常表现为月经周期延长，息肉数量可单个或多个，直径从数毫米到数厘米，可分为无蒂和有蒂。息肉由子宫内膜腺体、间质和血管组成。

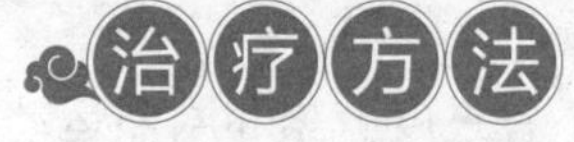

主要介绍药物治疗方法。

1．促进卵泡发育

针对异常子宫出血的发生原因，应促使卵泡发育和排卵。卵泡期使用低剂量雌激素，月经期服用妊马雌酮、戊酸雌二醇或氯米芬。

2．孕激素

排卵后或下次月经前，口服甲羟孕酮。有生育要求者肌内注射孕酮。无生育要求者也可口服单相口服避孕药，比如米非司酮、左炔诺孕酮等。

3．促进月经中期生理峰值形成

在卵泡成熟后，给予绒促性素肌内注射。

4．黄体功能刺激疗法

于基础体温上升后开始，隔日肌内注射绒促性素。

5．黄体功能补充疗法

一般选用天然孕酮制剂，自排卵后开始每日肌内注射孕酮。

6．口服避孕药

口服避孕药尤其适用于有避孕需求的患者。一般周期性使用口服避孕药 3 个周期，病情反复者酌情延至 6 个周期。

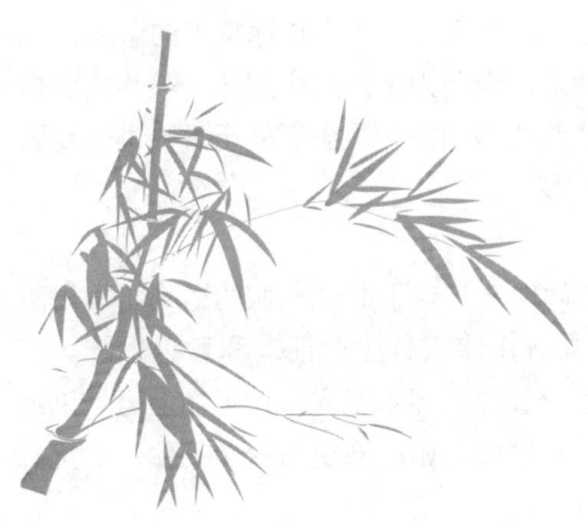

第20周 阳暑

一、本周历法解析

公历	2025年6月16日	2025年6月17日	2025年6月18日	2025年6月19日	2025年6月20日	2025年6月21日	2025年6月22日
农历	蛇年五月廿一	蛇年五月廿二	蛇年五月廿三	蛇年五月廿四	蛇年五月廿五	蛇年五月廿六	蛇年五月廿七
干支历	乙巳年 壬午月 丙辰日	乙巳年 壬午月 丁巳日	乙巳年 壬午月 戊午日	乙巳年 壬午月 己未日	乙巳年 壬午月 庚申日	乙巳年 壬午月 辛酉日	乙巳年 壬午月 壬戌日

本周节气：芒种节气第三候、夏至节气第一候。芒种第三候反舌无声，反舌是一种能够模仿其他鸟类鸣叫的鸟，在春天非常活跃，为阳鸟。此时却因感受阴气微生而停止了鸣叫。夏至第一候鹿角解，意为鹿角开始脱落。鹿为阳兽，而夏至一阴生，阳气始衰，故鹿角便感阴而解。

运气分析：本周仍处阳热亢盛，并受乙巳年三之气风火相煽特点的影响，本为夏至一阴生而未复，岁金不及，心火乘之，表现为上焦心火燔热，火热之邪内盛，又主气为少阳相火，三焦胆火旺盛，两热相加，加上到了夏至暑热进一步强盛，整体仍属于火热极盛、上扰心神的状态。

本周病症：阳暑。

病证分析：上周“月经先期”主要是体现运气对于肝经气血的影响。本周阳暑则体现其对于心的影响。心主神明，具有主宰人体生命活动和意识思维等精神活动的功能。而本周进入芒种、夏至之后暑热之邪本就亢盛，再加上运气风助火势的影响，若芒种外出劳作，暴晒及劳累过度，则暑邪更易侵袭人体，上扰心神，轻者表现为心胸烦闷；重者表现为突然昏倒，不省人事。夏季常在高温下劳动作业者尤须注意。

二、中医学有关辨识

阳暑是由于夏季在高温或烈日下劳作，或处于气候炎热湿闷的环境，暑热或暑湿秽浊侵袭，耗伤气阴而以身热、大渴、大汗、神疲乏力为主症的疾病。

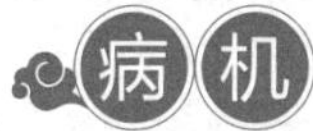

病机

阳暑的基本病机为暑热内盛，耗气伤阴。病位在心，涉及肝、脾。其病理变化过程虚实夹杂。前期以暑热内盛为主，兼夹轻度的气阴两伤；后期以气阴两虚为主，兼夹有余热。

证治分类

1．暑伤气津

临床表现：发热恶热，心烦汗出，口渴喜饮，气短神疲，肢体困倦，小便短黄；舌红，苔白或黄，脉虚数。

证机概要：暑热内盛，伤津耗气，气阴两伤。

治法：清暑益气，养阴生津。

代表方：王氏清暑益气汤。

2．暑湿内蕴证

临床表现：胸闷脘痞，腹痛，呕恶，无汗，发热恶热，心烦口渴；苔黄腻，脉濡数。

证机概要：暑邪夹湿，阻滞气机。

治法：清暑解热，化气利湿。

代表方：桂苓甘露散。

3．津气欲脱

临床表现：身热已退，汗出不止，喘喝欲脱；脉散大。

证机概要：气阴两虚，津气欲脱。

治法：益气敛阴，扶正固脱。

代表方：生脉散。

三、调养与防治常规建议

本周高发的阳暑属于暑伤气津，在日常生活中可以从以下几个方面进行调养防治。

1．情志调养

心主神明。夏应心，心主火，此时环境中火热暑湿较盛，要以平静的心态面对世间万物，静心以养心。既要防止情绪上的“中暑”，也要防止外火内火一起燔灼所致身体的中暑，做到“心静自然凉”。

2．生活调养

避免在高温高湿的环境下长时间工作，我国大部分地区夏季较其他季节气温高、湿度高，需控制在户外活动或者作业的时间。

3．起居调养

适度规律的生活起居有利于夏季调养元气，即按时睡眠、按时起床、定时进餐、适量锻炼、注意劳逸结合等。在户外或室内，都需准备好防暑措施，如及时补充适量淡盐水，准备好防暑药品。夜间11点之前尽量要进入睡眠状态，午餐后半小时午睡30分钟至1小时，每天保证7～8个小时的睡眠时间。

4．运动调养

夏季人体机能较为活跃，运动要顺应夏季阳盛于外的特点，在太阳初起时或即将落下时运动，并注意适当运动不可过度。可以太极拳、散步等舒缓的运动为主，微微汗出为宜，避免大量出汗。谨防过度汗出导致心气不足出现中暑。

5．饮食调养

夏季阳气升浮，阴气弱，对应人体肝气渐弱，心气渐强。饮食方面宜以清淡、易消化的食物为主，如黄豆、鸡蛋、鸭肉、空心菜、小白菜、苋菜、玉米等，也宜微酸增苦，养心助肝，日常可食用适量苦瓜、苦菜等。夏应心、在色为红，适当吃红色食物有助养心，如樱桃、葡萄柚、胡萝卜等食物；此时不宜多吃过于辛辣刺激及湿热之品，如辣椒、韭菜、芒果、菠萝蜜、鱿鱼、鳝鱼等。

6．食疗调养

二豆西瓜皮饮：取西瓜皮30g（切丁）与绿豆10g、赤小豆10g炖煮。功效为清热解暑，除烦解渴。

7．中成药建议

人丹：功效为祛暑祛风健胃，用于中暑气津两伤者，孕妇禁用。

8．穴位建议

膻中穴、内关穴、极泉穴、涌泉穴，按揉15分钟，以酸胀为度。

9．其他

如果突然出现高热、出汗、神昏、嗜睡，甚至抽搐，应及时就医。

四、现代医学的认识

现代医学中也有中暑，其分类与中医学不同，但大多可参考中医学的阳暑辨治。中暑是指人体长时间暴露于高温或强烈热辐射环境中，引起以体温调节中枢功能障碍、汗腺功能衰竭及水、电解质紊乱等对高温环境适应不全的表现为特点的一组疾病。临床以中枢神经系统和心血管系统功能障碍为主要表现，可导致永久性脑损伤、肾衰竭，是一种危及生命的急症。

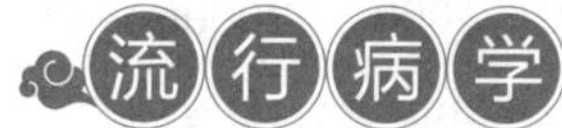

本病多发生于夏季高温高湿的季节，部分患者发病与职业环境有关。

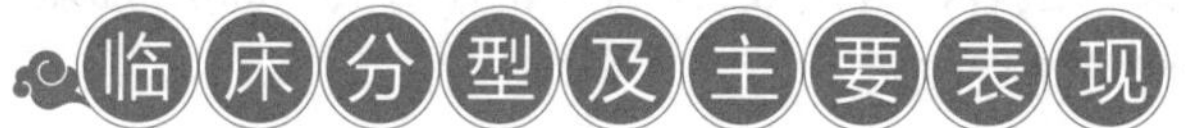

1. 先兆中暑

常有口渴、乏力、多汗、头晕、目眩、耳鸣、头痛、恶心、胸闷、心悸、注意力不集中等表现，体温可正常或略高，不超过 38℃。

2. 轻症中暑

面色潮红、苍白，烦躁不安，表情淡漠，恶心呕吐，大汗淋漓，皮肤湿冷，脉搏细数，血压偏低，心率加快，体温轻度升高。

3. 重症中暑

（1）热痉挛：常发生在高温环境中强体力劳动后，患者常先有大量出汗，随后四肢肌肉、腹壁肌肉甚至胃肠道平滑肌发生阵发性痉挛和疼痛。热痉挛可为热射病的早期表现。

（2）热衰竭：先有头痛、头晕、恶心，继之口渴、胸闷、面色苍白、冷汗淋漓、脉搏细弱或缓慢、血压偏低，严重者出现晕厥、手足抽搐。

（3）热射病：热射病又称为中暑高热，典型的临床表现是高热（体温常＞ 41℃）、无汗和意识障碍，先有全身软弱、乏力、头昏、头痛、恶心、出汗减少，继而体温迅速上升，出现嗜睡、谵妄甚至昏迷。

治疗方法

1. 体外降温

将患者转移到通风良好的低温环境，脱去衣服，同时进行皮肤肌肉按摩，促进散热。

无虚脱患者，迅速降温的金标准是冷水浸浴或冰浸浴，将患者身体（除头外）尽可能多地浸入2～14℃的冷水中，并且不停地搅动水，以保持皮肤表面有冷水；在头顶部周围放置用湿毛巾包裹的冰块。此法能在20分钟内将体温从43.3℃降至40℃以下。

对有虚脱者，采用蒸发散热降温，如用15℃冷水或低浓度酒精反复擦拭皮肤，还可使用电风扇或空气调节器帮助调节周围环境的温度。体温降至39℃时，停止降温。

2．体内降温

体外降温无效者，用4℃、5%的葡萄糖氯化钠注射液1000～2000mL静脉滴注，开始时滴速控制在30～40滴/分，或用4℃盐水200mL进行灌胃或灌肠。

3．药物降温

热射病患者、迅速降温出现寒战者，应用0.9%氯化钠注射液500mL加氯丙嗪25～50mg静脉输注，应密切监测血压。

4．液体复苏

首选晶体液，如复方氯化钠注射液、0.9%氯化钠注射液、葡萄糖注射液等，注意输液速度控制在尿量200～300mL/h。第1个24小时内输液总量可达6～10L，动态监测脉搏、血压和尿量，及时调整输液速度。充分补液扩容后，如尿量仍不达标，可给予10～20mg呋塞米静脉注射，并根据尿量追加输液剂量。注意监测血电解质，及时补钾，补充碳酸氢钠碱化尿液，使尿pH>6.5。

5．血液净化

对体温持续高于40℃、持续无尿、高血钾、严重感染、尿毒症和多器官功能衰竭者，可用床旁血液透析治疗。

6．对症治疗

保持呼吸道通畅，对昏迷或呼吸衰竭者行气管插管，机械辅助通气；对脑水肿患者予以头部低温、脱水和糖皮质激素治疗；应用质子泵抑制剂预防上消化道出血；适当应用抗生素预防感染；发生横纹肌溶解的患者，尿量至少保持在2mL/（kg·h）。

第21周 口疮（心脾积热）

一、本周历法解析

公历	2025年6月23日	2025年6月24日	2025年6月25日	2025年6月26日	2025年6月27日	2025年6月28日	2025年6月29日
农历	蛇年五月廿八	蛇年五月廿九	蛇年六月初一	蛇年六月初二	蛇年六月初三	蛇年六月初四	蛇年六月初五
干支历	乙巳年壬午月癸亥日	乙巳年壬午月甲子日	乙巳年壬午月乙丑日	乙巳年壬午月丙寅日	乙巳年壬午月丁卯日	乙巳年壬午月戊辰日	乙巳年壬午月己巳日

本周节气：夏至节气第一、二候，夏至节气第一候鹿角解，第二候蝉始鸣。除了鹿角开始脱落，本周蝉也开始鸣叫了。由于蝉的幼虫有在地下长时间潜伏的习性，故而古人认为其为阴物。夏至一阴始生，故蝉感阴而鸣。

运气分析：本周整体上依旧受运气风火相煽的影响，虽说夏至一阴生，但讲的是天之阴阳的变化，地面的温度仍在不断升高。故本周火热之邪相比上周更为亢盛，而火气本就通于心，故整体呈现火热极盛、上扰于心的状态。

本周病症：口疮（心脾积热）。

病证分析：上周阳暑是暑热上扰心神之症。而本周口疮则是运气影响下心火亢盛的体现。心之阳气本有温煦脏腑、养神柔筋的作用。但本周受五运六气风火相煽的影响，风助火势，再加上夏季火热与心相应，热蕴心脾，而脾开窍于口，则易导致心火亢盛，上灼于口则生口疮。平素常有心烦失眠、小便短赤等症状以及有复发性阿弗他溃疡等相关病史者尤须注意。

二、中医学有关辨识

口疮是以口腔肌膜出现类圆形溃疡且灼热疼痛为主要特征的疾病，饮食或说话时疼痛加重。轻者溃疡面较为表浅，1～2周即愈，愈后不留瘢痕；重者溃疡面较深，数月难愈，愈后可留瘢痕，间隔数天或数月可再发。更有甚者此未愈彼又起，无间歇期。

病机

口疮病机主要是心、脾、肾三脏失调，主要分为上焦实热、中焦虚寒、下焦阴火。上焦实热多为心脾积热，中焦虚寒多为脾肾阳虚，下焦阴火乃肾亏阴虚火旺。

证治分类

1．心脾积热证

临床表现：口腔肌膜溃疡，周边红肿，灼痛明显，饮食或说话时尤甚；口渴，心烦失眠，大便秘结，小便短黄；舌红，苔黄或腻，脉数。

证机概要：热蕴心脾，上蒸于口。

治法：清心泻脾，消肿止痛。

代表方：凉膈散加减。

2．脾肾阳虚证

临床表现：口疮疼痛较轻，色白或暗，周边淡红或不红，久难愈合；倦怠乏力，面色苍白，腰膝或少腹以下冷痛，小便清长，纳呆便溏；舌淡苔白，脉沉迟。

证机概要：脾肾阳虚，寒湿上困于口。

治法：温肾健脾，化湿敛疮。

代表方：附子理中汤加减。

3．阴虚火旺证

临床表现：口腔溃疡数量少，周边红肿不甚，疼痛较轻，但此愈彼起，绵延不止；手足心热，失眠多梦，口舌干燥不欲饮；舌红少苔，脉细数。

证机概要：肾阴不足，相火上炎。

治法：滋阴补肾，降火敛疮。

代表方：知柏地黄汤加减。

三、调养与防治常规建议

本周高发的口疮属于心脾积热，在日常生活中可以从以下几个方面进行调养防治。

1. 情志调养

夏应心，心主神明，本周宜多平和地自我调节，防止生闷气、烦躁、忧郁，防止因情志不调而内郁化火；此时有外界暑热，但宜做到心静自然凉，静则神安，可生阴缓冲心阳之火，防止火热过亢，上犯于口。

2. 起居调养

首先要注重口腔卫生，多刷牙、勤漱口，建议适时采用淡盐水漱口，并且日常生活中咀嚼时应认真，杜绝口腔内的外伤因素。本周也是夏至节气伊始，正属于阳气最盛、一阴生之时，此时按《素问・四气调神大论》所言："夏三月，此谓蕃秀，天地气交，万物华实，夜卧早起，无厌于日……"可稍晚些入睡（根据自己作息规律，最好在 11 点前入睡），以顺应阴气的不足；早点起床，以顺应自然界阴阳消长的规律。

3. 饮食调养

本周饮食要清淡，宜清不宜补，可以多吃空心菜、有鳞淡水鱼、瘦肉、小米、冬瓜、苦瓜、西瓜、绿豆、芹菜等，这些食物在清解暑热的同时，也有祛湿之功。此时不宜多食辛辣、油腻、升发及不洁之品，以免生内热造成口疮的发生。

4. 食疗建议

莲栀饮：莲子心 3g，栀子 6g，甘草 5g，热水泡服，代水饮用，每日频服，功效为清心火，适用于心脾积热型的人群。

生地石斛饮：生地黄 12g，石斛 9g，甘草 2g，青梅 20g，煎水，每日多次，代水饮用。功效为养阴清热、降火敛疮，适用于阴虚火旺者。

5. 中成药建议

导赤丸：功效为清热泻火、利尿通便，适用于口疮为实热者。

6. 穴位建议

照海穴、廉泉穴。揉按以酸胀为度，每日 2 次，每次 5 ～ 10 分钟。

四、现代医学的认识

现代医学的复发性阿弗他溃疡大多可参考中医学的口疮辨治。复发性阿弗他溃疡又称复发性口疮、复发性阿弗他口炎等，是最常见的口腔黏膜病，因具有明显的灼痛感，故冠以希腊文"阿弗他"——灼痛。本病具有周期性、复发性及自限性的特点。

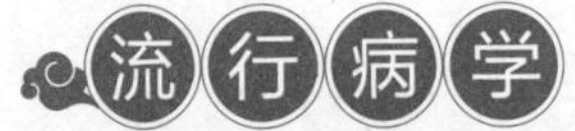

流行病学

本病存在明显的个体差异，与生活工作环境、社会环境、心理环境有关。

临床分型及主要表现

1．轻型口腔溃疡

患者初发时多为此型。溃疡好发于唇、舌、颊、软腭等无角化或角化差的黏膜，附着龈及硬腭等角化黏膜很少发病。初起为局灶性黏膜充血水肿，呈粟粒状红点，灼痛明显，继而形成浅表溃疡，圆形或椭圆形，直径 5 ～ 10mm。

约 5 天溃疡开始愈合，此时溃疡面有肉芽组织形成、创面缩小、红肿消退、疼痛减轻。10 ～ 14 天溃疡愈合，不留瘢痕，溃疡数一般 3 ～ 5 个，最多不超过 10 个，散在分布。

溃疡复发的间隙期从半个月至数月，有的患者会出现此起彼伏、迁延不断的情况。一般无明显全身症状与体征。

2．重型口腔溃疡

重型口腔溃疡又称复发性坏死性黏膜腺周围炎或腺周口疮。

此类型的溃疡常单个发生，大而深，似“弹坑”状。直径可 >10mm，深及黏膜下层直至肌层。周边红肿隆起，基底较硬，但边缘整齐清晰，表面有灰黄色假膜或灰白色坏死组织。通常是 1 ～ 2 个溃疡，但在愈合过程中又可出现 1 个或数个小溃疡。初始好发于口角，其后有向口腔后部移行趋势，如咽旁、软腭、腭垂等，可影响言语及吞咽。发作期可长达月余甚至数月，也有自限性。溃疡疼痛较重，愈后可留下瘢痕，甚至造成舌尖、悬雍垂缺损或畸形。常伴低热、乏力等全身不适症状和病损局部区域的淋巴结肿痛。

3．疱疹样口腔溃疡

疱疹样口腔溃疡又称口炎型口疮。

此类型的溃疡小，直径约 2mm，不超过 5mm。溃疡数目多，可达数十个，散在分布于黏膜任何部位，如“满天星”。邻近溃疡可融合成片，黏膜发红充血，疼痛较重。唾液分泌增加，可伴头痛、低热、全身不适等症状。

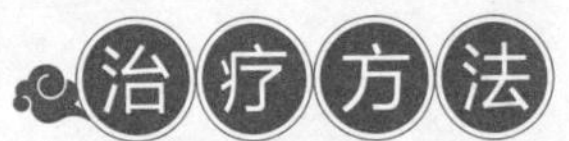

治疗方法

主要介绍药物治疗方法。

1．抗炎类药物

（1）药膜：有保护溃疡面、减轻疼痛、延长药物作用的效果。在羧甲基纤维素钠、山梨醇中加入金霉素、氯己定，以及表面麻醉剂、皮质激素等制成。

（2）软膏：0.1% 曲安西龙软膏。

（3）含漱液：0.02% 呋喃西林溶液、3% 复方硼砂溶液、0.02% 氯己定溶液。

（4）含片：西地碘片、溶菌酶片等，含服，有抗菌、抗病毒，以及收敛和消肿止血作用。

（5）散剂：复方皮质散、中药锡类散、冰硼散及西瓜霜等，局部涂布。

（6）超声雾化剂：庆大霉素、地塞米松、利多卡因或丁卡因制成雾化剂。

2．止痛类药物

止痛类药物包括利多卡因凝胶、喷剂，苯佐卡因凝胶，苄达明喷雾剂、含漱液等。仅限在疼痛难忍和影响进食时使用，以防成瘾。擦干溃疡面后涂于溃疡处，有迅速麻醉止痛效果。

3．局部封闭

对持久不愈或疼痛明显的溃疡部位做黏膜下封闭注射。用曲安奈德或醋酸泼尼松龙混悬液加等量的 2% 利多卡因液，溃疡下局部浸润，有止痛和促进愈合的作用。

4．糖皮质激素类药物

常用糖皮质激素类药物为泼尼松。糖皮质激素类药物具有抗过敏、减少炎性渗出、抑制组胺释放等作用，但长期大量使用可出现类似肾上腺皮质功能亢进症（向心性肥胖，血压升高，血糖、尿糖升高等）的不良反应。

5．免疫抑制剂

常用的免疫抑制剂有环磷酰胺、甲氨蝶呤、硫唑嘌呤等。长期大量使用有骨髓抑制、肾功能损害、粒细胞减少乃至全血细胞减少等不良反应，故使用前必须了解肝、肾功能和血常规。

6．免疫增强剂

转移因子、胸腺素、卡介苗等有增强机体细胞免疫功能的作用；胎盘球蛋白、丙种球蛋白等适用于体液免疫功能降低的患者。

第22周 痱子

一、本周历法解析

公历	2025年 6月30日	2025年 7月1日	2025年 7月2日	2025年 7月3日	2025年 7月4日	2025年 7月5日	2025年 7月6日
农历	蛇年六月 初六	蛇年六月 初七	蛇年六月 初八	蛇年六月 初九	蛇年六月 初十	蛇年六月 十一	蛇年六月 十二
干支历	乙巳年 壬午月 庚午日	乙巳年 壬午月 辛未日	乙巳年 壬午月 壬申日	乙巳年 壬午月 癸酉日	乙巳年 壬午月 甲戌日	乙巳年 壬午月 乙亥日	乙巳年 壬午月 丙子日

本周节气：夏至节气第二、三候，夏至第二候蝉始鸣，第三候半夏生。本周除了蝉开始鸣叫外，半夏也开始生长，半夏是一种喜阴的草木，夏至之后其茎叶枯萎而根部生长，表现出自然界阴气初生、由阳转阴之象。

运气分析：本周虽未到小暑，但暑湿之邪已渐起。且本周同样受主气少阳相火、客气厥阴风木的影响，体现出火热较盛的特点。火热与湿邪相搏，故整体呈现出湿热内蕴的状态。

本周病症：痱子。

病证分析：上周病症口疮主要是心火亢盛引起。而本周受五运六气与夏至节气进入第二、三候的双重影响，湿邪渐起，易与热邪驳杂产生湿热，若此时因喜食小龙虾、榴莲、芒果、酒等食物或是不良生活习惯而致湿热内蕴，且汗出之时腠理被外之湿热所闭塞，汗出不畅，内湿与外之湿热相搏，则易长痱子。平素常有口苦口臭、大便黏腻、面垢油光等症状者，以及卫外未固的小儿尤须注意。

二、中医学有关辨识

本病在中医学中属于痱疮的范畴。痱疮是以皮肤上出现针尖儿至针帽大小的、密集的丘疱疹为主症的疾病，多发生在颈部、胸背部、肘窝、腋窝等部位。

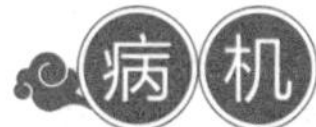

病机

《素问·生气通天论》说："汗出见湿，乃生痤痱。"其主要病机为暑湿蕴积，腠理闭塞，内湿与暑热相搏。

证治分类

1．热毒蕴结证

临床表现：好发于项后发际、背部、臀部。轻者只有一两处，多则可散发全身，或簇集一处，或此愈彼起；或伴发热、口渴、溲赤、便秘；舌苔黄，脉数。

证机概要：热毒外侵，侵犯肌表。

治法：清热解毒。

代表方：五味消毒饮。

2．暑热浸淫证

临床表现：多发于夏秋季节，以小儿及产妇多见。局部皮肤红肿出疹，灼热疼痛，皮疹根脚很浅，范围局限；可伴发热、口干、便秘、溲赤等；舌苔薄腻，脉滑数。

证机概要：暑热内盛夹湿，阻滞气机。

治法：清暑化湿解毒。

代表方：清暑汤。

3．阴虚内热证

临床表现：痱疮常此愈彼起，不断发生；或散发全身各处，或固定一处，痱疮较多，易转变成有头疽；常伴口干唇燥；舌质红，苔薄，脉细数。

证机概要：余毒未清，正虚邪恋，耗伤阴液。

治法：养阴清热解毒。

代表方：仙方活命饮合增液汤。

4．脾胃虚弱证

临床表现：痱疮泛发全身各处，甚则破溃成脓难愈；常伴面色萎黄，神疲乏力，纳少便溏；舌质淡或边有齿痕，苔薄，脉濡。

证机概要：外毒未清，久病伤正，脾胃虚弱。

治法：健脾和胃，清化湿热。

代表方：五神汤合参苓白术散。

三、调养与防治常规建议

本周高发的痱子属于暑热浸淫型痱疮，在日常生活中可以从以下几个方面进行调养防治。

1．起居调养

加强室内的通风散热，使环境不要过于潮湿，温度不要过高或过低，空调温度以 26℃为宜；运动或者大汗淋漓的时候，不要马上洗冷水澡，在高温户外或者运动结束后，不要马上进入空调温度特别低的室内；不要穿太多的衣物，衣物宜宽大，选择透气、吸汗的衣物，便于汗液蒸发，及时更换潮湿衣物；注意个人卫生，勤洗澡，水温适中，不宜过热或过冷。

2．饮食调养

本周痱子多属湿热之邪为患，痱子发作期应以清淡饮食为佳，建议多吃空心菜、西蓝花、菠菜、胡萝卜、猪瘦肉。

主食方面建议不吃糯米，《得配本草》言："多食昏五脏，缓筋骨，发风气，生湿热。"糯米滋腻之功明显，会加重皮肤不适症状。常见肉类如鸡肉、鹅肉、猪头肉、肥猪肉、狗肉、牛肉、驴肉等肥腻壅滞的温补食物，会生风助肝火加重湿热之邪内蕴。此外，水产品多为腥膻之物，容易诱发皮肤痱疮的发作或加重。清代王孟英曾说："多食发疮、助火。"如螃蟹、虾、蚶子、牡蛎肉、各种鱼类、海蜇、紫菜等应尽量控制摄入。温热的果蔬如樱桃、荔枝、大枣、桂圆、茄子、香菜、芥菜、香椿头、茴香、韭菜、竹笋、莴苣、蘑菇；辛温的调味品如洋葱、大蒜、芥末、胡椒、辣椒、花椒、桂皮尽量减少摄入。

3．食疗建议

绿豆冬瓜汤：绿豆 30g，冬瓜 60g，海带 15g，加适量水煲汤，少许白糖调味。1 日内分多次服完，共服 3 ～ 5 日。功效为清热、解毒、祛湿、消暑。

三豆汤：绿豆、红豆、黑豆各等分，取适量水煮粥，可加少许冰糖，每日喝汤 1 ～ 2 次。功效为清热解毒、健脾利湿。

鲜荷叶绿豆汤：新鲜荷叶半张切碎后煮水取汁，放入绿豆 50g 煮粥，可加少许冰糖调味。每日服 1 次。功效为清热利湿。

4．中药或中成药建议

六一散：取适量外敷于患处，每日 1 ～ 3 次。功效为清暑利湿，适用于外患痱疮有热者。

松花粉：取适量外敷于患处，每日 1 ～ 3 次。功效为收敛止血、燥湿敛疮，适用于外患痱疮属热夹湿者。

5．穴位建议

合谷穴、足临泣穴、曲池穴、大椎穴、肺俞穴，早晚各轻揉 3 ～ 5 分钟，以酸胀为度。

四、现代医学的认识

现代医学的粟粒疹大多可参考中医学痱疮进行辨治。粟粒疹，俗称痱子，是由于出汗过多无法排泄，使阻塞部位以下的小汗管破裂，形成汗液潴留水疱，汗液渗入周围组织而引起的炎症反应。

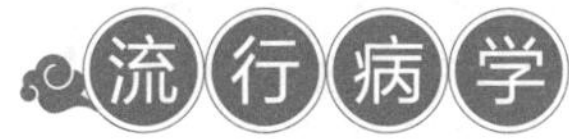

本病多发生于婴幼儿、肥胖者及表皮屏障受损的人。

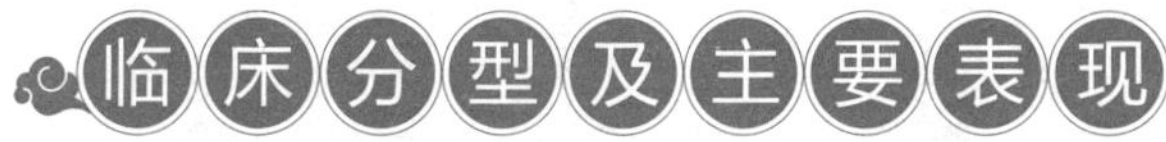

1．白痱（晶形粟粒疹）

白痱是由于汗液在角质层内或角质层下汗管溢出引起。常见于高热大量出汗、长期卧床、过度衰弱的患者。皮损为针尖至针头大小的浅表性小水疱，壁薄，清亮，周围无红晕，轻擦易破，干涸后留有细小鳞屑。有自限性，一般无自觉症状。

2．红痱（红色粟粒疹）

红痱是由于汗液在棘层处汗管溢出引起。急性发病，皮损为成批出现的圆而尖的、针头大小的、密集丘疹或丘疱疹，周围有轻度红晕。皮损消退后有轻度脱屑。患者自觉有轻度烧灼感、刺痒感。

3．脓痱（脓疱性粟粒疹）

脓痱多由红色粟粒疹发展而来。皮损为密集的丘疹顶端有针头大小的浅表脓疱。脓疱内容物常为无菌性或含非致病性球菌。

4．深痱（深部粟粒疹）

深痱是由于汗液在真皮上层特别是在真皮 - 表皮交界处汗管溢出引起。常见于严重和反复发生红色粟粒疹的患者。皮损为密集的皮色小水疱，内容清亮，不易擦破，出汗时增大，不出汗时缩小。当皮疹泛发时，全身皮肤出汗减少或无汗，面部、腋窝、手足可有代偿性出汗增加，可造成热带汗闭性衰弱或热衰竭，患者可出现无力、困倦、眩晕、头痛等全身症状。

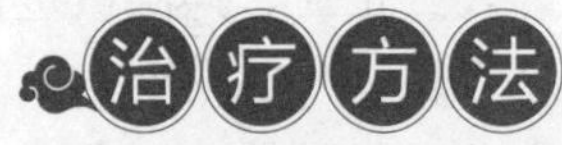

治疗方法

局部用消炎止痒的药物，可使用痱子粉、无水羊毛脂、1% 薄荷炉甘石洗剂或炉甘石洗剂，用上述药物要避免堵塞毛孔。

可遵医嘱试服抗组胺药物，合并感染的患者可口服抗生素，深痱患者可口服异维 A 酸。

第23周 小儿夏季热

一、本周历法解析

公历	2025年7月7日	2025年7月8日	2025年7月9日	2025年7月10日	2025年7月11日	2025年7月12日	2025年7月13日
农历	蛇年六月十三	蛇年六月十四	蛇年六月十五	蛇年六月十六	蛇年六月十七	蛇年六月十八	蛇年六月十九
干支历	乙巳年 癸未月 丁丑日	乙巳年 癸未月 戊寅日	乙巳年 癸未月 己卯日	乙巳年 癸未月 庚辰日	乙巳年 癸未月 辛巳日	乙巳年 癸未月 壬午日	乙巳年 癸未月 癸未日

本周节气：小暑节气第一、二候。小暑第一候温风至，意为大地上不再有一丝凉风，风中都带有热浪；小暑第二候蟋蟀居宇，由于炎热，蟋蟀离开了田野，到庭院的墙角下以避暑热。这些表现都体现了自然界阳热依旧偏盛。

运气分析：本周到了小暑节气，暑者，“热如煮物也”，是说进入小暑之后，不仅有火热之邪，湿邪也成为我们的致病常客。再加上受主气少阳相火、客气厥阴风木，风火相煽的影响，今年的湿热之邪尤其严重。故而整体呈现暑热内蕴、耗伤气阴的状态。

本周病症：小儿夏季热。

病证分析：上周的节气时病为痱子，为暑热侵袭肌表、阻遏内湿外发所致。本周到了小暑节气第一、二候，则较之前暑热更加显著，加上主气客气风火相煽的影响，则暑热之邪较盛。对于部分禀赋不足的小儿或卫外功能较弱不耐暑邪的新生儿而言，其暑邪不只停留于肌表，而是直入于里，侵袭人体的脏腑经络，灼伤肺胃气阴，易发为夏季热。早产儿或体质较差的小儿，特别是3岁以内的婴幼儿尤需注意。

二、中医学有关辨识

小儿夏季热是因婴幼儿阴气未充、阳气未盛，夏季不耐暑热侵袭所致，临床以夏季长期发热、皮肤灼热、无汗或少汗、口渴、多尿，秋凉后症状多能自行消退等为特征。因其病发于夏季，故名夏季热。

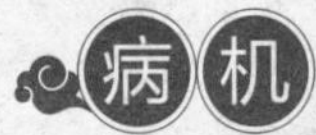

病机

小儿夏季热的外因为暑气为害，内因为小儿正气虚弱，入夏以后不能耐受暑气而患本病。其病机关键在初起热淫于上，肺胃津亏；后期脾肾阳虚，上盛下虚。病位主要在肺胃，可涉及脾肾。

证治分类

1．暑伤肺胃证

临床表现：时值夏令，发热持续，气温越高体温越高，皮肤灼热，少汗或无汗，口渴引饮，小便频数，甚则饮一溲一，精神烦躁，口唇干燥；舌质红，苔薄黄，脉数。

证机概要：暑蕴肺胃，灼伤气阴。

治法：清暑益气，养阴生津。

代表方：王氏清暑益气汤。

2．上盛下虚证

临床表现：盛夏发热日久不退，朝盛暮衰，口渴多饮，无汗或少汗，精神萎靡或虚烦不安，面色苍白，下肢清冷，小便清长、频数无度，大便稀溏；舌淡，苔薄，脉细数无力。

证机概要：暑热蒸腾，气阴耗伤，日久及阳。

治法：温补肾阳，清心护阴。

代表方：温下清上汤。

三、调养与防治常规建议

本周高发的小儿夏季热属于暑伤肺胃，在日常生活中可以从以下几个方面进行调养防治。

1．起居调养

小儿夏季热与环境温度有直接关系，属小儿不耐暑气而发，应改善居住条件，注意通风，保持凉爽。有条件者使用室内空调或易地避暑。

2．饮食调养

暑伤肺胃较轻的患儿可以喝百合绿豆汤。鲜百合50g，绿豆30g，一同放入锅内，加水煮烂，加冰糖调味后服用。此方具有清暑润肺的功效。

3．运动调养

平素坚持加强患儿体格锻炼。本病内因多在于小儿正气虚弱，入夏以后不能耐受暑气而患本病，多见于先天禀赋不足或后天脾胃虚弱。日常应适当运动增强患儿体质以预防各种疾病，特别是麻疹、泄泻、呕吐、肺炎喘嗽、痞证等，但注意不要剧烈运动，剧烈运动容易耗伤人体正气，反而会加重体质的虚损。病后要注意调理，恢复其健康体质，防止病后体虚而患病。

4．中成药建议

双清口服液：功效为清透表邪、清热解毒，用于小儿夏季热暑伤肺胃心烦者。

健儿清解液：功效为清热解毒、消滞和胃，用于小儿夏季热偏热重、纳差者。

藿香正气滴丸：功效为解表化湿、理气和中，用于小儿夏季热暑湿伤脾者。

5．穴位建议

内庭穴、解溪穴、足三里穴、阴陵泉穴，每穴按揉5～10分钟，以酸胀为度。

6．小儿推拿

小儿推拿手法：推三关，退六腑，分阴阳，推脾土，清天河水，摩气海、关元。上述穴位每日推拿1次，7日为1个疗程。

四、现代医学的认识

现代医学中的热性惊厥通常可由中医学的小儿夏季热发展而来，故本周以热性惊厥为例进行介绍。热性惊厥是婴幼儿时期最常见的发热性疾病，儿童期患病率较高，是指发生在生后3个月～5岁，发热初起或体温快速上升期出现的惊厥，排除了中枢神经系统感染以及引发惊厥的任何其他急性病，既往也没有无热惊厥史。

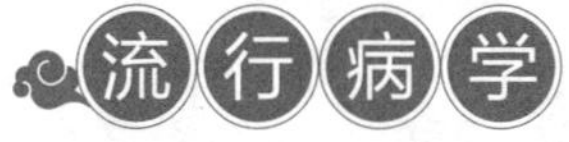

本病多发生于早产儿或体质较差的小儿，特别是3岁以内的婴幼儿，6个月以内或5岁以上少见。发病集中在每年6、7、8三个月。

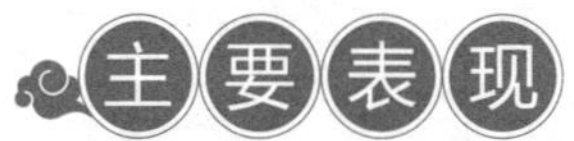

多见于6个月～3岁的患儿，先有发热，随着体温的骤然升高出现短暂的全身性惊厥发作，伴有意识丧失。惊厥持续时间短暂，一般一次发热中惊厥只发作一次。神经系统检查和脑电图均正常。

治疗方法

热性惊厥绝大多数是良性病程，目前尚无热性惊厥引起脑损伤的证据，应避免过度治疗。但是，家长应学会如何应对急性发作，从而避免过度紧张焦虑。

1．降温

应立即对患儿采取强有力的降温措施。

首先使患儿脱离高温环境，将其转移到阴凉通风处或有空调的房间内，平卧后，在头部、颈部、腋下和腹股沟处放置冰袋，用凉水或35%酒精液浸湿毛巾全身擦浴。

2．退热药

一般使用对乙酰氨基酚和布洛芬，剂量不宜过大。婴儿不宜使用阿司匹林，以免发生瑞氏综合征。

3．镇静止惊药

在患儿高热、烦躁不安等情况下，发生惊厥时可用苯巴比妥、水合氯醛、地西泮等镇静止惊药。

4．补液

神志清醒的患儿可立即饮用含盐的冷开水或饮料；重症患儿应静脉输液以迅速恢复正常血容量，保证心脑所需的血流灌注。

第24周 痹证

一、本周历法解析

公历	2025年 7月14日	2025年 7月15日	2025年 7月16日	2025年 7月17日	2025年 7月18日	2025年 7月19日	2025年 7月20日
农历	蛇年六月 二十	蛇年六月 廿一	蛇年六月 廿二	蛇年六月 廿三	蛇年六月 廿四	蛇年六月 廿五	蛇年六月 廿六
干支历	乙巳年 癸未月 甲申日	乙巳年 癸未月 乙酉日	乙巳年 癸未月 丙戌日	乙巳年 癸未月 丁亥日	乙巳年 癸未月 戊子日	乙巳年 癸未月 己丑日	乙巳年 癸未月 庚寅日

本周节气：小暑节气第二、三候。小暑第二候蟋蟀居宇，蟋蟀到庭院的墙角下以避暑热；小暑第三候鹰始鸷，老鹰也因地面气温太高而喜在清凉的高空中活动。体现了自然界暑热、暑湿之亢盛。

运气分析：本周已经非常靠近大暑，同时处于乙巳年三之气，主气为少阳相火，客气为厥阴风木，岁运是金运不及，风火相煽之下，湿热之邪愈发强盛。湿热侵袭人体则易表现为湿热阻滞经络。故整体呈现湿热互结、痹阻经络的状态。

本周病症：痹证。

病证分析：上周的小儿夏季热，主要是小儿受暑邪侵袭，肺胃阴伤所致。与小儿相比，成人的卫外功能较为强盛，湿热之邪不会直入内在脏腑，而会侵袭人体浅表的肌肉关节经络。且由于成人夏季摄入烧烤、啤酒较多，容易在体内产生湿热。内外湿热相加，则易发为痛风。平素喜食肥甘厚味，且有爱好吃烧烤、喝啤酒者，以及有高尿酸血症与痛风相关病史的患者尤需注意。

二、中医学有关辨识

中医学认为，痹证是以肢体关节、筋骨、肌肉等处发生疼痛、酸楚、重着、麻木，或关节屈伸不利、僵硬、肿大、变形及活动障碍为主症的疾病。

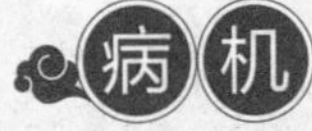

病机

同第4周肩臂痛“二、中医学有关辨识”的“病机”的内容。

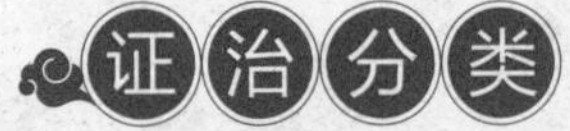

证治分类

同第4周肩臂痛“二、中医学有关辨识”的“证治分类”的内容。

三、调养与防治常规建议

本周高发的痹证属于风湿热痹，在日常生活中可以从以下几个方面进行调养防治。

1．起居调养

本病的发生多与气候和生活环境有关，平素应注意防风、防寒、防潮，避居潮湿之地。改善工作环境，避免久处湿地，感受风寒湿邪。对于在水下或潮湿环境中作业者，平时应注意多晒太阳，防寒保暖，加强锻炼，养护正气。

2．饮食调养

注意饮食调节，饮食清淡、营养均衡，避免膏粱厚味及生冷寒凉食物的摄入。从现代营养学的角度，痛风患者应少吃嘌呤丰富的食物，如动物肝脏、肾脏，紫菜、海苔、鲭鱼、贻贝、生蚝等；从中医的角度看，痹证患者要少吃无鳞鱼、糯米类制品，白酒、啤酒，这些都是容易化生湿浊的食物，人体过量摄入后，湿浊便会阻滞经络，影响气血的运行进而发生痛风。

3．运动调养

要根据身体状况选择合适的体育锻炼项目，确定运动强度、时间。首先推荐骑自行车运动，这项运动关节受力比较小，以肌肉受力为主；另外快步走、慢跑、做广播操、打乒乓球等，比较适合痛风患者。竞技性强、运动剧烈、消耗体力过多的项目，如快跑、长跑、足球、篮球、滑冰、登山等，则不适宜痛风患者。对于痛风慢性关节炎期的患者，关节不能过分地运动以避免出现劳损，运动带来的创伤对痛风关节炎是非常不利的。

4．中成药建议

风痛安胶囊：功效为清热利湿、活血通络，适用于风湿热型痛风患者。

5．穴位建议

肩痛取肩髃穴、肩贞穴及压痛点；腕痛取阳池穴、外关穴、合谷穴；肘痛取合谷穴、手三里穴、曲池穴；膝痛取膝眼穴、阳陵泉穴；踝痛取中封穴、昆仑穴、解溪穴、丘墟穴等。睡前每穴按揉 15 分钟，以酸胀为度。

四、现代医学的认识

现代医学中的结缔组织病、骨关节疾病、痛风等疾病大多可参考中医学的痹证辨治，本周以痛风为例进行介绍。

痛风是长期嘌呤代谢障碍、血尿酸增高引起组织损伤导致的一组多基因遗传病。临床特点为高尿酸血症、急性关节炎反复发作、痛风石形成、慢性关节炎和关节畸形，以及在病程后期出现肾尿酸结石和痛风性肾实质病变。

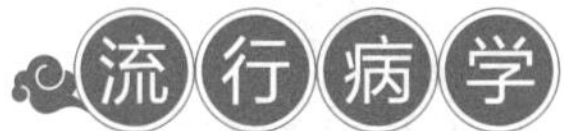

流行病学

痛风多发生于男性，并与遗传相关，且南方比北方患病率高，痛风发病率与当地经济发展和居民生活水平呈正相关。

临床分型及主要表现

痛风分为原发性痛风、继发性痛风和特发性痛风三大类，原发性痛风属于先天性疾病，继发性痛风由其他疾病或药物作用导致，特发性痛风没有明显病因。无论哪种痛风，临床表现都分为如下 3 个阶段。

1．无症状期

本阶段患者无明显不适，临床表现只有血尿酸升高。

2．急性关节炎期及间歇期

本阶段患者出现部分关节红、肿、疼痛，好发于单侧第 1 跖趾关节，并可反复出现急性关节炎症状，如午夜或清晨突然起病，关节剧痛；数小时内受累关节出现红、肿、热、痛和功能障碍。

3．痛风石及慢性关节炎期

本阶段患者出现痛风特异性表现痛风石，痛风石大部分发作于关节、跟腱以及耳郭等部位。慢性关节炎表现为受累关节非对称性不规则肿胀、疼痛，并随病程延长发作频率及时间均有增长。

此外，痛风可影响肾脏，引起痛风性肾病、尿酸性肾石病和急性肾衰竭。

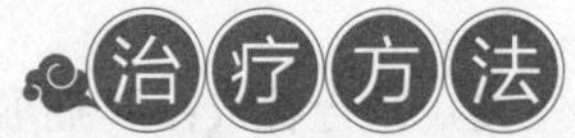

治疗方法

痛风的治疗需要生活方式的干预，必要时手术治疗；本书主要介绍常用的药物治疗方法。

1．尿酸排泄促进剂

尿酸排泄促进剂可以抑制肾小管的重吸收而增加尿酸排泄。代表药物有苯溴马隆。

2．尿酸合成抑制剂

尿酸合成抑制剂可以抑制氧化酶阻断嘌呤转化为尿酸。代表药物有别嘌醇、非布司他。

3．抗炎镇痛药物

抗炎镇痛药物在痛风急性期用于减缓症状，代表药物有秋水仙碱。

4．非甾体抗炎药

非甾体抗炎药为目前治疗痛风的一线用药，代表药物有依托考昔、吲哚美辛、双氯芬酸、布洛芬、美洛昔康等。

5．糖皮质激素

糖皮质激素为目前治疗痛风的二线用药，上述治疗无效或出现严重不良反应时使用。代表药物有泼尼松、地塞米松、倍他米松等。

6．碱性药物

碱性药物可以减少尿中的尿酸，代表药物有枸橼酸制剂、碳酸氢钠片。

第25周 阴暑

夏

一、本周历法解析

公历	2025年7月21日	2025年7月22日	2025年7月23日	2025年7月24日	2025年7月25日	2025年7月26日	2025年7月27日
农历	蛇年六月廿七	蛇年六月廿八	蛇年六月廿九	蛇年六月三十	蛇年闰六月初一	蛇年闰六月初二	蛇年闰六月初三
干支历	乙巳年 癸未月 辛卯日	乙巳年 癸未月 壬辰日	乙巳年 癸未月 癸巳日	乙巳年 癸未月 甲午日	乙巳年 癸未月 乙未日	乙巳年 癸未月 丙申日	乙巳年 癸未月 丁酉日

本周节气：小暑节气第三候、大暑节气第一候。小暑第三候鹰始鸷，大暑第一候腐草为萤，是指老鹰在高空活动，在炎热潮湿、草木繁盛的地方可以发现萤火虫。此时暑热蒸腾，大自然处于阳气渐降、阴气渐生的状态。

运气分析：本周处于乙巳年四之气，主气为太阴湿土，客气为少阴君火，客气生主气，土气为要。岁运是金运不及，岁金不及之年夏天常常过于炎热，又受四之气主气太阴湿土的影响，整体属于湿热重、疫毒重的状态。

本周病症：阴暑。

病证分析：从五运六气来看，今年夏季暑热明显，易发中暑之症，而转入四之气后受太阴湿土影响，暑热邪气逐渐转为湿热邪气，更易出现由中暑阳证转化而来的阴暑证。由于暑热伤津耗气，且湿气困脾，可出现气阴两虚兼脾湿的症状，如身热汗出、精神衰惫、四肢困倦、胸满气短、不思饮食、大便溏泄、脉象洪缓等。

二、中医学有关辨识

阴暑，在中医学中属于“中暑”的范畴。夏日酷暑炎热之季，暴日劳作，暑热内袭，或炎暑夹湿伤人，逼汗出而伤阴，骤然发为高热、出汗、神昏、嗜睡，甚则躁扰抽搐者，称为中暑。

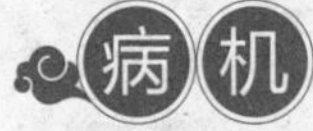

病机

中暑的发生，主要是由于夏月天气炎热，或外界气温升高，以致人体不能适应所致。因此它的外因是暑热之邪，内因则是正气虚，特别是脾胃虚弱者。此外，中暑的发生还要有一定诱因，如在气候炎热下劳役、长途行走，或在高温环境、通气不良及湿度较高的环境下，过度体力劳动，均可发生中暑。主要分为中暑阳证、中暑阴证、暑热蒙心证、暑热生风证。

证治分类

1．中暑阳证

临床表现：以气分暑热的表现为主，症见发热，汗出，烦躁，口渴，多饮，溲赤，脉洪大，舌质红而少津；或兼见恶寒。

证机概要：热在气分，暑热伤津。

治法：清热生津。

代表方：白虎汤。

2．中暑阴证

临床表现：发热恶寒，无汗，身重疼痛，神疲乏力，呕吐，腹胀腹泻，舌淡红，苔薄白或微腻，脉浮紧或滑。

证机概要：外感风寒，内伤湿滞。

治法：清暑化湿，疏风散寒。

代表方：新加香薷饮或藿香正气散加减。

3．暑热蒙心证

临床表现：高热烦躁，汗出胸闷，猝然晕倒神昏，不省人事，脉象洪数，舌质红绛。

证机概要：邪入营分，蒙蔽心包。

治法：清心开窍。

代表方：安宫牛黄丸、至宝丹或紫雪丹。

4．暑热生风证

临床表现：高热，神昏，四肢抽搐，舌质红绛苔黄燥，脉洪数或弦数。

证机概要：热极生风，暑热扰心。

治法：清热凉肝息风。

代表方：羚角钩藤汤。

三、调养与防治常规建议

阴暑即中暑阴证，在日常生活中可以从以下几个方面进行调养防治。

1．情志调养

注意调摄精神，避免情绪急躁，心肝火旺的患者更易中暑。因此，注意精神的调适，学会心平气和，以达到“心静自然凉”，可通过佩戴中药香囊、瑜伽、冥想、打坐等辅助静心开郁。

2．起居调养

生活要有规律，注意劳逸适度。少去人多、拥挤的场所，保证房间空气流通。注意不要贪凉，尤其是不要对着风扇或空调风直吹，不可赤脚走路、夜间露宿室外或坐卧于阴寒潮湿之地。夏季暑热湿盛，毛孔开张，腠理疏松，风、寒、湿邪易侵袭人体阻滞气机，暑气不得散引发阴暑。

3．饮食调养

饮食清淡、营养均衡。疾病初期宜多饮水，以适应机体代谢增强的需要，有助于减轻症状、缩短病程。日常饮食可摄入富含维生素、蛋白质等易消化的食物，如番茄、胡萝卜、鱼、虾等。疾病后期则宜多用开胃健脾之品，以及调补正气的食物，如山楂、山药、土豆、地瓜等。少吃油腻、高脂肪食物，注意节制生冷饮食，尤其忌急吃、多吃冰冷食物。

4．运动调养

禁止在运动出汗后立即进行冷水淋浴或喝冷饮。日常保持一定的体育锻炼，注意及时补充水分。症状缓解后适合进行中低强度的运动，如散步、太极拳、八段锦等，适当出汗会带走体表的寒湿。注意不要在烈日下进行运动。症状严重时应以休息为主。

5．中成药建议

藿香正气口服液：功效为解表化湿、理气和中，适用于中暑阴证者。需要注意的是，本药含生半夏，应严格按说明书用法用量服用，不宜过量或长期服用。儿童、孕妇及哺乳期女性慎用，年老体弱及慢性病患者应在医师指导下服用。

6．穴位建议

阴暑以灸为主，可选取百会穴、气海穴、关元穴、脾俞穴、肾俞穴、足三里穴等穴位，每穴艾灸 10 ～ 15 分钟，每日 1 次，发病后灸 3 日即可，以皮肤潮红为度。如有发热症状，可先在大椎处刮痧，而后艾灸。

7．其他

如果突然出现高热、出汗、神昏、嗜睡，甚至抽搐，应及时就医。

四、现代医学的认识

胃肠型感冒主要是由病毒感染引起的胃肠功能紊乱，但不包括传染性病毒引起的腹泻、流感等。本病可参考中医学的阴暑进行辨治。

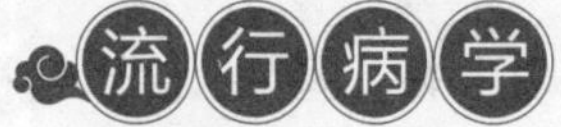

胃肠型感冒全年均可发生，以夏、秋季为主。

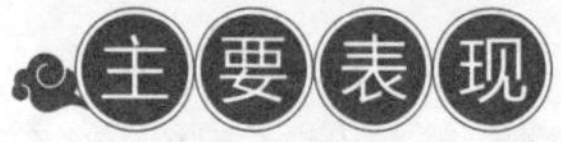

患者主要表现为胃胀、腹痛、呕吐、腹泻，一天排便多次。患者身体感觉乏力，还伴有感冒的典型症状，如咽喉痛、鼻塞、流涕、咳嗽、咳痰、发热和全身酸痛等。

治疗方法

1．以抗病毒为主的抗感染治疗

由于本病是病毒感染为主，主要治疗药物为抗病毒药物，常用药物如抗病毒口服液、利巴韦林颗粒等。如果血液检查发现混合有其他细菌感染时，遵医嘱使用相应的抗菌药物，如小檗碱、诺氟沙星。患者应注意不要盲目使用抗菌药，盲目使用非但无效，反而会导致肠道正常菌群紊乱，加重病情、延长病程。

2．对症治疗

对于腹泻严重的患者，可用蒙脱石散（吸附收敛止泻）、口服补液盐，迅速解除症状并缩短病程。切忌滥用其他止泻药。

第26周 湿温

一、本周历法解析

公历	2025年 7月28日	2025年 7月29日	2025年 7月30日	2025年 7月31日	2025年 8月1日	2025年 8月2日	2025年 8月3日
农历	蛇年闰六 月初四	蛇年闰六 月初五	蛇年闰六 月初六	蛇年闰六 月初七	蛇年闰六 月初八	蛇年闰六 月初九	蛇年闰六 月初十
干支历	乙巳年 癸未月 戊戌日	乙巳年 癸未月 己亥日	乙巳年 癸未月 庚子日	乙巳年 癸未月 辛丑日	乙巳年 癸未月 壬寅日	乙巳年 癸未月 癸卯日	乙巳年 癸未月 甲辰日

本周节气：大暑节气第二候、第三候。大暑第二候土润溽暑，大暑第三候大雨时行，此时阴阳交感湿气重，火气在下，骄阳在上，熏蒸其中为湿热。

运气分析：本周处于乙巳年四之气，主气为太阴湿土，客气为少阴君火，客气生主气，土气为要。岁运是金运不及，岁金不及之年夏天常常过于炎热，湿热熏蒸于体内，气机阻滞，缠绵难愈，易表现为反复发热。

本周病症：湿温。

病证分析：农历六月，是为长夏，此季节气候特点为暑多夹湿。外界湿热之邪易与体内胃肠之湿交阻，蕴结中焦，阻滞气机，症常见：身热不扬、持续发热、身重酸痛、胸部痞闷、神情淡漠等。受环境、体质等因素影响，有湿重于热、热重于湿的不同，前者身重困倦、渴不欲饮，后者身热口渴明显。若病势久稽，湿从热化，亦可以化燥化火，由气入营入血，出现复杂的临床证候。

二、中医学有关辨识

中医学认为，湿温是一种由感受湿热之邪而引起的外感热病。其临床特点是发病较缓，病势缠绵，病程缓长，以开始恶寒、后但热不寒、胸痞身重、苔腻不渴、后期易化热化燥而致神志昏蒙诸症为临床特征。其病以中焦脾胃为中心，多发于夏秋雨湿季节。

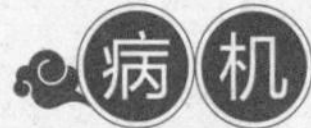

病机

湿热之邪侵入人体，脾为湿土之脏，胃为水谷之海，湿土之气同类相召，内外相引，故湿热之邪始虽外受，终归脾胃，脾胃为湿温病的病变中心。故湿温病常见胸痞纳呆、大便异常等脾胃病证的表现。胃为阳土，脾为阴土，湿热之邪常随人体脾胃强弱的差异，而有偏于太阴和偏于阳明的不同。一般来说，素禀中阳不足者，病变多偏重于脾，表现为湿重于热；中阳偏旺者，则病变多偏重于胃，表现为热重于湿。

证治分类

1．湿重于热证

临床表现：恶寒少汗，身热不扬，午后热甚，头重如裹，身重肢倦，胸闷痞满，面色淡黄，口不渴，苔白腻，脉濡缓。

证机概要：卫阳阻遏，脾湿不运。

治法：芳香辛散，宣气化湿。

代表方：藿朴夏苓汤或三仁汤。

2．湿热并重证

临床表现：发热汗出不解，口渴不欲多饮，脘痞呕恶，心中烦闷，便溏色黄，小便短赤，苔黄腻，脉濡数。

证机概要：湿热中阻，升降失常。

治法：辛开苦降，清热燥湿。

代表方：王氏连朴饮。

3．热重于湿证

临床表现：高热汗出，面赤气粗，口渴欲饮，脘痞身重，苔黄微腻，脉滑数。

证机概要：湿邪化燥，阳明热炽，兼太阴脾湿。

治法：清泄阳明胃热，兼化太阴脾湿。

代表方：白虎加苍术汤。

4．化燥入血证

临床表现：身灼热，心烦躁扰，发斑，或上窍出血，或便下鲜血，舌绛而干。

证机概要：湿热化燥，深入营血。

治法：凉血止血。

代表方：犀角地黄汤。

5．湿从寒化证

临床表现：脘腹胀满，大便不爽或溏泄，食少无味，苔白腻或白腻而滑，脉缓。

证机概要：脾阳虚衰，湿从寒化。

治法：温运脾阳，燥湿理气。

代表方：四加减正气散或五加减正气散。

6．余邪未尽证

临床表现：身热已退，脘中微闷，知饥不食，苔薄腻。

证机概要：湿温后期，余邪未尽，脾胃未醒。

治法：轻清芳化，涤除余邪。

代表方：薛氏五叶芦根汤。

三、调养与防治常规建议

本周高发的湿温属于湿重于热，在日常生活中可以从以下几个方面进行调养防治。

1．情志调养

减少精神内耗、适度宣泄情绪，避免过于忧思、焦虑。精神情志变化可直接影响五脏，过度忧思则伤脾耗血，更容易使人患病。因此，应注意精神调适，通过合适的方式（如倾诉、听音乐等）适度宣泄负面情绪，保持心情愉快。

2．起居调养

规律作息，宜早睡早起，忌熬夜晚起，不宜久居潮湿、阴暗之所。过度熬夜则阳气不敛、阴精耗散；经常赖床不起则阳气不升、痰蒙清窍；久居湿冷之所则伤人阳气。养成早睡早起的健康作息，换一个向阳、温暖的房间，可以有效提高我们的生活质量，有助于保持身体更健康。

3．饮食调养

清淡、规律、均衡饮食。切勿过食生冷寒凉、肥甘厚腻，忌烟酒。中医认为过食生冷寒凉，易伤脾阳，脾阳受损则运化呆滞、水饮内停。若再过食肥甘厚腻之品，加重脾胃运化负担，则易食积化热，造成湿热内蕴。此时外界湿温之邪偏盛，同气相求，则易引邪入体，外内合邪，发为湿温。

4. 运动调养

规律运动，需长期坚持锻炼；忌久坐不动、熬夜晚起。《黄帝内经》中有云“正气存内，邪不可干”“邪之所凑，其气必虚”。正气充沛，则百病不生。动则生阳，静则养神，建议早晨7点钟左右，通过如太极拳、八段锦等舒缓的运动来唤醒阳气、统摄精神、锻炼形体。

5. 中成药建议

藿香正气滴丸：功效为解表化湿、理气和中，适用于有头晕头痛、胸膈痞闷、胃脘胀痛、呕吐、腹痛、腹泻等症状的患者。注意事项同藿香正气口服液。

6. 穴位建议

身体酸痛可通过揣穴，在肌肉丰厚处或酸痛点，穴位点揉5～10分钟，以酸胀、疼痛缓解为宜。胃肠不适可选中脘穴、天枢穴，打圈按摩10～15分钟，以腹部微热或排气为宜。

7. 小儿推拿

发热、汗出不畅可选择开天门、推坎宫（成人、儿童均适用，但推拿频率、力度不同；小儿效果更佳），10分钟，微微发热为宜。

四、现代医学的认识

现代医学中的伤寒、副伤寒、沙门菌属感染、钩端螺旋体病、某些肠道病毒感染等，与湿温临床特征相似者，可参考湿温进行辨治。本周以伤寒为例进行介绍。

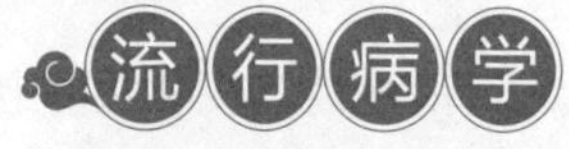

伤寒为传染性疾病，其流行病学特征如下。

1. 传染源

伤寒由伤寒沙门菌引起，传染源主要是患者和带菌者。

2. 传播途径

通过粪-口途径传播。水源污染是本病传播的重要途径，也是伤寒暴发流行的主要原因。食物污染也可引起本病流行。散发病例以日常生活密切接触传播多见；苍蝇和蟑螂等媒介可机械性携带伤寒沙门菌引起散发。

3. 易感人群

人群普遍易感，病后可获得持久性免疫，再次发病者极少。伤寒与副伤寒之间无交叉免疫。

4．流行特征

世界各地均有发病，以热带和亚热带地区多见，在发展中国家主要因水源污染而暴发流行，发达国家则以国际旅游感染为主。伤寒可发生于任何季节，但以夏秋季多见。发病以儿童和青壮年多见。

临床分型及主要表现

典型伤寒，潜伏期 2 ～ 30 日，平均 7 ～ 14 日。

1．初期

发病第 1 周。多数起病缓慢，发热是最早出现的症状，体温呈阶梯形上升，5 ～ 7 日内达 39 ～ 40℃。发热前可有畏寒，少有寒战，热退时出汗不多。常伴有全身乏力、食欲减退、呕吐、腹痛、腹泻等。

2．极期

病程第 2 ～ 3 周，出现伤寒特征性表现。

（1）持续高热：多呈稽留热型，少数呈弛张热型或不规则热型，一般持续 10 ～ 14 日，长者可达 3 ～ 4 周。

（2）消化系统症状：食欲明显下降，腹部不适，腹胀，可有便秘或腹泻，右下腹有轻压痛。

（3）神经系统症状：患者可有表情淡漠、反应迟钝、耳鸣、重听或听力减退。重症患者可有谵妄、抽搐、昏迷、脑膜刺激征（虚性脑膜炎）等。

（4）相对缓脉：成人稽留热期间常见，儿童或并发心肌炎者相对缓脉不明显。

（5）肝脾大：多数患者有脾大，质软、可有触痛。少数患者有肝脏的肿大。并发中毒性肝炎时，可出现丙氨酸转氨酶升高或黄疸。

（6）玫瑰疹：于病程的第 6 ～ 14 日，患者皮肤可出现淡红色小斑丘疹，颜色呈玫瑰色，故称玫瑰疹。皮疹直径 2 ～ 4mm，压之褪色，一般在 10 个以内，主要分布在下胸部、上腹部，偶见肩背部及四肢，2 ～ 4 日内消退，可分批出现。

3．缓解期

病程第 3 ～ 4 周，患者体温开始下降，食欲逐渐好转，腹胀消失，脾开始回缩。但本期仍有可能出现肠出血、肠穿孔等并发症。

4．恢复期

病程第 5 周左右，患者体温恢复正常，症状消失，食欲恢复，一般在 1 个月左右完全康复。体弱、原有慢性疾病或出现严重并发症者，病程往往较长。

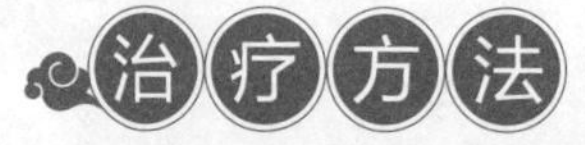

主要介绍一些常用的药物治疗方法。

1．喹诺酮类药物

喹诺酮类药物是治疗伤寒的首选药物，但因其可能影响骨骼发育，孕妇、哺乳期女性及儿童不宜选用。喹诺酮类药物主要包括盐酸左氧氟沙星、盐酸环丙沙星等，此类药物在血液、胆汁、肠道和尿路的浓度高，能渗透进入细胞内影响细菌 DNA 合成发挥杀菌的药效，可用于治疗伤寒。患者应在医师指导下使用。

2．第三代头孢菌素

第三代头孢菌素是孕妇、哺乳期女性及儿童患者的首选药物，也适用于氯霉素耐药菌所致伤寒。如头孢噻肟、头孢哌酮、头孢曲松、头孢他啶等，能够有效地抑制炎症反应，可用于治疗伤寒。患者应在医师指导下使用。

3．退热药

如果伤寒患者体温在 38.5℃以上，可在医师的指导下口服布洛芬、对乙酰氨基酚等退热药治疗，这些药物可以抑制前列腺素的合成，从而达到退热的作用。

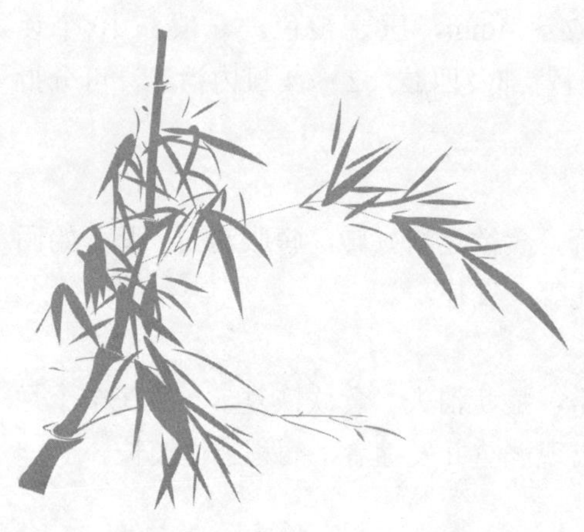

帝曰：愿闻同化何如？

岐伯曰：风温春化同，热曛昏火夏化同，胜与复同，燥清烟露秋化同，云雨昏暝埃长夏化同，寒气霜雪冰冬化同，此天地五运六气之化，更用盛衰之常也。

——《素问·六元正纪大论》

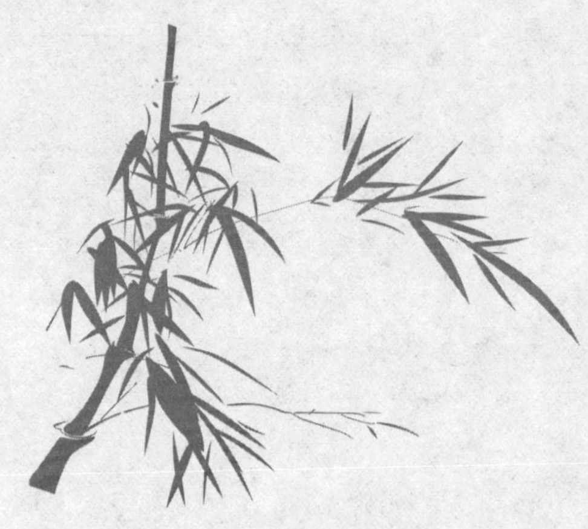

第27周 胸痹

一、本周历法解析

公历	2025年8月4日	2025年8月5日	2025年8月6日	2025年8月7日	2025年8月8日	2025年8月9日	2025年8月10日
农历	蛇年闰六月十一	蛇年闰六月十二	蛇年闰六月十三	蛇年闰六月十四	蛇年闰六月十五	蛇年闰六月十六	蛇年闰六月十七
干支历	乙巳年癸未月乙巳日	乙巳年癸未月丙午日	乙巳年癸未月丁未日	乙巳年甲申月戊申日	乙巳年甲申月己酉日	乙巳年甲申月庚戌日	乙巳年甲申月辛亥日

本周节气：大暑节气第三候、立秋节气第一候。大暑第三候大雨时行，立秋第一候凉风至，此时自然界中阳盛逐渐转为阴盛。

运气分析：本周处于乙巳年四之气，主气为太阴湿土，客气为少阴君火，岁运是金运不及，又值夏秋之交，受立秋肺金肃杀之气的影响，本周处于风火之象易伤心阴的状态。

本周病症：胸痹。

病证分析：心主血脉，心阴指心的阴液，为营血的组成部分，可濡润滋养心脏。从五运六气来看，汗为心之液，经过几个月炎热的暑天，本就容易出现因出汗多而导致心阴不足，又因立秋肺金肃杀之气的影响，风火之象使心阴不足的症状更加明显。心阴不足，心失濡养则易发心绞痛的症状。平素常有心烦、心慌、胸闷者，以及有心肌梗死、心绞痛等相关病史者尤须注意。

二、中医学有关辨识

同第 11 周胸闷的“二、中医学有关辨识”的内容。

三、调养与防治常规建议

本周高发的胸痹属于气阴两虚，在日常生活中可以从以下几个方面进行调养防治。需要注意的是，出现胸闷、胸痛建议及时就医，遵医嘱治疗。

1．情志调养

注意调摄精神，避免生气发怒、生闷气、思虑过度等，这些情绪会损伤心神、暗耗阴血，还会化火内郁，导致全身阴血不足，引起心阴虚的问题。因此，在生活中我们应该劳逸结合，避免过度思考，保持乐观、平和的心态，遇到烦心事可以通过转移注意力、向朋友倾诉、听音乐或者出去走走等方式调解。

2．起居调养

注意规律作息，避免熬夜，最好在晚上 11 点前入睡，早上 7 点左右起床，保证 7～8 个小时的睡眠。熬夜加晚起会损耗身体的阴血与阳气，损耗的心阴得不到补充、阳气不得升发，从而导致身体阴阳失调。环境温度过高导致汗出过多，不仅耗气，还会伤阴，进而影响心阴。因此，还需尽量避免长时间在高温环境中作业、活动。

3．饮食调养

注意饮食调节，夏秋之交仍是各种夜宵畅销的日子，应清淡饮食，可以多吃一些滋阴润燥的食物，如百合、银耳、麦冬、酸枣等；少吃烧烤熏炙类食物，尽量控制辛辣之品，以免火上浇油。

4．运动调养

此时运动量不宜过大，也不可剧烈运动，汗为心之液，以免出汗过多损伤心阴。应以温和运动、少许出汗为宜，可选择太极拳、自然养生操等动静相兼、刚柔相济、开合适度、起伏有致的养心运动。

5．中成药建议

生脉饮，功效为益气复脉，养阴生津；用于气阴两亏，心悸气短，自汗。

心阴虚会导致心血运行不畅，出现胸痛、胸闷、气短的症状。此时适用复方丹参滴丸，口服或舌下含服，功效为活血化瘀，理气止痛；适用于气滞血瘀型胸痹，症见胸闷、心前区刺痛。

6．穴位建议

胸痹突发，身边无医师或针药时，患者或家人可及时选用膻中穴、内关穴、至阳穴、通里穴进行按摩，先点按 30 秒，再按揉 / 推揉 3 分钟左右。无论疼痛是否得到缓解，都需及时就医，症状严重者，应立刻拨打急救电话。

四、现代医学的认识

现代医学中的心绞痛、急性心肌梗死等大多可参考中医学的胸痹辨治，本周以心绞痛为例进行介绍。

心绞痛是指因冠状动脉供血不足，心肌急剧、短暂的缺血缺氧所引起的临床综合征，可伴心功能障碍，但不发生心肌坏死。

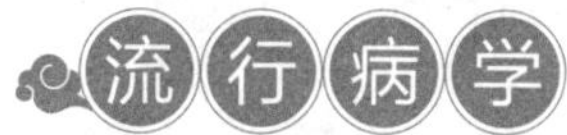

本病多见于男性，多数患者在40岁以上，劳累、情绪激动、饱食、受寒、急性循环衰竭等可诱发。

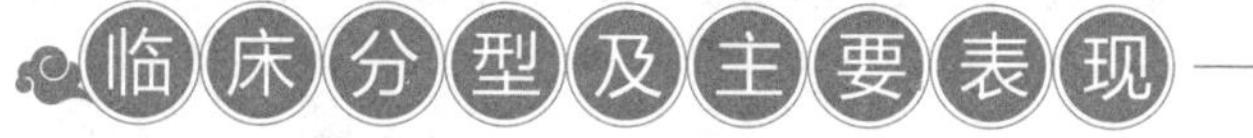

1．典型心绞痛

（1）部位：典型患者疼痛位于胸骨上、中段之后，波及心前区，约手掌范围大小，界限不清，可放射至左肩、左上肢内侧达环指（即无名指）和小指，或放射至颈、咽喉或下颌部。

（2）性质：胸痛常为压迫性、紧缩性或憋闷感，可伴有灼烧感、濒死感及恐惧感，出现强迫停立位。

（3）诱因：疼痛发作常由体力劳动或情绪激动诱发，常发作于饱食、寒冷、吸烟、心动过速、休克等状态下，疼痛多发生于诱因出现的当时。相似的诱因强度下，晨起时较午后易发，与晨间交感神经张力增高有关。

（4）持续时间：疼痛出现后逐渐加重，一般持续3～5分钟，多数发作持续时间不超过30分钟。可数天或数周发作1次，亦可1天内多次发作。

（5）缓解方式：一般去除诱因即可缓解，舌下含服硝酸甘油可在数分钟内缓解。

2．不典型心绞痛

不典型心绞痛是指典型心绞痛的5个特点中某些表现不典型，如胸痛部位不在胸骨后，而在胸骨下段、上腹部，左胸部或右胸部、颈、下颌及牙齿等；性质不典型，表现为烧灼感、闷胀感，或仅有左前胸的不适等；疼痛持续时间仅数秒钟或不适感（多为闷感）持续整天或数天等。

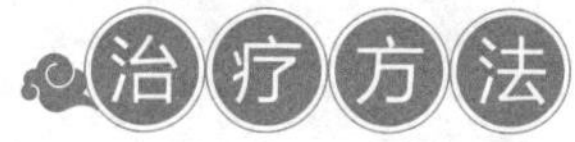

主要介绍一些常用的药物治疗方法。

1．发作时的治疗

发作时，患者应立即停止活动进行休息，去除诱因，舌下含服硝酸甘油或喷硝酸甘油气雾剂，如果 10 分钟后不能缓解，立刻拨打急救电话。药物治疗主要使用硝酸酯制剂。

(1) 硝酸甘油：0.3 ～ 0.6mg，舌下含化，1 ～ 2 分钟起效，30 分钟后作用消失；必要时可重复使用。该药对约 92% 的患者有效；长时间反复应用可产生耐药性，停用 10 小时以上可恢复疗效。

(2) 硝酸异山梨酯：5 ～ 10mg，舌下含化，2 ～ 3 分钟起效，作用维持 2 ～ 3 小时。

2．缓解期的治疗

改善症状，减轻缺血发作。规范药物治疗，积极控制危险因素，保持良好心态及动静有度的健康生活方式，是防止心绞痛反复发作的重要措施。常用药物如下。

（1）硝酸酯制剂：常用药物有硝酸异山梨酯、单硝酸异山梨酯、硝酸甘油缓释胶囊、2% 硝酸甘油软膏或硝酸甘油经皮贴剂。

（2）β 受体阻滞剂：对心功能不全、支气管哮喘及心动过缓者不宜使用。可选用阿替洛尔、美托洛尔、卡维地洛。

（3）钙通道阻滞剂：地尔硫䓬、维拉帕米，维拉帕米特别适用于自发性心绞痛（如变异型心绞痛）的治疗。停药时，宜逐渐减量，以免发生冠状动脉痉挛。

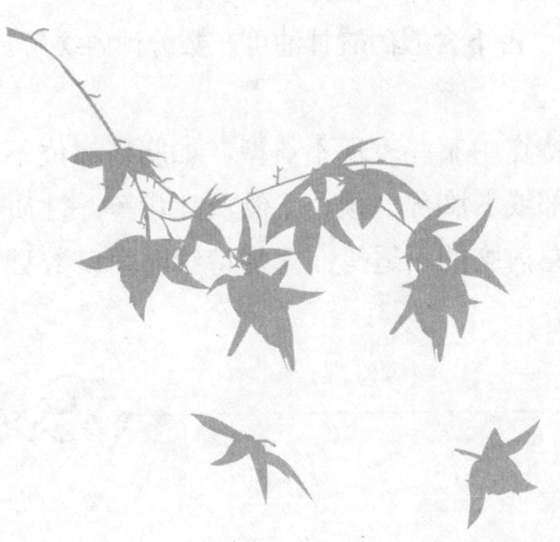

第28周 白屑风

一、本周历法解析

公历	2025年 8月11日	2025年 8月12日	2025年 8月13日	2025年 8月14日	2025年 8月15日	2025年 8月16日	2025年 8月17日
农历	蛇年闰六 月十八	蛇年闰六 月十九	蛇年闰六 月二十	蛇年闰六 月廿一	蛇年闰六 月廿二	蛇年闰六 月廿三	蛇年闰六 月廿四
干支历	乙巳年 甲申月 壬子日	乙巳年 甲申月 癸丑日	乙巳年 甲申月 甲寅日	乙巳年 甲申月 乙卯日	乙巳年 甲申月 丙辰日	乙巳年 甲申月 丁巳日	乙巳年 甲申月 戊午日

本周节气：立秋节气第一、二候。立秋第一候凉风至，第二候白露降。立秋是阳气渐收、阴气渐长，由阳盛逐渐转变为阴盛的节点。此时刮风时人们会感觉到凉爽，大地上早晨会有雾气产生。

运气分析：本周处于乙巳年四之气，主气为太阴湿土，客气为少阴君火，客气生主气，土气为要。岁运金运不及，则暑气（湿热）流连不去，虽已进入立秋第二候，但天气仍湿热熏蒸，脾胃、肝胆气机阻滞，湿热蕴结于皮肤，易诱发白屑风。

本周病症：白屑风。

病证分析：本周节气仍湿热熏蒸，脾胃、肝胆气机阻滞，湿热蕴结于皮肤，则出现头面油腻的症状。湿热蕴肤日久，还会形成血热、血瘀等多种病理改变。平素有头面油腻、痤疮、口黏等症状者尤须注意。

二、中医学有关辨识

中医学认为，白屑风是以头部、颜面等处皮肤出现糠秕状白屑、瘙痒为主要表现的皮肤疾病。其临床特点以毛囊口棘状隆起、糠状鳞屑为特征，一般无自觉症状，或有轻度瘙痒，病程长，青壮年患者最多，或在乳儿期发生。

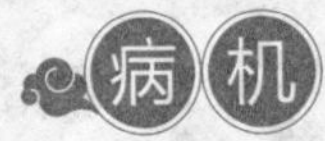

病机

本病主要由于脾胃湿热蕴结肌肤或外感风热之邪郁久、血燥生风而致。过食肥甘厚味、辛辣之品，以致脾胃运化失常，酿湿生热，湿热蕴结肌肤而成，表现以油性皮损为主。风热之邪外袭，郁久则阴伤血燥，或素体血虚外感风热之邪，蕴阻肌肤，肌肤失去濡养，表现以干性皮损为主。

证治分类

1. 内治法

（1）肠胃湿热证（油性）

临床表现：红斑，头面油腻，点状糜烂、渗液，油腻性鳞屑，结痂；大便干，尿黄；舌红，苔黄腻，脉滑数。

证机概要：脾胃运化失常，湿热蕴结肌肤。

治法：清热，利湿，通腑。

代表方：萆薢渗湿汤加减。

（2）血热风燥证（干性）

临床表现：皮损色红，皮肤干燥，糠秕状鳞屑，自觉瘙痒，抓破出血；舌红，苔薄黄或薄白，脉弦滑。

证机概要：风热袭表，阴伤血燥。

治法：凉血，清热，祛风。

代表方：凉血消风散加减。

2. 外治法

（1）皮肤干燥用润肤剂外涂。

（2）头皮痒甚，油脂多者，可用白屑酊外搽。

三、调养与防治常规建议

本周高发的白屑风属于肠胃湿热，在日常生活中可以从以下几个方面进行调养防治。

1. 情志调养

调节心情，保持心情舒畅，情绪稳定，避免忧思、焦虑和精神内耗，避免急躁易怒，过度忧思则伤脾耗血，肝脾不和，不利于病情的恢复。因此，应注意精神调适，适度宣泄负面情绪，保持心情愉快。

2．起居调养

规律作息，保持充足的睡眠，尽量做到早睡早起。养成良好的排便习惯，纠正便秘。忌熬夜晚起，不宜久居潮湿、阴暗之所。过度熬夜、久居湿冷之所则伤人阳气，脾肾阳虚则湿浊滞留，郁久化热，易诱发白屑风。避免各种化学性、机械性刺激，忌用强碱性洁肤产品清洗头面部，宜用中性产品。不要强行剥除鳞屑，不宜搔抓和用力梳头。

3．饮食调养

规律、清淡饮食，注意营养全面、均衡。建议多吃冬瓜、丝瓜、薏米、萝卜等清利湿热的食物。避免高脂、高糖饮食，忌烟酒及过于辛辣刺激性食物。中医认为过食肥甘厚腻之品，会加重脾胃运化负担，则易食积化热，湿热内蕴。此时，外界湿热之邪偏盛，同气相求，更易引邪入体，外内合邪，反复发病。

4．运动调养

需长期坚持锻炼身体，维持身体正常的新陈代谢速率，缓解皮脂腺的异常分泌，忌久坐不动。可选择传统养生保健功法八段锦中“两手托天理三焦”“调理脾胃须单举”等招式，简单有效，可以帮助人体加快新陈代谢，建议每日清晨7点钟左右，整套练习八段锦3～5次。

5．中成药建议

（1）乌蛇止痒丸：养血祛风，燥湿止痒。适用于白屑风兼有皮肤干燥、瘙痒明显者。

（2）连翘败毒片：清热解毒，散风消肿。适用于脏腑积热、风热湿毒引起者。

6．穴位建议

（1）血热风燥证（干性）：主穴：三阴交穴、风池穴、曲池穴，可滋阴、和血、祛风。配穴：瘙痒难眠，加照海穴、神门穴。每日睡前，每穴点揉5～10分钟，酸胀为宜。

（2）肠胃湿热证（油性）：主穴：膈俞穴、脾俞穴、合谷穴，可使脾胃健运、气机调畅。配穴：脱发，加百会穴。每日2～3次，每穴点揉5～10分钟，酸胀为宜。

四、现代医学的认识

现代医学中的脂溢性皮炎大多可以参考中医学的白屑风辨治。

脂溢性皮炎是一种常见于头面、胸背等皮脂溢出部位的慢性、复发性、炎症性皮肤病。本病的发病原因尚未清楚。可能是遗传性皮脂分泌增多，在此基础上发生马拉色菌大量繁殖，致使皮肤原有的微生态环境发生变化，主要是游离脂肪酸比例增加而发病。还有研究发现本病发生与CD8^{+}T细胞的过度增殖、Th1/Th2平衡失调等有关。此外，遗传因素、精神因素、饮食偏好、B族维生素缺乏、嗜酒等均可不同程度影响本病的发生和发展。

流行病学

脂溢性皮炎通常不传染，好发于各年龄段，以青年人及新生儿居多。

临床分型及主要表现

按照皮损的严重程度，脂溢性皮炎有轻中度和重度之分。轻中度皮损的特点为被覆油腻鳞屑或痂的暗红或黄红色斑片，可出现渗出、结痂和糜烂并呈湿疹样表现；伴不同程度瘙痒。重度皮损患者的皮损泛发全身，皮肤呈弥漫性潮红和显著脱屑，称为脂溢性红皮病。

按照皮损的部位，脂溢性皮炎有以下几种情况：

（1）头皮的脂溢性皮炎：皮损可分为鳞屑型和结痂型。鳞屑型常呈红斑或红色毛囊丘疹，并有小片糠秕状脱屑，头发干燥，细软或脱落。结痂型多见于肥胖者，头皮厚积片状、油腻性黄色或棕色痂，痂下炎症明显，其间有不同程度的糜烂、渗出。

（2）颜面部的脂溢性皮炎：常由头部蔓延而来，常累及眉弓、眼睑、鼻唇沟及胡须区域，可能出现面部弥漫性红斑、脱屑；眉毛、胡须因搔抓而稀少；眼睑受波及，出现睑缘炎，严重者可呈糜烂性溃疡，愈后遗留瘢痕；耳后有糜烂、潮红和皲裂，可出现脂溢性外耳炎。

（3）躯干部的脂溢性皮炎：好发于前胸和肩胛骨间，常为大小不等、圆形或椭圆形的红斑，表面有油腻性鳞屑。

（4）皱褶部位的脂溢性皮炎：在乳房下、腋窝、脐部、外阴、大腿内侧、腹股沟等皮肤褶皱、摩擦多汗的部位，可出现边界清楚的红斑，类似体癣，附着油腻鳞屑，并伴有渗出。

此外，与成年患者相比，婴儿脂溢性皮炎也有其特异性，常发生在出生后3～4周，表现为头顶或全头皮，甚至眉区、鼻唇沟、耳后等处的灰黄色、黄褐色的油腻性鳞屑或痂皮，一般无全身症状，微痒，常可在1个月内渐愈，亦有医师认为这是特应性皮炎的亚型。

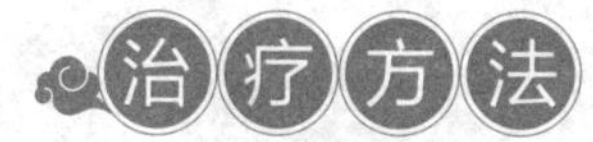

治疗方法

1．系统治疗

可口服B族维生素、抗组胺药物。有真菌感染或泛发性损害时可用伊曲康唑；有细菌感染者可用四环素或红霉素；范围大、炎症明显，甚至有红皮病倾向者，在无禁忌证情况下，可短期应用小剂量糖皮质激素（如泼尼松），并可短期加用雷公藤多苷片。

2．局部治疗

局部治疗的目的是减少脂溢、溶解皮脂、抗菌、抗真菌及止痒。常用的药物为含有抗真菌药的复方制剂，如复方咪康唑乳膏、复方益康唑霜；外用钙调磷酸酶抑制剂（如他克莫司、吡美莫司）等用于严重患者或低强度糖皮质激素治疗无效者；头皮部位可使用2%酮康唑洗剂或二硫化硒洗剂。

第29周 淋证

一、本周历法解析

公历	2025年8月18日	2025年8月19日	2025年8月20日	2025年8月21日	2025年8月22日	2025年8月23日	2025年8月24日
农历	蛇年闰六月廿五	蛇年闰六月廿六	蛇年闰六月廿七	蛇年闰六月廿八	蛇年闰六月廿九	蛇年七月初一	蛇年七月初二
干支历	乙巳年 甲申月 己未日	乙巳年 甲申月 庚申日	乙巳年 甲申月 辛酉日	乙巳年 甲申月 壬戌日	乙巳年 甲申月 癸亥日	乙巳年 甲申月 甲子日	乙巳年 甲申月 乙丑日

本周节气：立秋节气第三候、处暑节气第一候。立秋第三候寒蝉鸣，处暑第一候鹰乃祭鸟。此时自然界中阴气渐长，寒蝉感阴而鸣；自然界肃杀之气渐显，老鹰开始大量捕食鸟类。

运气分析：本周处于乙巳年四之气，主气为太阴湿土，客气为少阴君火，客气生主气，土气为要。岁运为金运不及，则暑气（湿热）流连不去，虽已至立秋第三候，但仍处于湿热熏蒸的状态，湿热共同侵于人体，蕴结下焦，膀胱气化不利，可发为淋证。

本周病症：淋证。

病证分析：本周湿热仍流连不去，直接影响人体下焦，或上中焦部位湿热向下侵袭，影响膀胱气化功能或壅阻大肠气机，出现尿频、尿急、尿不尽、尿痛等症状。平素有阴囊潮湿、白带黄、大便腥臭稀溏或秘结等症状者尤须注意。

二、中医学有关辨识

中医学认为，淋证是以小便频数，淋漓刺痛，欲出未尽，小腹拘急，或痛引腰腹为主症的疾病。根据历代医家的论述，淋证又分为热淋、石淋、血淋、气淋、膏淋和劳淋六种。

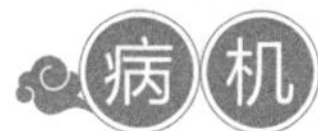

淋证的基本病机为湿热蕴结下焦，肾与膀胱气化不利。病理因素主要为湿热之邪。临床上有六淋之分：湿热客于下焦，膀胱气化不利，小便灼热刺痛者，为热淋；膀胱湿热，或阴虚火旺，或心火下移，火热灼伤血络，迫血妄行，致尿涩痛、尿血相伴者，为血淋；湿热久蕴，煎熬成石，致石淋；湿热蕴结，不能分清泌浊，小便混浊如脂膏，或肾虚下元不固，不能摄纳精微脂液者，为膏淋；肝气失于疏泄，气火郁于膀胱，或中气不足，气虚下陷，膀胱气化不利，为气淋；久淋不愈，湿热留恋膀胱，肾元虚损，正虚邪弱，遂成劳淋。

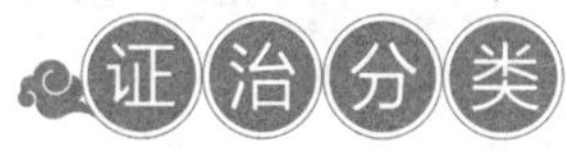

1．热淋

临床表现：小便频数短涩，灼热刺痛，色黄赤，少腹拘急胀痛；或有恶寒、发热，口苦，呕恶，或有腰痛拒按，或有大便秘结；舌红，苔黄腻，脉滑数。

证机概要：湿热蕴结下焦，膀胱气化不利。

治法：清热利湿通淋。

代表方：八正散。

2．石淋

临床表现：尿中夹砂石，排尿涩痛，或排尿时突然中断，尿道窘迫疼痛，少腹拘急，多呈突发，一侧腰腹绞痛难忍，甚则牵及外阴，尿中带血；舌红，苔薄黄，脉弦或弦数。

证机概要：湿热蕴结下焦，煎熬成石，膀胱气化失司。

治法：清热利湿，排石通淋。

代表方：石韦散。

3．血淋

临床表现：小便热涩刺痛，尿色深红，或夹有血块，小腹疼痛满急加剧，或见心烦；舌红，苔黄，脉滑数。

证机概要：湿热下注膀胱，热伤血络，迫血妄行。

治法：清热通淋，凉血止血。

代表方：小蓟饮子。

4．气淋

临床表现：小便涩滞，淋漓不畅，少腹满痛；苔薄白，脉沉弦。

证机概要：肝失条达，气机郁结，膀胱气化不利。

治法：疏肝理气，利尿通淋。

代表方：沉香散。

5．膏淋

临床表现：小便混浊如米泔水，或置之沉淀如絮状，或见尿血甚至尿中夹有血块，尿道热涩疼痛；舌红，苔黄腻，脉濡数。

证机概要：湿热蕴结下焦，膀胱气化不利，清浊不分。

治法：清利湿热，分清泌浊。

代表方：程氏萆薢分清饮。

6．劳淋

临床表现：小便淋漓不已，赤涩疼痛不甚，时轻时重，时作时止，遇劳即发，腰膝酸软，神疲乏力，病程缠绵；舌淡，脉沉细弱。

证机概要：湿热留恋，正气耗伤，脾肾两虚。

治法：补脾益肾。

代表方：无比山药丸。

三、调养与防治常规建议

本周高发的淋证属于多属热淋，在日常生活中可以从以下几个方面进行调养防治。

1．情志调养

注意精神的调适，适度宣泄负面情绪，及时沟通，保持心情愉快。忌郁怒、暴怒，减少精神内耗、避免过多思虑。五志过极皆化火，郁热或心火累及膀胱，也可导致淋证，不利于病情的恢复。

2．起居调养

规律作息，保证充足的睡眠；讲究卫生，保持生活环境的温湿度适宜。忌熬夜晚起、房事过劳，不宜久居潮湿、幽闭之所，注意保持外阴部适度清洁。过度熬夜、久居湿冷之所则伤人阳气，脾肾阳虚则湿浊滞留，郁久化热，易发淋证。避免纵欲，女性房事后应立即排尿。女性尤其应注意月经期、妊娠期和产后的外阴卫生，如穿着吸汗透气的棉质内裤，保持宽松、干燥。多饮水、勤排尿。

3．饮食调养

饮食清淡，保证营养全面、均衡。可适当多吃丝瓜、冬瓜、赤小豆、芹菜、薏苡仁等清热利湿的食物。多饮水、吃新鲜果蔬，以适应机体代谢增强的需要，有益于减轻症状、缩短病程。避免高脂高糖饮食，忌烟酒及辛辣刺激性食物。过食肥甘厚腻之品，会加重脾胃运化负担，积湿生热，湿热下注，易发淋证。

4．运动调养

规律运动，忌久坐不动。本病患者更适合中低强度的运动，如慢跑、太极拳、八段锦等，调畅身体气机，微微发汗为宜，注意不要在烈日下进行，传统养生保健功法八段锦中“两手攀足固肾腰”“背后七颠百病消”等招式，简单有效，可以帮助调理周身气血、固本培元，建议每日清晨 7 点钟左右，整套练习 3 ～ 5 次。

5．代茶饮建议

平素可以用金钱草、白茅根等量煎水代茶饮。热淋者可饮用，脾胃虚寒、尿多不渴者慎食，血糖高者尽量不加糖。

6．中成药建议

（1）八正片：功效为清热、利尿、通淋，适用于湿热蕴结引起的淋证，如小便短赤、淋漓涩痛等。

（2）复方石韦胶囊：功效为清热燥湿、利尿通淋，适用于排尿涩痛、尿道窘迫疼痛。

7．穴位建议

穴位按摩：中极穴、膀胱俞穴、三阴交穴、阴陵泉穴、委中穴、行间穴。每日 2 ～ 3 次，每穴点揉 5 ～ 10 分钟，酸胀为宜。

耳穴贴敷：取膀胱、肾、交感、肾上腺，单侧贴穴即可，每次按揉 3 ～ 5 分钟，每日 3 ～ 5 次。

四、现代医学的认识

现代医学中的急、慢性肾盂肾炎，膀胱炎、泌尿系结石，急、慢性前列腺炎等具有淋证表现者，多可参考中医学的淋证辨治。本周以急、慢性肾盂肾炎为例进行介绍。

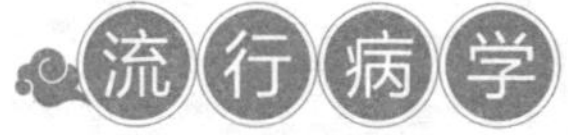

年老体虚人群、育龄期女性易患淋证。

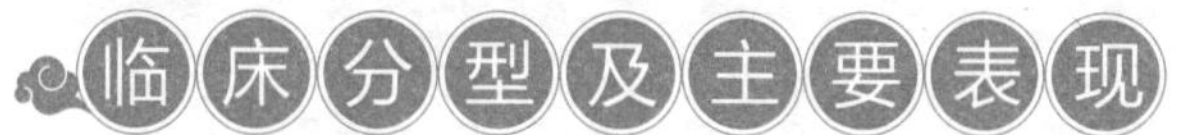

1．急性肾盂肾炎

有明显的全身感染的表现，起病急骤，寒战发热，体温可高达 39 ～ 41℃，乏力，恶心，呕吐，头痛。

泌尿系统的表现：可有尿频、尿急、尿痛、排尿困难、腰痛等症状；体格检查肾区常有压痛和叩击痛。

2．慢性肾盂肾炎

病程较长，一般超过 6 个月，常反复发作，临床可见尿频、尿急、尿痛、腰痛，但症状较轻，尿常规或有异常，尿细菌培养因长期使用抗生素多为阴性，长期反复发作者肾脏超声及肾功能检查可有异常。

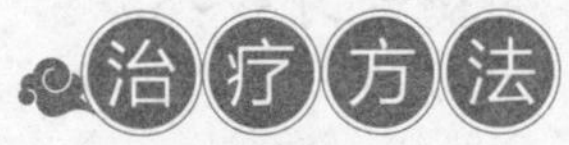

治疗方法

1．一般治疗

急性期的患者应注意休息，适当多饮水、勤排尿。

2．药物治疗

（1）病情轻者：遵医嘱口服药物治疗，疗程 10 ～ 14 天。常用药物有喹诺酮类（如氧氟沙星、环丙沙星、左氧氟沙星）、半合成青霉素类（如阿莫西林）、头孢菌素类（如头孢呋辛）等。治疗 14 天后，通常 90% 可治愈。如尿菌仍阳性，应参考药敏试验选用有效抗生素继续治疗 4 ～ 6 周。

（2）严重感染全身中毒症状明显者：一般需要住院静脉给药治疗。常用药物，如氨苄西林、头孢噻肟钠、头孢曲松钠、左氧氟沙星。必要时联合用药。氨基糖苷类抗生素肾毒性大，应慎用。经过上述治疗好转的患者，可于热退后继续用药 3 天再改为口服抗生素，完成 2 周的治疗疗程。治疗 12 小时无好转的患者，应按药敏试验结果更换抗生素，疗程不少于 2 周。经此治疗仍有持续发热者，应注意肾盂肾炎并发症，如肾盂积脓、肾周脓肿、感染中毒症等。

第30周 里急后重

秋

一、本周历法解析

公历	2025年 8月25日	2025年 8月26日	2025年 8月27日	2025年 8月28日	2025年 8月29日	2025年 8月30日	2025年 8月31日
农历	蛇年七月 初三	蛇年七月 初四	蛇年七月 初五	蛇年七月 初六	蛇年六月 初七	蛇年七月 初八	蛇年七月 初九
干支历	乙巳年 甲申月 丙寅日	乙巳年 甲申月 丁卯日	乙巳年 甲申月 戊辰日	乙巳年 甲申月 己巳日	乙巳年 甲申月 庚午日	乙巳年 甲申月 辛未日	乙巳年 甲申月 壬申日

本周节气：处暑节气第一候、第二候。处暑第一候鹰乃祭鸟，第二候天地始肃，此时秋之肃气明显，天地间万物开始凋零。

运气分析：本周处于乙巳年四之气，主气为太阴湿土，客气为少阴君火，客气生主气，土气为要。岁运为金运不及，则暑湿流连不去，湿热下迫大肠，以致肠道气机不利，易发为里急后重之症。

本周病症：里急后重。

病证分析：小肠进一步消化食物后将水谷精微吸收，食物残渣则输送到大肠同时吸收大量水液。大肠将小肠泌别清浊后剩下的食物残渣，吸收多余水分变成粪便。本周湿热下迫大肠影响肠道气机，可出现里急后重、腹痛、腹泻的症状。平素有排便灼热、大便稀溏等症状者尤须注意。

二、中医学有关辨识

中医学中，里急后重为痢疾的主症之一，痢疾，是以腹痛、里急后重、下痢赤白脓血为主症，或具有传染性的疾病，多发于夏秋季节。

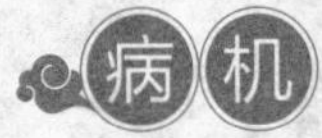

病机

痢疾病位在肠，与脾胃密切相关，日久及肾。基本病机为湿热、寒湿、食滞和疫毒之邪壅塞肠中，气血凝滞，脂膜血络受伤，肠道传导失司。肠道脂络腐败化为脓血而痢下赤白。气机阻滞，腑气不通，故腹痛、里急后重。病理因素有湿热、寒湿、疫毒、食积，以湿邪为主。初期多为实证，下痢日久，可由实转虚或虚实夹杂。

证治分类

1. 湿热痢

临床表现：腹痛，里急后重，下痢赤白脓血，赤多白少，或纯下赤冻，肛门灼热，小便短赤，或发热恶寒，头痛身楚；舌红，苔黄腻，脉滑数或浮数。

证机概要：湿热壅滞，气血凝滞，大肠传导失司。

治法：清肠导滞，调气行血。

代表方：芍药汤。

2. 疫毒痢

临床表现：起病急骤，壮热口渴，头痛烦躁，恶心呕吐，大便频频，痢下鲜紫脓血，腹痛剧烈，里急后重明显，甚者神昏惊厥，或痉厥抽搐，或面色苍白，汗冷肢厥；舌红绛，苔黄燥，脉滑数或微欲绝。

证机概要：疫邪热毒，壅滞肠中，燔灼气血，蒙蔽清窍。

治法：清热解毒，凉血止痢。

代表方：白头翁汤合芍药汤加减。

3. 寒湿痢

临床表现：腹痛拘急，痢下赤白黏冻，白多赤少，或为纯白冻，里急后重，口淡乏味，脘胀腹满，头身困重；舌淡，苔白腻，脉濡缓。

证机概要：寒湿客肠，气血凝滞，传导失司。

治法：温化寒湿，调气和血。

代表方：不换金正气散。

4. 阴虚痢

临床表现：痢下赤白，日久不愈，脓血黏稠，或下鲜血，脐下灼痛，虚坐努责，食少，心烦口干，至夜转剧；舌红绛少津，苔少或花剥，脉细数。

证机概要：营阴亏虚，湿热内郁，肠络受损。

治法：养阴和营，清肠止痢。

代表方：黄连阿胶汤合驻车丸加减。

5．虚寒痢

临床表现：腹部隐痛，缠绵不已，喜按喜温，痢下赤白清稀，无腥臭，或为白冻，甚则滑脱不禁，肛门坠胀，便后更甚，形寒畏冷，四肢不温，食少神疲，腰膝酸软；舌淡，苔薄白，脉沉细弱。

证机概要：下痢日久，脾肾阳虚，关门不固。

治法：温补脾肾，收涩固脱。

代表方：桃花汤合真人养脏汤加减。

6．休息痢

临床表现：下痢时发时止，迁延不愈，常因饮食不当、受凉、劳累而发，发时大便次数增多，夹有赤白黏冻，腹胀食少，倦怠嗜卧；舌淡苔腻，脉濡软或虚数。

证机概要：病久正伤，正虚邪恋，脾阳不振，邪滞肠腑。

治法：温中清肠，调气化滞。

代表方：连理汤。

三、调养与防治常规建议

本周高发的里急后重属于湿热痢的范畴，在日常生活中可以从以下几个方面进行调养防治。

1．情志调养

保持精神愉快，避免抑郁恼怒，减轻秋季肃杀之气对人体的影响。收敛思绪，不急不躁，不使精神内耗，保持肺气清肃。肺与大肠互为表里，情志不畅可致肺失肃降，亦会影响大肠传导糟粕之功能，而引发胃肠疾病。

2．起居调养

劳逸结合，减轻工作负担，节制房事，以保护正气，避免受邪气侵扰。切记不可贪凉，勿使风扇或空调风直吹头身，风性轻扬开泄，易使人腠理疏松，寒湿邪气由此而入，直中脏腑，伤人阳气，易引发腹痛、泄泻等胃肠道不适。

3．饮食调养

注意饮食卫生，特别是夏秋季节，不过食生冷之品，有里急后重的患者不要生吃蔬菜、瓜果，可洗干净煮熟再吃。禁食不洁及腐烂变质食物，生、熟食需分装密封保存，剩菜剩饭及时密封存入冰箱，若食物出现异味、霉斑及时丢弃，切勿再食。注意节制饮食，饮食清淡，不过食肥甘厚腻和辛辣之品。

4．运动调养

忌久坐不动，建议进行低负荷有氧运动，如慢跑、散步等，可以促进胃肠道蠕动，有助于消化、吸收，对疾病的恢复有较好的作用，但应注意在运动时一定要适量，以免因为过度运动导致胃肠道受刺激，而导致腹泻、腹痛等症状，不利于疾病的恢复。传统养生保健功法八段锦中“两手托天理三焦”“调理脾胃须单举”等招式，简单有效，可以帮助调理胃肠气血，建议每日清晨7点钟左右，整套练习3～5次。

5．中成药建议

香连丸：功效为清热化湿，行气止痛；适用于大肠湿热所致的痢疾，以及泄泻、腹痛、便黄而黏。

6．穴位建议

合谷穴、天枢穴、上巨虚穴，每穴点揉5～10分钟，每日2～3次，酸胀为宜，可调节胃肠蠕动。阳虚可加脾俞穴、肾俞穴艾灸15分钟左右，一周2次即可，不宜久灸。阴虚加照海穴、血海穴点按5～10分钟，酸胀为宜。

四、现代医学的认识

现代医学中的细菌性痢疾（简称菌痢）、阿米巴痢疾，以及溃疡性结肠炎、结肠癌、直肠癌、肠易激综合征等出现里急后重表现的肠道疾病，多可参考中医学的痢疾进行辨治。此外，一些非肠道内疾病亦可有里急后重之症，如盆腔炎性疾病、盆腔位阑尾炎。本周以菌痢为例进行介绍。

流行病学

菌痢，是志贺菌感染引起的肠道传染病。传染源为患者及带菌者，通过粪-口途径传播，人群对志贺菌普遍易感。菌痢常年散发，夏秋多见。潜伏期数小时至7天，一般为1～3天，流行期为6～11月，发病高峰期在8月。

临床分型及主要表现

1．急性菌痢

（1）普通型菌痢：急起畏寒、高热，体温可达39℃以上，伴头痛、乏力、食欲减退，并出现腹痛、腹泻，患者多先为稀水样便，1～2日后转为黏液脓血便，每日10余次至数十次，大便量少，有时纯为脓血便，此时里急后重明显。患者常伴肠鸣音亢进，左下腹压痛。自然病程为1～2周，多数可自行恢复，少数转为慢性。

（2）轻型菌痢：表现为急性腹泻，每日便10次以内，稀便有黏液，可无脓血。有轻微腹痛及左下腹压痛，里急后重较轻或缺如。1周左右可自愈，少数转为慢性。

（3）重型菌痢：多见于老年、体弱、营养不良患者，急起发热，腹泻每日30次以上，为稀水脓血便，偶尔排出片状假膜，甚至大便失禁，腹痛、里急后重明显。

（4）中毒性菌痢：以 2 ～ 7 岁儿童为多见，多数患儿体质较好，成人偶有发生。起病急骤，病势凶险，突起畏寒、高热，体温 39 ～ 41℃或更高，同时出现烦躁、谵妄、反复惊厥，继而出现面色苍白、四肢厥冷，迅速发生中毒性休克。临床上又分为休克型、脑型和混合型三种类型。

2．慢性菌痢

（1）慢性迁延型菌痢：急性菌痢发作后迁延不愈而致，时轻时重。长期出现腹痛、腹泻、稀黏液便或脓血便，或便秘与腹泻交替出现。常有左下腹压痛，可扪及增粗的乙状结肠，呈条索状。长期腹泻可导致营养不良、贫血、乏力等。

（2）急性发作型菌痢：有慢性菌痢史，间隔一段时间又出现急性菌痢的表现，但发热等全身毒血症状不明显。常由进食生冷食物或受凉、受累等因素诱发。

（3）慢性隐匿型菌痢：有急性菌痢史，无明显临床症状，但大便培养可检出志贺菌，结肠镜检可发现黏膜炎症或溃疡等病变。

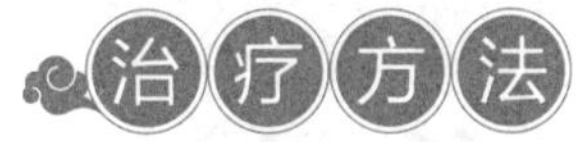

主要介绍药物治疗的方法。

1．抗菌药物

（1）喹诺酮类：可作为首选药物，首选环丙沙星，其他喹诺酮类也可酌情选用。不能口服者也可静脉滴注。儿童、孕妇及哺乳期女性如非必要不宜使用。

（2）其他抗菌药物：WHO 推荐的二线用药如匹美西林和头孢曲松可应用于任何年龄组，同时对多重耐药菌株有效。阿奇霉素也可用于成年患者。

（3）小檗碱：有减少肠道分泌液的作用，故在使用抗生素时可同时使用。

2．对症治疗

只要有水和电解质丢失，无论有无脱水表现，均应口服补液；严重脱水者可考虑先静脉补液，然后尽快改为口服补液。高热可物理降温为主，必要时适当使用退热药；毒血症状严重者，可以给予小剂量肾上腺皮质激素。腹痛剧烈者可用颠茄片或阿托品。

出现休克者，迅速扩充血容量纠正酸中毒，快速给予葡萄糖盐水、5% 碳酸氢钠及低分子右旋糖酐等液体。改善微循环障碍，可予山莨菪碱、酚妥拉明、多巴胺等药物，以改善重要脏器血流灌注。

有肠道功能紊乱者可采用镇静或解痉药物。

第31周 鼻痒 咽干

一、本周历法解析

公历	2025年 9月1日	2025年 9月2日	2025年 9月3日	2025年 9月4日	2025年 9月5日	2025年 9月6日	2025年 9月7日
农历	蛇年七月 初十	蛇年七月 十一	蛇年七月 十二	蛇年七月 十三	蛇年七月 十四	蛇年七月 十五	蛇年七月 十六
干支历	乙巳年 甲申月 癸酉日	乙巳年 甲申月 甲戌日	乙巳年 甲申月 乙亥日	乙巳年 甲申月 丙子日	乙巳年 甲申月 丁丑日	乙巳年 甲申月 戊寅日	乙巳年 乙酉月 己卯日

本周节气：处暑节气第二候、第三候。处暑第二候天地始肃，第三候禾乃登，此时天地间的阳气由疏泄转为收敛。

运气分析：本周处于乙巳年四之气，主气为太阴湿土，客气为少阴君火，岁运是金运不及，正值初秋，炎热仍未退散，与主气太阴湿土共同影响人体，本周处于湿热之象易伤阴液的状态。

本周病症：鼻痒咽干。

病证分析：湿为阴邪，易伤阳气，热为阳邪，灼伤阴液。从五运六气来看，尽管已入秋但受“秋老虎”的影响，各地高温仍在持续，四之气主气太阴湿土作用下，雨水外湿和人喜饮冷导致的内湿明显，天暑下迫，地湿上蒸，人处其中，湿热相加，最先伤及口鼻阴液，出现鼻痒咽干的症状。平素有心烦、口干、皮肤油腻、阴部潮湿等症状者尤须注意。

二、中医学有关辨识

中医古代文献中对鼻痒咽干无明确论述，依据其发病情况及相关症状，急性期可属于“伤风鼻塞”“风热喉痹”的范畴，而慢性期则与“痰病”“鼻渊”“梅核气”等的部分症状相似。

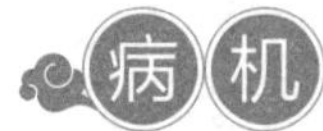

鼻痒咽干有虚实之分。实证者多由邪热搏结颃颡（咽喉）而发；虚证者多由脏腑虚损，邪滞不去而致。虚性体质，特别是气虚体质对鼻咽部病变的发生、发展和演变具有重要意义。

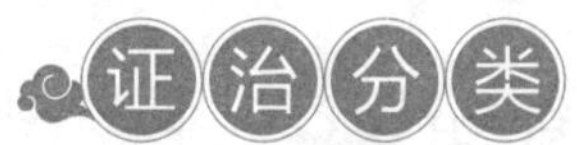

1. 风热侵袭颃颡证

临床表现：鼻咽部干焮不适，干咳少痰，鼻塞，涕黏白或黄稠；鼻咽黏膜红肿，表面附有分泌物；伴有发热、头痛，周身不适，耳痛耳闷；舌边尖红，苔薄黄，脉浮数。

证机概要：禀赋气虚，加之起居不慎，冷暖失调，风热邪毒上犯颃颡，灼伤黏膜，致鼻咽黏膜红肿而为病。

治法：疏风清热，解毒利咽。

代表方：疏风清热汤加减。可加辛夷、苍耳子、蝉蜕以通利鼻窍。

2. 肺胃热壅颃颡证

临床表现：鼻咽干痛灼热，咳嗽痰稠，不易咳出，鼻塞不通，流黄脓涕，张口呼吸；鼻咽黏膜弥漫性红肿，表面有脓性分泌物附着；伴发热头痛，呕吐腹泻，颈项强直；舌红，苔黄，脉洪数。

证机概要：过食辛辣煎炸，肺胃积热，复感外邪，内外邪毒搏结；或外邪壅盛传里，火热邪毒结聚，蒸灼颃颡，致脉络瘀阻，鼻咽红肿化脓而为病。

治法：清泄肺胃，解毒利咽。

代表方：清咽利膈汤加减。咽痛甚者加马勃、山豆根；高热不退者加水牛角、大青叶。可以酌情配合服用八宝丹。

3. 阴虚颃颡失濡证

临床表现：鼻咽干灼，隐隐作痛，咽痒干咳，午后加重，涕或痰中带血丝；鼻咽黏膜充血少津，薄亮如镜，或黏膜粗糙，有溃疡；伴心烦失眠，手足心热，腰膝酸软，头晕纳差；舌红，少苔，脉细或细数。

证机概要：素体阴虚，或温热病后，耗伤肺肾阴液，肺肾阴虚，津液不足，鼻咽失于滋养；阴虚生内热，虚火上炎，蒸灼鼻咽而为病。

治法：滋养肺肾，降火利咽。

代表方：偏于肺阴虚者用养阴清肺汤，偏于肾阴虚者用知柏地黄汤。若兼见脾气虚弱证，可合用四君子汤加瓜蒌、浙贝母。此外，还可以配合应用六味地黄丸、杞菊地黄丸等中成药。

三、调养与防治常规建议

本周高发的鼻痒咽干属于阴虚颃颡失濡证，在日常生活中可以从以下几个方面进行调养防治。

1. 情志调养

时至处暑，特别是天气突变时，节气所带来的肃杀之气容易令人生愁。故本周需要避免悲伤情绪，让自己保持乐观愉快，如此气机调畅才可保证肺的生理功能正常，可以抵御外界邪气对机体的入侵。情绪宜缓，多做深呼吸以宣肺气，不宜躁进亢奋或郁结抑郁。

2. 起居调养

处暑节气昼夜温差较大，需酌情增减衣物，避免居住在低洼潮湿之地，注意开窗使空气流通，不可一冷一热频繁转换。晚上睡觉则关好门窗，防止夜间受凉，注意腹部和脚踝保暖。自然界阳气由疏泄逐渐收敛，人体内阴阳之气也要顺之变化，早睡早起，睡眠要充足以缓解秋乏。

3. 饮食调养

注意饮食调节，清淡饮食，营养全面、均衡。可适当多吃滋阴润肺的食物，如老鸭、白藕、百合、山楂、乌梅等。此时正是喝酸梅汤、用五指毛桃煲汤的好时机，解暑滋阴，清利湿热。少吃烧烤熏炙类、辛辣类伤阴食物，以及荔枝、樱桃、杏等温热性质的水果。因酒是发酵饮品，长期饮酒或饮酒过量都会酿生湿热，故需少饮或不饮酒。

4. 运动调养

根据自身情况，选择合适的运动方式，规律运动。身体条件允许者，本周节气适宜在清晨或傍晚较凉爽时进行较大运动量的锻炼，如长跑、游泳、武术、登山、各种球类运动等，可帮助缓解秋乏，增强体质，补养肺气。运动出汗后，衣服要勤洗勤换，避免湿邪侵入体内。

5. 中成药建议

养阴清肺丸：功效为养阴润肺、清肺利咽，用于阴虚肺燥，咽喉干痛，干咳少痰。

双料喉风散：功效为清热解毒、消肿利咽，经鼻腔向鼻咽部喷（吸）入，可用于肺胃热毒炽盛所致的咽喉肿痛。

6．穴位建议

支沟穴、阴陵泉穴每次按揉 2 ～ 3 分钟，每日操作 1 ～ 2 次。

7．蒸汽或雾化吸入

板蓝根、连翘、野菊花、蒲公英煎汤，趁热吸入其蒸汽。亦可用蜂蜜加入开水杯中，搅匀后吸入蒸汽。

四、现代医学的认识

鼻痒咽干是现代医学中的鼻咽炎、萎缩性鼻炎、真菌性鼻窦炎等疾病的常见症状。本周以鼻咽炎为例介绍现代医学的认识。

鼻咽炎是鼻咽黏膜、黏膜下组织的非特异性炎症，常累及鼻咽部淋巴组织。本病可以单独发生，亦可与邻近器官同时发病。

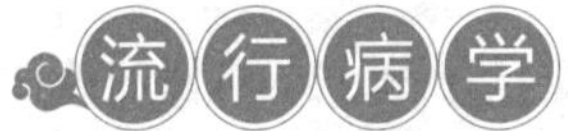

流行病学

婴幼儿发病率较高。据统计，1 个月以内婴儿发病率可达 76%，而且症状较重；人群鼻咽炎总患病率可达 60%。

临床分型及主要表现

1．急性鼻咽炎

（1）症状：婴幼儿与成人表现有很大差异。婴幼儿的全身及局部症状均较明显，如高热、呕吐、腹痛、腹泻及脱水表现，严重者可出现脑膜刺激征及全身中毒症状；局部症状有鼻塞、流黏液涕或脓样涕，严重者张口呼吸，拒吮奶。成人症状较轻，且以局部症状为主，如鼻咽干热、灼痛，鼻塞，流水样或黏性脓涕，可伴有头痛，或颈部淋巴结肿大并有压痛。由于鼻咽部位置隐蔽，发病时常和急性鼻炎、急性扁桃体炎同时存在，故易被忽视。

（2）体征：间接或电子鼻咽镜、鼻内镜检查，可见咽后壁有黏脓性分泌物从鼻咽流下，鼻咽黏膜弥漫性充血肿胀，腺样体尤甚，表面附有脓性分泌物。

2．慢性鼻咽炎

（1）症状：鼻咽干燥不适感，异物感，痰黏附感，常有频繁咳痰动作，但痰液较少，间有痰中带血丝，可伴声嘶、头痛等。因临床表现缺乏特异性，常易与鼻炎、咽异感症等相混淆。

（2）体征：间接或电子鼻咽镜、鼻内镜检查，可见鼻咽黏膜充血、增厚，淋巴组织增生或有糜烂、溃疡，表面有分泌物附着，或黏膜干薄发亮，或有咽侧索红肿。以咽拭子在局部摩擦，鼻咽擦痛较明显，并常有血迹黏附于咽拭子上。

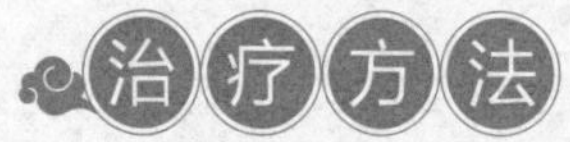

治疗方法

主要介绍药物治疗方法。

1．抗感染药物

急性鼻咽炎应给足量抗感染药物，以便及时控制感染，防止引发邻近器官并发症。如果是细菌感染，首选青霉素或头孢类口服或静滴；如果是病毒感染，可用吗啉胍注射液、喜炎平注射液等。抗感染药物需要遵医嘱使用，避免滥用导致病情的加重或产生耐药性。

2．局部用药

（1）鼻腔用药：急性期，可用1%呋麻滴鼻液滴鼻或盐酸赛洛唑啉鼻喷剂喷鼻；亦可用中药制剂50%鱼腥草液滴鼻，每日2～3次。慢性期可以用生理性海水鼻腔喷雾。

（2）鼻咽涂药：慢性鼻咽炎者，可在鼻咽涂药。咽拭子蘸1%碘甘油或1%硫酸锌液涂擦鼻咽，每日1次，可连用2～3周。也可用5%～10%硝酸银涂擦鼻咽部，每周2～3次。

第32周 咳嗽（外感，风燥伤肺）

一、本周历法解析

公历	2025年9月8日	2025年9月9日	2025年9月10日	2025年9月11日	2025年9月12日	2025年9月13日	2025年9月14日
农历	蛇年七月十七	蛇年七月十八	蛇年七月十九	蛇年七月二十	蛇年七月廿一	蛇年七月廿二	蛇年七月廿三
干支历	乙巳年乙酉月庚辰日	乙巳年乙酉月辛巳日	乙巳年乙酉月壬午日	乙巳年乙酉月癸未日	乙巳年乙酉月甲申日	乙巳年乙酉月乙酉日	乙巳年乙酉月丙戌日

本周节气：白露节气第一候、第二候。白露第一候鸿雁来，第二候玄鸟归，此时阴气渐重，露凝而白。

运气分析：本周处于乙巳年四之气，主气为太阴湿土，客气为少阴君火，客气生主气，土气为要。时至仲秋，因岁运为金运不及，则暑热余温尚存，昼夜温差较大，肺易感外邪，发为咳嗽。

本周病症：咳嗽（外感，风燥伤肺）。

病证分析：随着白露节气的到来，昼夜温差开始增大，结合五运六气来看，白天可能仍然温暖，但晚上温度会下降，如果衣物增减不及或夜间外出，又因日常过食生冷寒凉、肥甘厚腻之品，中焦失运，则易因外感病邪而发为咳嗽，时处秋季多为燥咳，因此建议不要穿得过少，避免暴露下肢和关节部位，饮食有节。

二、中医学有关辨识

中医学认为，咳嗽是指因肺失宣降、肺气上逆而引起咳嗽作声、咳吐痰液的病证，也是肺系疾病的主要症状。分而言之，有声无痰为咳，有痰无声为嗽；但一般多痰声并见，难以截然分开，故常咳嗽并称。

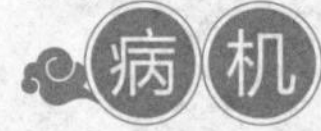

病机

咳嗽的基本病机为邪犯于肺，肺失宣肃，肺气上逆。病位在肺，涉及肝、脾、肾等多个脏腑。咳嗽的病因有外感和内伤两类：外感咳嗽属于邪实，为六淫外邪犯肺，肺气壅遏不畅所致。因于风寒者，肺气失宣，津液凝滞；因于风热者，肺气不清，热蒸液聚为痰；因于风燥者，燥邪灼津生痰，肺气失于润降，则发为咳嗽。若外邪未能及时解散，还可发生演变转化，如风寒久郁化热，风热灼津化燥，肺热蒸液成痰等。内伤咳嗽，病理因素主要为痰与火。痰有寒热之别，火有虚实之分。痰火可互为因果，痰可郁而化火（热），火能炼液灼津为痰。因其常反复发作，迁延日久，脏气多虚，故病理性质属邪实与正虚并见。虚实之间尚有先后主次的不同。他脏有病而及肺者，多因实致虚。

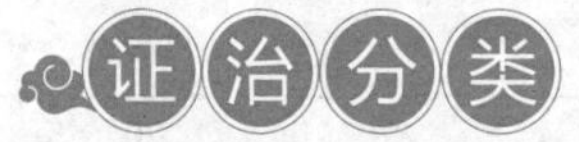

证治分类

1．外感咳嗽

（1）风寒袭肺证

临床表现：咳嗽声重，气急，咽痒，咳白稀痰；常伴有鼻塞，流清涕，头痛，肢体酸痛，恶寒发热，无汗；舌苔薄白，脉浮或浮紧。

证机概要：风寒袭肺，肺气失宣。

治法：疏风散寒，宣肺止咳。

代表方：三拗汤合止嗽散加减。

（2）风热犯肺证

临床表现：咳嗽频剧，气粗或咳声嘶哑，喉燥咽痛，咳痰不爽，痰黏稠或色黄；常伴有鼻流黄涕，口渴，头痛，恶风，身热；舌红，苔薄黄，脉浮数或浮滑。

证机概要：风热犯肺，肺失清肃。

治法：疏风清热，宣肺止咳。

代表方：桑菊饮。

（3）风燥伤肺证

临床表现：干咳无痰，或痰少而黏，不易咳出，或痰中带有血丝，咽喉干痛，口鼻干燥；初起或伴有少许恶寒，身热头痛；舌尖红，苔薄白或薄黄而干，脉浮数或小数。

证机概要：风燥伤肺，肺失清润。

治法：疏风清肺，润燥止咳。

代表方：桑杏汤。

2．内伤咳嗽

（1）痰湿蕴肺证

临床表现：咳嗽反复发作，咳声重浊，因痰而嗽，痰出则咳缓，痰多色白，黏腻或稠厚成块，每于晨起或食后咳甚痰多；胸闷脘痞，纳差乏力，大便时溏；舌苔白腻，脉濡滑。

证机概要：脾湿生痰，上渍于肺，壅遏肺气。

治法：燥湿化痰，理气止咳。

代表方：二陈平胃散合三子养亲汤加减。

（2）痰热郁肺证

临床表现：咳嗽气粗，喉中可闻及痰声，痰多黄稠或黏厚，咳吐不爽，或有热腥味，或夹有血丝，胸胁胀满、咳时引痛；常伴有面赤，或有身热，口干欲饮；舌红，苔薄黄腻，脉滑数。

证机概要：痰热壅肺，肺失肃降。

治法：清热化痰，肃肺止咳。

代表方：清金化痰汤。

（3）肝火犯肺证

临床表现：上气咳逆阵作，咳时面红目赤，引胸胁作痛，咽干口苦，常感痰滞咽喉而咳之难出，量少质黏，或痰如絮条，症状可随情绪波动而增减；舌红，苔薄黄少津，脉弦数。

证机概要：肝郁化火，上逆侮肺。

治法：清肺泻肝，化痰止咳。

代表方：黛蛤散合加减泻白散加减。

（4）肺阴亏虚证

临床表现：干咳，咳声短促，痰少质黏色白，或痰中带血丝；或声音逐渐嘶哑，口干咽燥，午后潮热，颧红盗汗，常伴有日渐消瘦，神疲乏力；舌红少苔，脉细数。

证机概要：肺阴亏虚，虚热内灼，肺失润降。

治法：养阴清热，润肺止咳。

代表方：沙参麦冬汤。

三、调养与防治常规建议

本周高发的咳嗽属于外感咳嗽的风燥伤肺证，在日常生活中可以从以下几个方面进行调养防治。

1．情志调养

保持精神愉快，避免抑郁恼怒。时至秋令，天地间阳气渐退，阴寒渐生，秋风劲急，落叶纷纷，尤其是秋收过后，大自然的生物也逐渐处于萧条状态，易使人产生悲伤忧愁之感。秋内应于肺，肺在志为忧，悲忧易伤肺，导致咳疾愈发严重。因此，养神要做到内心宁静，神志安宁，心情舒畅。

2．起居调养

秋季气候渐凉，应调整作息，早卧早起，宜与日出日落同步，保证充足的睡眠，有利于阳气和阴精的收藏。注意保暖。随着气温下降，适时增添衣物，避免受凉，特别是老年人和慢性病患者，更应注意保暖，以防感冒和其他季节性疾病。劳逸结合，减轻工作负担，以保护正气，不使身体受邪气的侵扰。切记不可贪凉，易引发腹痛、泄泻等胃肠道不适。

3．饮食调养

饮食应以滋润为主，适当服食一些应季水果，如梨、苹果、石榴等，以及具有润肺功效的食物如百合、银耳、莲子等，保持饮食清淡，多饮水，以养阴润燥；避免过多辛辣食物如辣椒、生姜等的摄入，注意饮食卫生，禁食不洁及腐烂变质食物，若食物出现异味、霉斑及时丢弃，切勿再食。

4．运动调养

建议进行低负荷有氧运动，如登高、慢跑、散步等，忌久坐不动。规律、适当的运动可以促进血液循环，有助于增强体质，但应避免过度运动导致出汗过多，损伤阳气。传统养生保健功法八段锦中“摇头摆尾去心火”“五劳七伤往后瞧”等招式，简单有效，可以帮助调畅气机、宣降肺气、开郁解乏，建议每日清晨7点钟左右，整套练习3～5次。

5．中成药建议

养阴清肺口服液：功效为养阴润肺、清肺利咽，适用于外感风燥和阴虚内热咳嗽。

6．穴位建议

肺俞穴、尺泽穴，每次点揉5～10分钟，每日2～3次，酸胀为宜。

四、现代医学的认识

现代医学中的急慢性支气管炎、慢性阻塞性肺病、咳嗽变异性哮喘、肺炎、肺结核等疾病，以咳嗽为主要症状时，大多可以参考中医学的咳嗽辨治。本周以肺炎为例进行介绍。

肺炎是指终末气道、肺泡及肺间质的炎症，可由多种因素引起，如细菌、病毒、支原体、衣原体、真菌、寄生虫等多种病原微生物及理化因素，其中以细菌性肺炎最为常见。

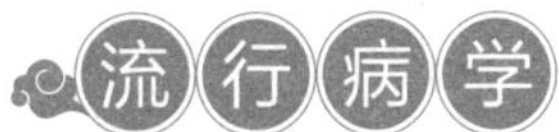

流行病学

在抗菌药物应用以前，细菌性肺炎对儿童及老年人的健康威胁极大，抗菌药物的出现及发展曾一度使肺炎病死率明显下降，但近年来由于常见病原体的变迁、抗菌药物耐药性等问题，肺炎的病死率又有所上升。

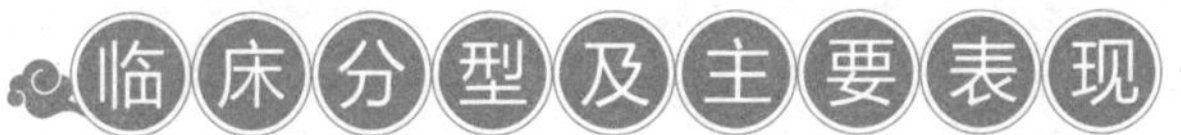

临床分型及主要表现

肺炎按照解剖学分类，可分为大叶性肺炎、小叶性肺炎和间质性肺炎；按照病因分类，可分为细菌性肺炎、非典型病原体所致肺炎、病毒性肺炎、肺真菌病、其他病原体所致肺炎，以及理化因素所致的肺炎；按照患病环境分类，可分为社区获得性肺炎和医院内肺炎。

细菌性肺炎最常见，其临床表现可轻可重，主要取决于感染的病原体种类及人体的整体状态。常见表现有咳嗽、咳痰，或原有呼吸道症状加重；可出现脓性痰或血痰，伴有或不伴有胸痛。病变范围较大者，可出现呼吸困难，甚至呼吸窘迫。大多数患者可出现发热。患者早期肺部体征无明显异常，严重者可出现呼吸增快、鼻翼煽动、发绀。

治疗方法

肺炎通常由病原体引起，故抗感染治疗是肺炎治疗的关键环节。一旦确诊为肺炎，应尽快给予抗感染治疗，其他治疗包括止咳、化痰等对症治疗，以及针对并发症的治疗。

1．抗感染治疗

抗感染治疗包括经验性治疗和针对病原体治疗。前者主要根据患者病史、临床表现、影像学特征、患病环境及本地区肺炎病原体流行病学资料，选择抗生素；后者则根据病原学的培养及药敏试验结果，选择敏感的抗菌药物。

不同的病原体感染首选的抗生素不同，如肺炎链球菌肺炎首选青霉素；肺炎支原体肺炎首选大环内酯类药物；耐甲氧西林金黄色葡萄球菌肺炎首选万古霉素；肺念珠菌病首选氟康唑、伊曲康唑；病毒性肺炎首选利巴韦林、阿昔洛韦等。

2．对症治疗

咳嗽剧烈者，咳痰量少时，可适当给予镇咳治疗；痰液黏稠不易咳出者给予化痰治疗，可采取口服、雾化吸入或静脉滴注等方式；胸痛明显，可适当镇痛治疗；体温明显升高时予以适当降温处理；发绀、呼吸困难明显者，应给予吸氧；部分重症患者需要呼吸机辅助呼吸治疗。

3. 并发症治疗

并发感染性休克时，应予以积极纠正休克。

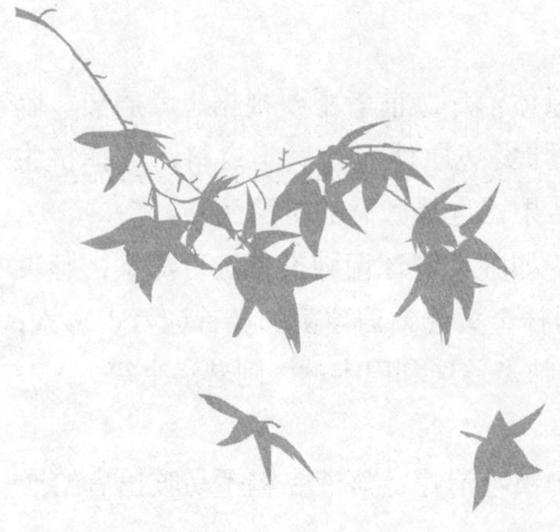

第33周 不寐（阴虚火旺）

一、本周历法解析

公历	2025年9月15日	2025年9月16日	2025年9月17日	2025年9月18日	2025年9月19日	2025年9月20日	2025年9月21日
农历	蛇年七月廿四	蛇年七月廿五	蛇年七月廿六	蛇年七月廿七	蛇年七月廿八	蛇年七月廿九	蛇年七月三十
干支历	乙巳年乙酉月丁亥日	乙巳年乙酉月戊子日	乙巳年乙酉月己丑日	乙巳年乙酉月庚寅日	乙巳年乙酉月辛卯日	乙巳年乙酉月壬辰日	乙巳年乙酉月癸巳日

本周节气：白露节气第二候、第三候。白露第二候玄鸟归，第三候群鸟养羞，本周阴阳转换，阴气渐重，阳气渐弱。

运气分析：本周处于乙巳年四之气，主气为太阴湿土，客气为少阴君火，岁运是金运不及，白露节气，天气渐凉，空气开始变得干燥，又经过了夏季伤阴，本周处于阴分不足、虚火扰神的状态。

本周病症：不寐（阴虚火旺）。

病证分析：阳入于阴则寐，阳出于阴则寤，阳气能够被足够的阴气包含则入睡，阳气从阴分出来则睡醒。从节气来看，白露节气中后期，早晚天气转凉，空气开始变干燥，内伤阴伤较明显，阴不制阳，虚火妄动，虚火扰神，出现入睡困难的症状。平素有烦躁、心慌、手脚心热、夜间盗汗等症状者尤须注意。

二、中医学有关辨识

失眠在中医学中称为不寐，又称“不得眠”“不得卧”“目不瞑”。不寐是以经常不能获得正常睡眠为特征的一种疾病，主要表现为睡眠时间、深度的不足。轻者入睡困难，或寐而不酣，时寐时醒，或醒后不能再寐；重则彻夜不寐。

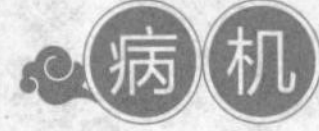

病机

中医学认为，不寐多因饮食不节，情志失常，劳倦、思虑过度，以及病后、年迈体虚等因素，导致心神不安，神不守舍。不寐的病位主要在心，与肝、脾、肾关系密切。不寐的病理变化总属阳盛阴衰、阴阳失交，一种是阴虚不能纳阳，一种是阳盛不得入于阴。不寐的病理性质有虚实之分。肝郁化火，或痰热内扰，或胃气不和，导致心神不安，多属实证。心脾两虚，气血不足，或由心胆气虚，或由阴虚火旺，或由心肾不交，水火不济，心神失养，神不安宁，多属虚证，但久病可表现为虚实兼夹，或为瘀血所致。

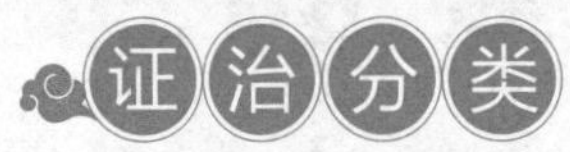

证治分类

1．肝火扰心

临床表现：失眠多梦，甚则彻夜不眠，急躁易怒，伴头晕头胀，目赤耳鸣，口干而苦，不思饮食，便秘溲赤；舌红苔黄，脉弦而数。

证机概要：肝郁化火，火扰心神，神不安而不寐。

治法：疏肝泻热，镇心安神。

代表方：龙胆泻肝汤。

2．痰火内扰证

临床表现：失眠，心烦，口苦，目眩，头重，胸闷，恶心，嗳气，痰多；舌质偏红，舌苔黄腻，脉滑数。

证机概要：肝胆之经痰火内盛，扰乱心神。

治法：化痰清热，养心安神。

代表方：清火涤痰汤。

3．胃气不和证

临床表现：失眠兼食滞不化的症状，如脘腹胀满或胀痛，时有恶心或呕吐，嗳腐吞酸，大便异臭，或便秘，腹痛；舌苔黄腻或黄燥，脉弦滑或滑数。

证机概要：食滞未化，胃气不和，升降失常，扰乱心神，即“胃不和则卧不安”。

治法：和胃化滞。

代表方：轻症可用保和丸或越鞠丸加山楂、麦芽、莱菔子；重症者宜用调胃承气汤。

4．心脾两虚证

临床表现：患者不易入睡，或睡中多梦易醒，醒后再难入睡；或兼见心悸、神疲、乏力、口淡无味，或食后腹胀，不思饮食，面色萎黄；舌质淡，舌苔薄白，脉缓弱。

证机概要：心脾两虚，营血不足，不能奉养心神。

治法：补益心脾，养心安神。

代表方：归脾汤。

5．阴虚火旺证

临床表现：心烦，失眠，入睡困难；同时兼有手足心发热，盗汗，口渴，咽干，或口舌糜烂；舌质红，或仅舌尖红，少苔，脉细数。

证机概要：心阴不足，阴虚生内热，热扰心神。

治法：滋阴降火，清心安神。

代表方：黄连阿胶汤。

6．心肾不交证

临床表现：心烦失眠，头晕耳鸣，烦热盗汗，咽干，精神萎靡，健忘，腰膝酸软；男子滑精阳痿，女子月经不调；舌尖红，苔少，脉细数。

证机概要：水亏于下，火炎于上，水不得上济，火不得下降，心肾无以交通，故心烦不寐。

治法：交通心肾。

代表方：交泰丸。

7．肝郁血虚证

临床表现：难以入睡，即使入睡，也多梦易惊；或胸胁胀满，善太息，平时性情急躁易怒；舌红，苔白或黄，脉弦数。

证机概要：郁怒伤肝，肝气郁结，郁而化热，郁热内扰，魂不守舍。

治法：疏肝养血安神。

代表方：酸枣仁汤加柴胡。

8．心虚胆怯证

临床表现：虚烦不得眠，入睡后又易惊醒；终日惕惕，心神不安，胆怯恐惧，遇事易惊，并有心悸、气短、自汗等症状；舌质正常或淡，脉弦细。

证机概要：心气虚则心神不安，胆气虚则遇事易惊，胆怯恐惧。

治法：益气镇惊，安神定志。

代表方：安神定志丸加炒酸枣仁、夜交藤、牡蛎。

三、调养与防治常规建议

本周受到秋天燥气的影响，容易损伤阴液，而出现阴液亏虚、阳气相对亢盛的状态，故本周高发的不寐属于阴虚火旺，在日常生活中可以从以下几个方面进行调养防治，固护阴液。

1．情志调养

肺属金，与秋相应，肺在志为悲为忧。阴虚者对秋天气候的变化敏感，尤其是一些中老年人目睹秋风冷雨，花木凋零，万物萧条的深秋景况，常在心中引起悲秋、凄凉、垂暮之感，易产生抑郁等消极情绪。为防止出现消极情绪，生活要有规律，可在晴天多做户外活动，少独处，多参加集体活动，保持乐观积极的个性。

2．起居调养

白露后阴气上升、阳气下降，早晚气温较凉，若下雨则气温下降更明显，适当增减衣物，需注意腰腹部、膝关节、足部的保暖，不要刻意露出后背及肚脐，尽量减少穿凉鞋，夜晚睡觉时关好门窗，防止寒气侵袭。忌熬夜，入睡困难可提早放下手机，适当伴随催眠的轻音乐，尽量在 11 点前入睡。

3．饮食调养

白露后空气逐渐干燥，易使肺脏被燥邪所伤，出现口干咽干、大便干、皮肤干等表现，故饮食上仍宜清淡，可多食雪梨、银耳、百合、枸杞、山药等益胃生津润燥的食物，少吃葱姜、花椒、烧烤等辛辣食物。

4．运动调养

锻炼应动静相宜，运动量不宜过大，出微汗即可，如果大汗淋漓，就会损伤津液，加重秋燥的症状。老年人可以散步、慢跑、打太极拳，中青年人可选择登山、打球、跑步等，同时，还可以配合一些“静功”，如呼吸吐纳、闭目养神等，做到动静结合。老年人和呼吸系统疾病的患者不宜在晨雾中锻炼。

5．中成药建议

天王补心丸：功效为滋阴养血，补心安神；可用于心阴不足，心悸健忘，失眠多梦，大便干燥。

6．穴位建议

涌泉穴、安眠穴、神门穴、曲池穴，每次按揉 2 ～ 3 分钟，每日 1 ～ 2 次。

四、现代医学的认识

现代医学中的失眠障碍多可参考中医学的不寐辨治。失眠障碍指无法入睡或无法保持睡眠状态，导致睡眠不足，又称入睡和维持睡眠障碍，是以经常不能获得正常睡眠为特征的一种病症，为各种原因引起入睡困难、睡眠深度或频度过短

（浅睡性失眠）、早醒及睡眠时间不足或睡眠质量差等。

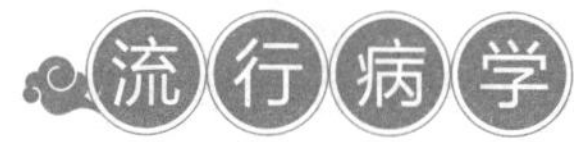

流行病学

失眠障碍可发生在各个年龄段，其中女性患病率高于男性，老年人患病率高于中青年人。曾经存在失眠发作的人群的再次发病率是其他普通人群的5.4倍。有家族史的普通人群的新发病率是无家族史人群的3倍。70%～80%的精神障碍患者均报告有失眠症状，而50%的失眠患者同时患有1种或1种以上精神障碍。慢性内科疾病患者往往报告有失眠症状，而失眠人群罹患内科疾病的发生率显著高于非失眠人群。同时，失眠患者往往具有某些个性特征，比如神经质、内化性、焦虑特性及完美主义。

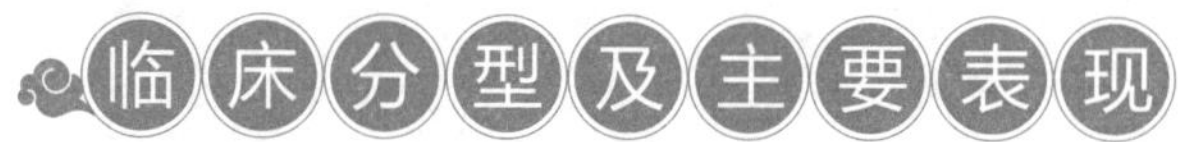

临床分型及主要表现

失眠障碍根据病程分为3种类型，即慢性失眠障碍、短期失眠障碍和其他失眠障碍。成人失眠的频率和持续时间标准可能不适用于1岁以内的幼儿。

1．慢性失眠障碍

慢性失眠障碍是指失眠症状的频率大于每周3次，并持续时间超过3个月，这些频率和阈值与疾病结局有关。

2．短期失眠障碍

短期失眠障碍的诊断要求相对宽松，没有频率要求。对于短期失眠障碍，大约有70%的患者在3个月内可自行缓解，但仍有30%的患者会发展为慢性失眠障碍。如果不进行治疗，约有70%的失眠障碍患者在1年后仍存在失眠，约50%的患者在3年后仍受到失眠的困扰。

3．其他失眠障碍

对于少数不符合慢性或短期失眠障碍标准，但有足够的失眠症状值得临床关注的个案，应被诊断为其他失眠障碍。

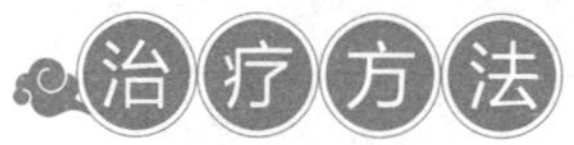

治疗方法

主要介绍常用的药物治疗方法。

1．苯二氮䓬类和非苯二氮䓬类药物

苯二氮䓬类常用的药物有地西泮、艾司唑仑等；非苯二氮䓬类常用的药物有佐匹克隆、右佐匹克隆、唑吡坦等。

2．褪黑素受体激动剂

褪黑素受体激动剂如雷美替胺，与苯二氮䓬类药物相比，它的优势在于无依赖性和成瘾性，此类药物作用于患者的睡眠期，减少入睡时间，从而延长总睡眠时长。

3．食欲素受体拮抗药

常用药物为苏沃雷生。食欲素是一类能够通过影响机体摄食行为来调节睡眠与觉醒状态的因子，根据《中国成人失眠诊断与治疗指南（2023版）》，一项荟萃分析证实食欲素受体拮抗药在维持睡眠时间方面的疗效明显优于安慰剂。

4．其他药物

抗精神类药物、抗抑郁类药物也可有效治疗失眠，但因其存在较多药物不良反应而不能广泛应用于失眠。

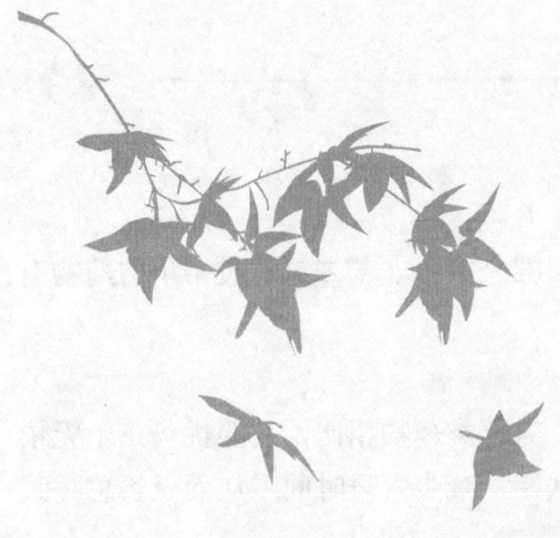

第34周 粉刺

一、本周历法解析

公历	2025年 9月22日	2025年 9月23日	2025年 9月24日	2025年 9月25日	2025年 9月26日	2025年 9月27日	2025年 9月28日
农历	蛇年八月 初一	蛇年八月 初二	蛇年八月 初三	蛇年八月 初四	蛇年八月 初五	蛇年八月 初六	蛇年八月 初七
干支历	乙巳年 乙酉月 甲午日	乙巳年 乙酉月 乙未日	乙巳年 乙酉月 丙申日	乙巳年 乙酉月 丁酉日	乙巳年 乙酉月 戊戌日	乙巳年 乙酉月 己亥日	乙巳年 乙酉月 庚子日

本周节气：白露节气第三候，秋分节气第一候。白露第三候群鸟养羞，诸鸟储备过冬的食物；秋分第一候雷始收声，阳气渐衰，此时天地间阴气渐盛。

运气分析：本周处于乙巳年五之气，主气为阳明燥金，客气为太阴湿土，岁运为金运不及。进入秋分节气，主气为阳明燥金；同时受客气太阴湿土的影响，湿气较重。此时燥、湿两邪强盛。

本周病症：粉刺。

病证分析：肺五行属金，在体合皮毛；脾五行属土，主运化水湿。受五运六气影响，本周燥邪兼湿均较强盛，秋燥明显若熬夜极易耗伤精血；同时湿邪困脾，嗜食滋腻之品使湿热内蕴于脾，则导致外燥内湿，而出现皮肤干燥脱屑，内有湿热，易发为粉刺。

二、中医学有关辨识

粉刺是一种以颜面、胸、背等处见丘疹顶端如刺状，可挤出白色碎米样粉汁为主的毛囊、皮脂腺的慢性炎症。

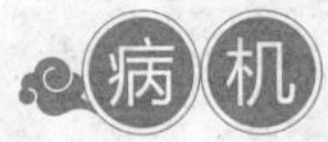

粉刺的主要病机为素体阳热偏盛，加之青春期生机旺盛，营血日渐偏热，血热外壅，气血郁滞，蕴阻肌肤，而发本病；或因过食辛辣肥甘之品，肺胃积热，循经上熏，血随热行，上壅于胸面。若病情日久不愈，气血郁滞，经脉失畅；或肺胃积热，久蕴不解，化湿生痰，痰瘀互结，致使粟疹日渐扩大，或局部出现结节。

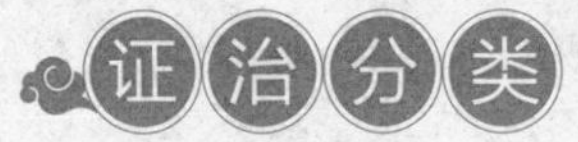

1. 肺经风热证

临床表现：丘疹色红，或有痒痛，或有脓疱；伴口渴喜饮，大便秘结，小便短赤；舌质红，苔薄黄，脉弦滑。

证机概要：素体阳热偏盛，肺经蕴热，复受风邪，熏蒸面部而发。

治法：疏风清肺。

代表方：枇杷清肺饮加减。

2. 肠胃湿热证

临床表现：颜面、胸背部皮肤油腻，皮疹红肿疼痛，或有脓疱；伴口臭、便秘、溲黄；舌质红，苔黄腻，脉滑数。

证机概要：过食辛辣、肥甘、厚味，肠胃湿热互结，上蒸颜面而致。

治法：清热除湿解毒。

代表方：茵陈蒿汤加减。

3. 痰湿瘀滞证

临床表现：皮疹颜色暗红，以结节、脓肿、囊肿、瘢痕为主，或见窦道，经久难愈；伴纳呆腹胀；舌质暗红，苔黄腻，脉滑。

证机概要：脾气不足，运化失常，湿浊内停，郁久化热，热灼津液，煎炼成痰，湿热瘀痰凝滞肌肤而发。

治法：除湿化痰，活血散结。

代表方：二陈汤合桃红四物汤加减。

三、调养与防治常规建议

本周高发的粉刺相当于痰湿瘀滞（兼燥）型粉刺，属于外有燥、内有湿，在日常生活中可以从以下几个方面进行调养防治。

1．情志调养

粉刺发于头面会影响面容，容易产生焦虑情绪，不利于粉刺的恢复。保持心情愉悦、自信开朗，有利于病情恢复。

2．起居调养

保持良好的作息习惯，避免熬夜和劳累过度有助于调节内分泌，减轻粉刺症状。此外，避免用手去挤压或刺破粉刺，以免加重感染或留下瘢痕。保持居住环境整洁、干燥，被褥、枕套等物品也要经常清洗并在太阳下晾晒杀菌，避免长时间待在潮湿、温热的环境中。

3．饮食调养

注意饮食调节，避免摄入过多的糖分、油脂和辛辣食物，如辣椒、胡椒、牛肉、狗肉等。

4．运动调养

粉刺患者应选择低强度的运动项目，如八段锦、瑜伽等。避免高强度运动，如长时间的激烈运动、重量训练等。高强度运动易引起身体大量出汗，导致毛孔堵塞，进而加重粉刺症状。运动时，应避免面部受到摩擦，避免刺激毛囊而加重粉刺症状。

5．中药建议

升阳益胃汤：功效为益气升阳、清热除湿，适用于脾胃气虚、湿热内停证。

6．穴位建议

大椎穴、合谷穴、足三里穴、阴陵泉穴，每日按揉 15 分钟，以酸胀为度。

四、现代医学的认识

现代医学中的痤疮大多可参考中医学粉刺辨治。痤疮，俗称“青春痘”，是一种好发于额、面、胸、背等处，由多种因素引起的毛囊皮脂腺的慢性炎症性疾病，青春期常见。皮疹多表现为粉刺、丘疹，严重时形成结节、囊肿、脓疱，可导致瘢痕形成。

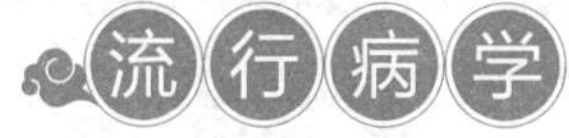

各年龄段人群均可患病，以青少年发病率为高。

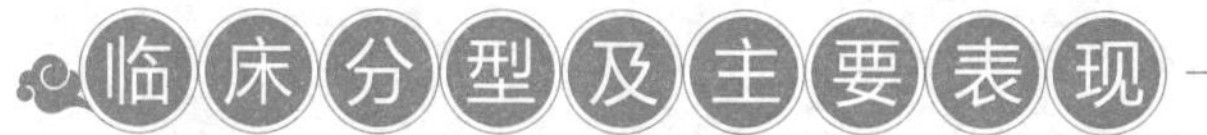

1．主要表现

皮损好发于面颊、额部，其次是胸部、背部及肩部，多为对称性分布，常伴有毛孔粗大和皮脂溢出。各型皮损包括毛囊口处的粉刺、炎性丘疹、脓疱，以及结节、囊肿及瘢痕等。患者一般自觉症状轻微，炎症明显时可有疼痛。痤疮病程为慢性，时轻时重，多数患者病情至中年期逐渐缓解，部分可遗留红色印记和色素沉着、肥厚性或萎缩性瘢痕。

2．痤疮分级

痤疮分级（强调皮损的性质，不考虑皮损的数量）：

Ⅰ级（轻度）：仅有粉刺。

Ⅱ级（轻至中度）：除粉刺外，还有炎性丘疹。

Ⅲ级（中度）：除有粉刺、炎性丘疹外，还有脓疱。

Ⅳ级（重度）：除有粉刺、炎性丘疹及脓疱外，还有结节、囊肿或瘢痕。

3．特殊分型

痤疮除上述Ⅰ～Ⅳ级表现外，尚有许多特殊类型。

（1）聚合性痤疮：聚合性痤疮属于较严重类型，表现为严重结节、囊肿、窦道及瘢痕，好发于青年男性。

（2）暴发性痤疮：少数患者病情突然加重，并出现发热、关节痛、贫血等全身症状。

（3）化学诱导性痤疮：化学诱导性痤疮可由药物因素和非药物因素导致。导致痤疮的相关药物包括皮质类固醇、精神类药物、卤素药物、分子靶向药物等，此类型的痤疮以炎性皮损为主要表现；非药物因素包括矿物油类、卤素化合物、化妆品、香烟等，此类型的痤疮以粉刺多见。

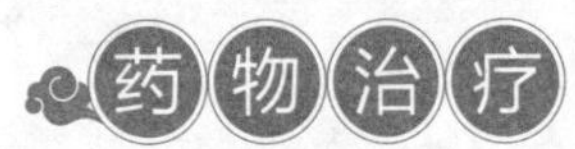

1．外用药物治疗

（1）维A酸类：包括第一代异维A酸和第三代维A酸乳膏。初期使用会出现局部刺激反应，如红斑、脱屑，以及紧绷和烧灼感，此时应低浓度或小范围避光使用。

（2）过氧化苯甲酰：外用具有杀灭痤疮丙酸杆菌、溶解粉刺及收敛作用。可配制成不同浓度的洗剂、乳剂或凝胶，少数患者皮肤会出现轻度刺激反应。

（3）抗生素：夫西地酸乳膏、红霉素软膏、林可霉素、克林霉素，以及氯霉素等外用制剂。

（4）壬二酸：对炎症及粉刺均有治疗作用，还可减轻炎症后色素沉着。可配成15%～20%的霜外用。其不良反应为局部轻度红斑与刺痛。

（5）二硫化硒：2.5%二硫化硒洗剂具有抑制真菌、寄生虫及细菌的作用，可降低皮肤游离脂肪酸含量。

（6）其他药物：5% ～ 10% 硫黄洗剂和 5% ～ 10% 的水杨酸乳膏或凝胶，具有抑制痤疮丙酸杆菌和轻微剥脱，以及抗菌作用。

2．系统药物治疗

（1）抗生素：首选四环素类如多西环素、米诺环素等，不能使用时选择大环内酯类药物如红霉素、阿奇霉素、克拉霉素等。

（2）异维 A 酸：异维 A 酸适用于结节囊肿型痤疮、伴皮脂溢出过多、其他方法疗效不佳的痤疮，以及暴发性痤疮和聚合性痤疮。本药可致口唇发干、脱屑、血脂升高等，另有致畸作用，育龄期男女服药期间应避孕，停药三个月后方可受孕。

（3）抗雄激素药物：适应于伴高雄激素表现的女性患者。常用药物有避孕药及螺内酯。

（4）糖皮质激素：聚合性痤疮和暴发性痤疮可适量使用泼尼松，对严重的结节或囊肿性痤疮可辅助选用皮损内类固醇激素注射。

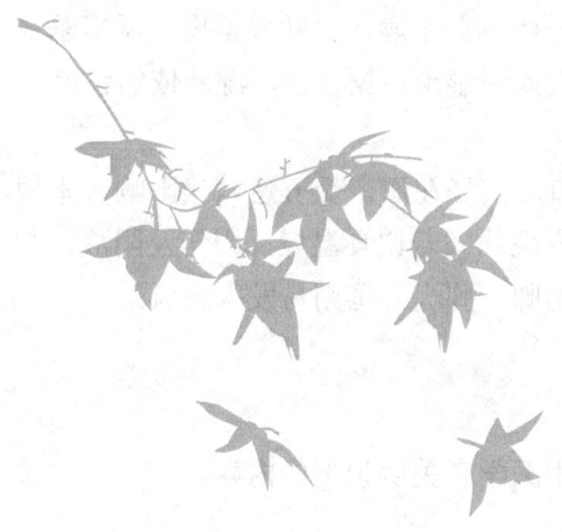

第35周 唇风（脾虚血燥）

秋

一、本周历法解析

公历	2025年9月29日	2025年9月30日	2025年10月1日	2025年10月2日	2025年10月3日	2025年10月4日	2025年10月5日
农历	蛇年八月初八	蛇年八月初九	蛇年八月初十	蛇年八月十一	蛇年八月十二	蛇年八月十三	蛇年八月十四
干支历	乙巳年 乙酉月 辛丑日	乙巳年 乙酉月 壬寅日	乙巳年 乙酉月 癸卯日	乙巳年 乙酉月 甲辰日	乙巳年 乙酉月 乙巳日	乙巳年 乙酉月 丙午日	乙巳年 乙酉月 丁未日

本周节气：秋分节气第二、三候。秋分第二候蛰虫坯户，蛰伏的小虫藏在洞穴中，并用沙土将洞穴封盖用以避寒；秋分第三候水始涸，天气干燥，降水量减少，湖泊逐渐干涸。此时温度下降，天气干燥。

运气分析：本周处于乙巳年五之气，主气为阳明燥金，客气为太阴湿土，岁运是金运不及。本周处于秋分节气，天气开始越加干燥，自然界呈现一派肃杀之象。受到运气的影响，主气相对不足，客气太阴湿土占据主位，湿邪依然强盛。

本周病症：唇风（脾虚血燥）。

病证分析：唇为脾之外荣，脾开窍于口，其华在唇。受五运六气影响，本周湿邪、燥邪仍然强盛，湿盛困脾，此时脾胃虚弱。若饮食温燥，则伤及阴液，则脾胃损伤更甚。此时燥邪伤阴动火，湿盛困脾，脾火外蒸则易发为唇风。

二、中医学有关辨识

同第2周唇风（阴虚血燥）的“二、中医学有关辨识”的内容。

三、调养与防治常规建议

本周高发的唇风属于脾虚血燥，在日常生活中可以从以下几个方面进行调养防治。

1. 情志调养

注意情志调养。本周湿邪、燥邪相兼，唇风发作时容易出现昏沉、烦躁的状态。调养情志，保持心情舒畅，戒焦戒躁，有利于疾病早日恢复。

2. 起居调养

保持唇部湿润，每日用温水轻轻清洁唇部，尽量减少唇部暴露在寒冷、干燥等环境中。同时可以使用无刺激性的唇膏或甘油等保湿产品。过敏体质的人，可以选择使用香油或蜂蜜涂抹嘴唇，以达到保湿的作用。饭后用清水洗唇，避免使用餐巾纸等可能含有化学成分的物品。戒掉舔唇、咬唇、撕扯干皮等不良习惯。

3. 饮食调养

禁食辛辣、刺激、过冷、过热的食物，如辣椒、芥末、生姜等。辛辣、刺激之物会刺激唇部，加重唇炎症状。

4. 运动调养

注意劳逸结合，适当锻炼。唇风患者可以选择一些低强度的运动项目，如散步、八段锦、瑜伽等运动，避免剧烈运动对唇部的刺激。运动出汗后，唇部也容易变得干燥，运动时适量饮水，以保持身体水分平衡，有助于缓解唇部干燥的症状。

5. 中药或中成药建议

泻黄散 + 玄麦甘桔颗粒。泻黄散：功效为泻脾胃伏火，适用于脾胃伏火证。玄麦甘桔颗粒：功效为清热滋阴、祛痰利咽，适用于阴虚火旺、虚火上浮证。

6. 穴位建议

合谷穴、曲池穴、足三里穴、内庭穴，每日按揉 15 分钟，以酸胀为度。

四、现代医学的认识

现代医学中的慢性唇炎大多可以参考中医学的唇风进行辨治。慢性唇炎是唇炎中最常见的一种，是指发生在唇部的慢性炎症性疾病，其临床特征是唇部长期而持续的肿胀、糜烂、渗出、干燥、脱屑等，患者自觉灼热、疼痛，或有不同程度的痒感。病程迁延，反复发作。

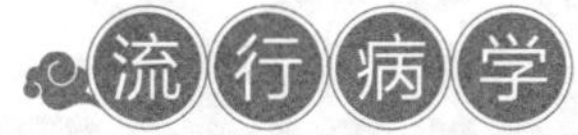

本病男女均可发病，青少年较多见，老年人少见。

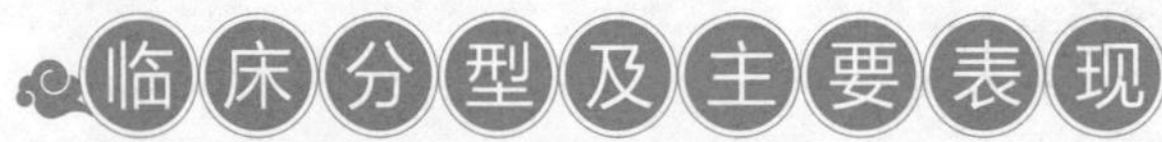

1．慢性脱屑性唇炎

慢性脱屑性唇炎常累及上下唇红部，以下唇为重，全唇红可见轻度脱皮或细鳞屑。鳞屑可为单层或层层叠加。患者自觉干燥难忍，常自觉或下意识地撕剥鳞屑，撕脱鳞屑的唇部可有渗血面或充血面，由此易出现继发感染，此时患者有疼痛感、胀痒感。

2．慢性糜烂性唇炎

唇红部糜烂、渗出，形成黄色薄痂，有出血后会凝结为血痂，有继发感染时会结为脓痂。痂皮脱落后形成出血性疮面，继之又结痂，反复发生，使唇红部肿胀或慢性轻度增生，局部刺痛或灼痛，颌下淋巴结肿大。

慢性糜烂性唇炎也可由慢性脱屑性唇炎发展而来，唇部干裂出现细小或深的纵裂沟，继发感染后有脓性分泌物，有明显疼痛感。唇红部以糜烂为主，但不超出唇红缘。患部可有暂时愈合，但常复发。病程持续数月至数年，经久不愈。

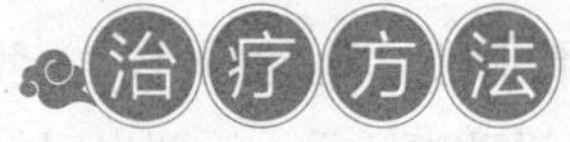

1．局部处理

用生理盐水、小苏打水、复方硼砂溶液于唇部湿敷。禁止舔唇、撕剥鳞屑；不使用容易引起过敏的润唇膏。

2．维生素类药物

维生素 A 可改善上皮代谢，减少鳞屑。

3．糖皮质激素

病情严重者可口服糖皮质激素，如泼尼松。局部注射曲安奈德液等有助于促进愈合，减少渗出。

第36周 咳嗽（内伤，肺阴亏虚）

一、本周历法解析

公历	2025年10月6日	2025年10月7日	2025年10月8日	2025年10月9日	2025年10月10日	2025年10月11日	2025年10月12日
农历	蛇年八月十五	蛇年八月十六	蛇年八月十七	蛇年八月十八	蛇年八月十九	蛇年八月二十	蛇年八月廿一
干支历	乙巳年乙酉月戊申日	乙巳年乙酉月己酉日	乙巳年丙戌月庚戌日	乙巳年丙戌月辛亥日	乙巳年丙戌月壬子日	乙巳年丙戌月癸丑日	乙巳年丙戌月甲寅日

本周节气：秋分节气第三候、寒露节气第一候。秋分第三候水始涸，天气干燥，降水量减少，湖泊逐渐干涸。寒露第一候鸿雁来宾，鸿雁列队南迁，以躲避即将到来的严寒。

运气分析：本周处于乙巳年五之气，主气为阳明燥金，本周燥邪依然强盛。主运少金，客运太火，客运太火刑伤主运少金，肺阴不足。

本周病症：咳嗽（内伤，肺阴亏虚）。

病证分析：肺主气司呼吸，肺为娇脏，喜润恶燥。受五运六气影响，本周燥邪仍然强盛，金气不足，燥邪更易伤肺阴。肺气以降为顺，燥邪伤肺，肺气不降反升，发为咳嗽，以干咳为主。平素肺阴不足者（口干、咽痒、易上火），教师、销售等需要大量语言交流的职业尤须注意。

二、中医学有关辨识

同第32周咳嗽（外感，风燥伤肺）的“二、中医学有关辨识”的内容。

三、调养与防治常规建议

本周高发的咳嗽属于肺阴亏虚，在日常生活中可以从以下几个方面进行调养防治。

1. 情志调养

精神保持愉悦、恬淡。精神情志变化会影响脏腑气机，保持精神愉悦恬淡有助于气血运行、增强人体正气，有利于疾病恢复。

2. 起居调养

保持适宜的湿度，可使用加湿器调整室内湿度。保持室内空气清新，开窗通风。干咳患者应戒烟并避免长时间处于吸烟环境中，吸烟（含二手烟）会刺激呼吸道，加重干咳症状。

3. 饮食调养

干咳患者在饮食上应以清淡为主，避免辛辣、生冷等刺激性食物。同时，可以适当多吃滋润肺阴的食物，如梨、蜂蜜、银耳等。

4. 运动调养

在运动过程中，注意适时补充水分，避免脱水。同时要注意控制呼吸，避免过度用力或憋气。尽量保持平稳的呼吸，以减少对呼吸道的刺激。干咳患者应该选择低强度的运动，如太极拳、八段锦或瑜伽等运动。避免高强度的运动，防止干咳症状加重。咳嗽剧烈时应减少运动以休息为主。

5. 中药建议

麦门冬汤：功效为滋养肺胃，降逆下气；适用于肺胃阴虚证。

6. 穴位建议

列缺穴、合谷穴、太溪穴，每日按揉 15 分钟，以酸胀为度。

四、现代医学的认识

咳嗽是现代医学急性气管 - 支气管炎、支气管哮喘等疾病的常见临床表现，本周的咳嗽以干咳为主，故以急性气管 - 支气管炎为例进行介绍。急性气管 - 支气管炎是由生物、理化刺激或过敏等因素引起的急性气管 - 支气管黏膜炎症。

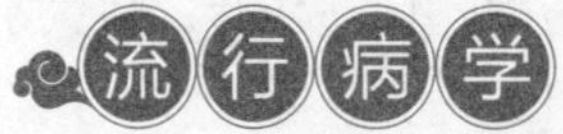

多散发，无流行倾向，年老体弱者易患。

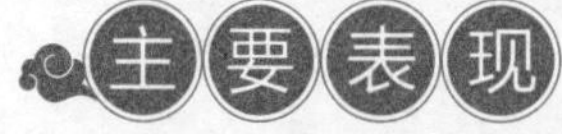

本病症状主要为咳嗽和咳痰，常发生于寒冷季节或气候突变时，也可由急性

上呼吸道感染迁延不愈所致。

1．症状

通常起病较急，全身症状较轻，可有发热。初期为干咳或少量黏痰，随后痰量增多，咳嗽加剧，偶伴痰中带血。咳嗽、咳痰可延续 2 ～ 3 周，如迁延不愈，可演变成慢性支气管炎。伴支气管痉挛时，可出现程度不等的胸闷、气促症状。

2．体征

患者可无明显阳性表现，或在两肺闻及散在的干、湿啰音，部位不固定，咳嗽后可减少或消失。

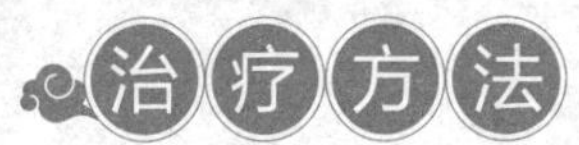

1．对症治疗

咳嗽、无痰或少痰，可用右美沙芬、喷托维林镇咳。咳嗽、有痰而不易咳出，可选用盐酸氨溴索、溴己新、桃金娘油化痰，也可雾化祛痰。较常用的为兼顾止咳和化痰的复方甘草合剂，也可选用其他中成药止咳祛痰。发生支气管痉挛时可用平喘药如茶碱、胆碱能阻滞剂等。发热可用解热镇痛药对症处理。

2．抗生素治疗

仅在有细菌感染证据时使用抗生素。一般咳嗽 10 天以上，细菌、支原体、肺炎衣原体、鲍特菌等感染的概率较大，可首选新大环内酯类或青霉素类药物，亦可选用头孢菌素类或喹诺酮类等药物。

美国疾病控制与预防中心推荐服用阿奇霉素 5 天，克拉霉素 7 天或红霉素 14 天。多数患者口服抗生素即可，症状较重者可肌内注射或静脉滴注给药，少数患者需根据病原体培养结果指导用药。

第37周 腿痛

一、本周历法解析

公历	2025年10月13日	2025年10月14日	2025年10月15日	2025年10月16日	2025年10月17日	2025年10月18日	2025年10月19日
农历	蛇年八月廿二	蛇年八月廿三	蛇年八月廿四	蛇年八月廿五	蛇年八月廿六	蛇年八月廿七	蛇年八月廿八
干支历	乙巳年 丙戌月 乙卯日	乙巳年 丙戌月 丙辰日	乙巳年 丙戌月 丁巳日	乙巳年 丙戌月 戊午日	乙巳年 丙戌月 己未日	乙巳年 丙戌月 庚申日	乙巳年 丙戌月 辛酉日

本周节气：寒露节气第一、二候。寒露第一候鸿雁来宾，鸿雁列队南迁，以躲避即将到来的严寒；寒露第二候雀入大水为蛤，随着气温降低，古人观察到天空的雀鸟不见了，而海边突然出现很多蛤蜊，因其贝壳的条纹及颜色与雀鸟相似，便以为雀鸟变成了蛤蜊。无论是鸿雁列队南迁还是古人的观察与思考，都表明此时阴气逐渐强盛。

运气分析：本周处于乙巳年五之气，主气为阳明燥金，客气为太阴湿土。受五之气客气太阴湿土的影响，湿邪强盛；进入寒露节气，温度降低。

本周病症：腿痛。

病证分析：受五运六气影响，本周湿度增加、温度下降，寒湿之邪强盛。寒邪、湿邪均为阴邪易损伤阳气，寒性凝滞易凝滞气血、湿性趋下易伤下肢。可寒露节气，若未及时保暖感受风寒湿邪，寒湿流注，可引发腿痛。平素阳气不足、易受风寒者尤须注意。

二、中医学有关辨识

本病在中医学中属于痹证的范畴。本病中医学有关辨识同第 4 周肩臂痛的“二、中医学有关辨识”的内容。

三、调养与防治常规建议

本周高发的腿痛相当于风寒湿痹型痹证，在日常生活中可以从以下几个方面进行调养防治。

1. 情志调养

寒露节气，气候渐冷，呈现凄凉之景使人心情低落。每当腿痛发作，心情更是烦闷。调养情志，保持心情愉悦有利于气血的运行，可促进疾病恢复。

2. 起居调养

寒冷天气时，要注意腿部的保暖，以减少寒冷对腿部的刺激。适当休息，避免过度运动加重腿痛症状。在休息时，可以将腿部抬高，以减轻血液淤积和肿胀。

3. 饮食调养

保持清淡、营养均衡的饮食，避免肥甘厚味之物。过食肥甘厚味易产生痰湿，阻滞经络，导致气血运行不畅从而加重腿痛的症状。

4. 运动调养

选择低强度、低冲击力的运动，如散步、瑜伽或八段锦等运动。在运动前进行适当的热身活动，提高肌肉的温度和弹性，减少运动中的损伤风险。运动后进行适当的拉伸放松，缓解肌肉紧张、减轻腿部疼痛。腿痛严重时以休息为主。

5. 中成药建议

复方小活络丸：功效为舒筋活络、散风止痛，适用于风寒湿邪引起的风寒湿痹。

6. 穴位建议

内膝眼穴、委中穴、足三里穴、阳陵泉穴，每日按揉 15 分钟，以酸胀为度。

四、现代医学的认识

腿痛是现代医学风湿性疾病、骨性关节炎等疾病的常见临床表现，本周以风湿性疾病为例进行介绍。风湿性疾病是一组累及骨与关节及其周围软组织（如肌肉、肌腱、滑膜、滑囊、韧带和软骨等），以及其他相关组织和器官的慢性疾病。其病因复杂，可由感染、免疫异常、代谢异常、内分泌失调、退行性改变、遗传、肿瘤等因素导致。本病发病机制尚不明确，多数与结缔组织病变相关，有自身免疫参与。

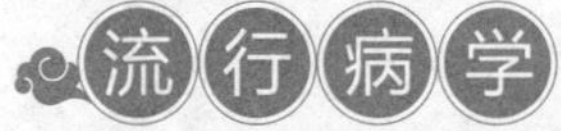

流行病学

风湿性疾病所包含的具体疾病数量繁多，流行病学特征不一一介绍。其中，系统性红斑狼疮多见于 20 ～ 40 岁的育龄女性；强直性脊柱炎多见于青年男性，部分有家族史；骨关节炎常发生于中老年人。

临床分型及主要表现

风湿性疾病主要表现为疼痛、僵硬和肿胀，以及疲乏、乏力和运动困难。常见类型如下。

（1）弥漫性结缔组织病：简称结缔组织病，是风湿性疾病的重要组成部分。结缔组织病包括类风湿关节炎、系统性红斑狼疮、干燥综合征、系统性硬化病、皮肌炎 / 多发性肌炎、结节性多动脉炎、结节性脂膜炎、嗜酸性筋膜炎、贝赫切特病等多种自身免疫性疾病。

（2）并发脊柱炎的关节炎：包括强直性脊柱炎、反应性关节炎、银屑病关节炎、炎性肠病关节炎等。

（3）退行性变：如原发性骨关节炎、继发性骨关节炎。

（4）与感染相关的风湿病：如反应性关节炎、风湿热等。

（5）与遗传、代谢或内分泌相关的风湿病：如痛风、假性痛风等。

（6）肿瘤相关风湿病：包括原发性与继发性肿瘤相关的风湿性疾病。

（7）神经血管疾病：包括压迫性神经病变、神经性关节病、反射性交感神经营养不良等。

（8）骨及软骨疾病：包括骨质疏松症、骨炎、骨软化病、肥大性骨关节病等。

（9）非关节性风湿病：包括疼痛综合征、关节周围病变、椎间盘疼痛等。

（10）其他有关节症状的疾病：如慢性活动性肝炎、间歇性关节积液、周期性风湿病等。

治疗方法

主要介绍常用的药物治疗方法。

1．非甾体抗炎药

非甾体抗炎药可以抑制环氧化酶，从而抑制花生四烯酸转化为前列腺素，产生解热止痛、抗炎作用，对解除疼痛有较好的效果，但不能改变疾病的病程。

2．改善病情抗风湿药物

改善病情抗风湿药物多用于类风湿关节炎及脊柱关节病，对病情有一定控制作用，能够改善并维持关节功能，减轻滑膜炎症，防止或延缓关节结构破坏和病情进展。

3．糖皮质激素

糖皮质激素的抗炎及免疫抑制作用迅速、强大，是多种结缔组织病治疗的必需用药。根据该类药物的半衰期可以将其分为短效、中效和长效。因该类药物长期大量使用不良反应较多，故应严格掌握适应证及使用剂量。

4．细胞毒性药物

细胞毒性药物可通过不同途径产生免疫抑制作用，明显改善系统性红斑狼疮等结缔组织病的预后。此类药物不良反应较多且严重，如骨髓抑制、性腺损害、胎儿致畸和肝肾毒性等。

5．生物制剂

生物制剂是针对参与免疫应答或炎症过程的特定致病性靶分子的拮抗物。

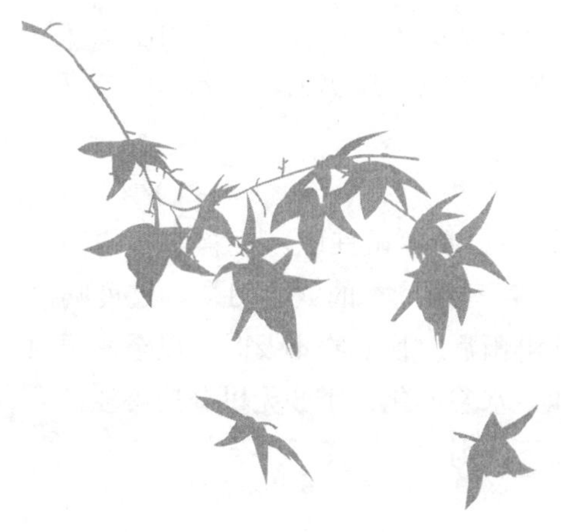

第38周 泄泻

一、本周历法解析

公历	2025年10月20日	2025年10月21日	2025年10月22日	2025年10月23日	2025年10月24日	2025年10月25日	2025年10月26日
农历	蛇年八月廿九	蛇年九月初一	蛇年九月初二	蛇年九月初三	蛇年九月初四	蛇年九月初五	蛇年九月初六
干支历	乙巳年 丙戌月 壬戌日	乙巳年 丙戌月 癸亥日	乙巳年 丙戌月 甲子日	乙巳年 丙戌月 乙丑日	乙巳年 丙戌月 丙寅日	乙巳年 丙戌月 丁卯日	乙巳年 丙戌月 戊辰日

本周节气：寒露节气第三候、霜降节气第一候。寒露第三候菊有黄华，菊花被视为傲寒的标识，农历九月也被称为菊月；霜降第一候豺乃祭兽，肉食动物将自己的猎物摆放好，仿佛具有了感恩上苍馈赠之祭礼的仪式感，走兽感受阴寒之气，在暮秋时节开始筹集过冬的“粮草”。

运气分析：本周处于乙巳年五之气，主气为阳明燥金，客气为太阴湿土，岁运是金运不及，受五之气客气太阴湿土的影响，天气湿度仍大，进入霜降节气，气温逐渐下降，此时寒湿较盛。

本周病症：泄泻。

病证分析：脾胃阳气充足则能健运，大肠小肠各司其职，饮食水谷传导有序。受五运六气影响，本周寒湿之邪较盛，若延续夏季的饮食习惯，过度喝冷饮、生吃瓜果；或气温下降时仍着夏装；或淋雨后更换衣物不及时，以至寒湿内蕴或从肌肤浸淫，伤及脾胃阳气，脾运失职，水谷不化，小肠无以分清泌浊，大肠传化失常，水反为湿，谷反为滞，混杂而下，则发生泄泻。

二、中医学有关辨识

在中医学中，泄泻是一种疾病。泄泻是以排便次数增多、粪便稀溏甚至泻出如水样为主症的疾病。古代将大便溏薄而势缓者称为泄，大便清稀如水而势急者称为泻，现统称为泄泻。

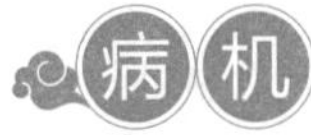

泄泻的基本病机为脾虚湿盛，肠道传化失司。病位在脾胃、大小肠，脾失健运是关键，与肝、肾也有着密切关系。病理因素主要是湿。可夹寒、夹热、夹滞，变化多端。泄泻的病理性质，初起以邪实为主，久病多虚或虚实夹杂。暴泻多属实证，久泻多属虚证。

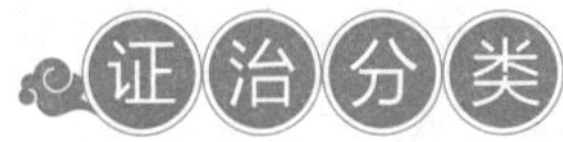

1．暴泻

（1）寒湿内盛证

临床表现：泄泻清稀，甚则如水样，脘闷食少，腹痛肠鸣；或兼恶寒，发热，头痛，肢体酸痛；舌苔白或白腻，脉濡缓。

证机概要：寒湿之邪，困脾伤肠。

治法：芳香化湿，疏表散寒。

代表方：藿香正气散。

（2）湿热中阻证

临床表现：泄泻腹痛，泻下急迫，或泻而不爽，粪色黄褐臭秽，肛门灼热；烦热口渴，小便短黄；舌质红，苔黄腻，脉滑数或濡数。

证机概要：感受湿热之邪，肠腑传化失常。

治法：清热利湿，分消止泻。

代表方：葛根芩连汤。

（3）食滞肠胃证

临床表现：腹痛肠鸣，泻下粪便臭如败卵，泻后痛减；脘腹胀满，嗳腐酸臭，不思饮食；舌苔垢浊或厚腻，脉滑。

证机概要：宿食阻滞肠胃，脾胃运化失司。

治法：消食导滞，和中止泻。

代表方：保和丸。

2．久泻

（1）肝气乘脾证

临床表现：肠鸣攻痛，腹痛即泻，泻后痛缓，每因抑郁恼怒，或情绪紧张而发泄泻；伴有胸胁胀闷，嗳气食少，腹痛攻窜，肠鸣矢气；舌淡红，脉弦。

证机概要：肝失条达，横逆侮脾，脾运无权。

治法：抑肝扶脾。

代表方：痛泻要方。

（2）脾胃虚弱证

临床表现：大便时溏时泻，迁延反复，稍进油腻食物，则大便溏稀，次数增加，或完谷不化；伴食少纳呆，脘闷不舒，面色萎黄，倦怠乏力；舌质淡，苔白，脉细弱。

证机概要：脾胃虚弱，运化无权。

治法：健脾益气，化湿止泻。

代表方：参苓白术散。

（3）肾阳虚衰证

临床表现：黎明前腹部作痛，肠鸣即泻，泻后痛减，完谷不化；腹部喜暖喜按，形寒肢冷，腰膝酸软；舌淡苔白，脉沉细。

证机概要：命门火衰，脾失温养，水谷不化。

治法：温肾健脾，固涩止泻。

代表方：四神丸。

三、调养与防治常规建议

本周高发的泄泻主要为寒湿内盛，在日常生活中可以从以下几个方面进行调养防治。

1．起居调养

注意规律作息，建议避免晚起，因为此时寒湿较盛，易伤脾胃阳气，早上 9 点是脾经兴旺之时，如果 9 点还在睡眠中，长此以往则容易导致脾阳衰弱、脾不升清，更不利于将寒湿邪气祛除。

2．饮食调养

注意饮食调节，清淡饮食，营养全面均衡。寒湿内盛的泄泻患者建议多吃性温的食物，如炖汤时加入苏叶、草果、肉豆蔻等。此时不适合多食生冷瓜果。中医认为凡饮食入于胃中，均需要脾的运化、胃的腐熟，而生冷之品则需要消耗更多的阳气才能运化腐熟，在天气逐渐转凉时更需要注意服用温热的食物。此外，肥甘厚味之品容易产生痰湿，多食有碍脾胃运转，应适量食用，在烹饪时也可使用芳香化浊之物中和，如烹饪水产品时可适当使用紫苏、生姜等。

3．运动调养

选择适合自己的运动方式，规律运动。此时应注意运动场地与着装的选择。中医认为脾合肌，适当运动亦有助于脾胃的运化。但是运动应注意避风雨，不在江边、水边运动；运动着装应保护肚脐与后背，使之处于温暖、避风的状态；运动后应保持皮肤干爽，不用冷水洗头、不饮用冷水。

4．情志调养

注意情绪调畅，避免焦虑、发怒。今年岁运与此时主运均为金运不足，金不足则无以制木，木气最宜调畅，此时焦虑、发怒则容易木气乘脾土，导致泄泻加重。

5．中成药建议

保济丸：功效为解表、祛湿、和中，适用于泄泻属于湿盛或兼表证者。

6．穴位建议

中脘穴、足三里穴、阴陵泉穴，中脘穴可热敷热熨；足三里穴、阴陵泉穴可按揉 15 分钟，以酸胀为度。

四、现代医学的认识

泄泻是现代医学急慢性肠炎、消化不良、肠易激综合征、功能性腹泻等疾病的常见临床表现，本周以肠易激综合征为例进行介绍。

肠易激综合征是一种以腹痛伴排便习惯改变为特征而无器质性病变的常见功能性肠病。各种刺激（如进食、肠腔扩张、肠内容物及某些消化道激素）的动力学反应过强与内脏组织对于刺激的感受性增强可能为本病的核心发病机制。

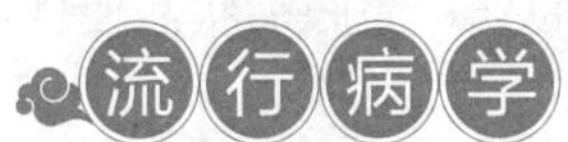

发病者以中青年居多，男女比例约 1∶2，且有家族聚集倾向。饮食因素是诱发或加重本病症状的主要因素。

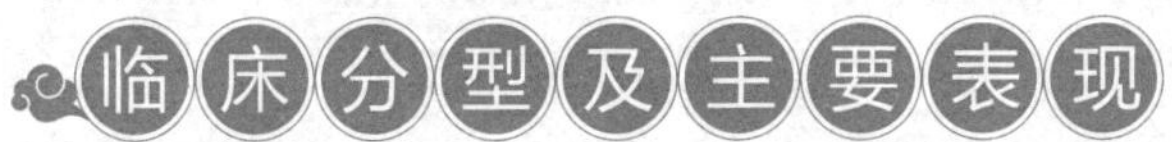

几乎所有肠易激综合征患者都有不同程度的腹痛，部位不定，以下腹和左下腹多见，排便或排气后缓解，极少有睡眠中痛醒者。

1．腹泻型肠易激综合征

此型患者常排便较急，粪便呈糊状或稀水样，一般每日 3 ～ 5 次，少数严重发作期可达 10 余次，可带有黏液，但无脓血，部分患者腹泻与便秘交替发生。

2．便秘型肠易激综合征

此型患者常有排便困难，粪便干结、量少，呈羊粪状或细杆状，表面可附黏液，常伴腹胀、排便不尽感，部分患者同时有消化不良症状，以及失眠、焦虑、抑郁、头晕、头痛等精神症状。

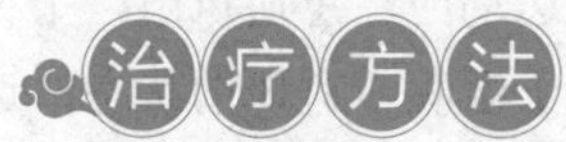

治疗方法

主要介绍常用的药物治疗方法。

1．缓解腹痛

（1）解痉药

① 钙通道阻滞剂：能够缓解平滑肌痉挛，还可以降低内脏高敏感性，对腹痛也有一定疗效，且药物不良反应较少，常用药物为匹维溴铵。

② 抗胆碱能药物：为最常用的解痉药，可以暂时缓解与肠痉挛相关的疼痛。如阿托品和莨菪碱类，可作为缓解腹痛的短期对症治疗药物。多数解痉药因含有天然颠茄生物碱，不良反应有口干、面红、视物模糊，少见排尿困难、尿潴留及嗜睡等，老年人应慎用。

（2）调节内脏感觉的药物

① 5- 羟色胺选择性拮抗剂：可以降低肠易激综合征患者对内脏刺激性疼痛的敏感性，也可增加直肠的顺应性，并延长通过结肠的时间，从而改善患者腹痛症状，减少大便次数，常用药物为阿洛司琼。推荐用于常规治疗无效的女性腹泻型肠易激综合征患者，但存在发生便秘和结肠出血等潜在严重并发症的风险。

② 5- 羟色胺受体激动剂：具有促动力作用，能刺激加快肠道蠕动，适用于便秘型肠易激综合征患者，如普卡必利可减轻患者腹痛、腹胀症状，使排便通畅。

2．控制腹泻

腹泻患者可根据病情适当选用止泻药，外周阿片类药物如洛哌丁胺或地芬诺酯，适用于腹泻症状较重者的短期治疗，可小剂量使用洛哌丁胺。不良反应有头痛、便秘、腹胀及恶心等。应注意用量，止泻后则无须继续服用。

3．缓解便秘

（1）泻药：对以便秘症状为主的患者，宜使用作用温和的轻泻剂，常用渗透性轻泻剂如聚乙二醇、乳果糖或山梨醇，容积性泻药如甲基纤维素等也可选用。

（2）促动力药：此类药物如莫沙必利、依托必利等，能够促进小肠和结肠蠕动。马来酸曲美布汀是消化道双向调节剂，对各种类型的肠易激综合征症状都有较好的效果。

4．纠正肠道菌群失调

如双歧杆菌、乳酸杆菌等制剂，可纠正肠道菌群失调，对腹泻、腹胀有一定疗效。

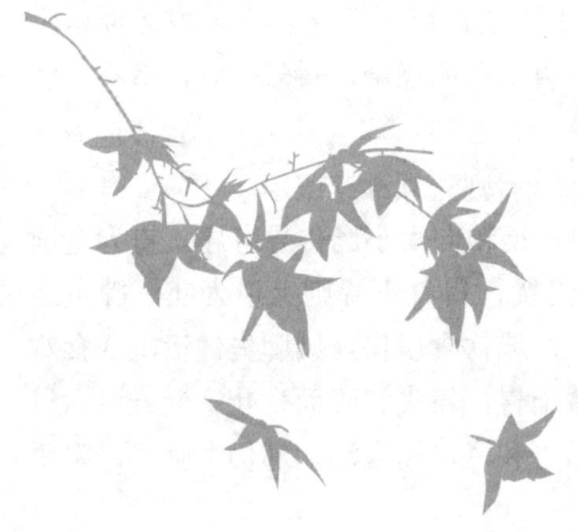

第39周 呕吐

一、本周历法解析

公历	2025年10月27日	2025年10月28日	2025年10月29日	2025年10月30日	2025年10月31日	2025年11月1日	2025年11月2日
农历	蛇年九月初七	蛇年九月初八	蛇年九月初九	蛇年九月初十	蛇年九月十一	蛇年九月十二	蛇年九月十三
干支历	乙巳年丙戌月己巳日	乙巳年丙戌月庚午日	乙巳年丙戌月辛未日	乙巳年丙戌月壬申日	乙巳年丙戌月癸酉日	乙巳年丙戌月甲戌日	乙巳年丙戌月乙亥日

本周节气：霜降节气第一、二候。霜降第一候豺乃祭兽，走兽感受阴气开始储备食物；霜降第二候草木黄落，霜降时，其气凛冽，其意萧条，有很多草木开始枯黄凋落。

运气分析：本周处于乙巳年五之气，主气为阳明燥金，客气为太阴湿土，岁运是金运不及，主运少金。受客气太阴湿土影响，寒湿仍然存在；岁运金运不及、主运少金，金主肃杀收降，降敛不足，胃属阳明燥金，胃气主降，胃不降浊则可发生呕吐。

本周病症：呕吐。

病证分析：胃气和降，则饮食物入胃中，糟粕向大小肠传导有序。胃为仓廪之官，主受纳水谷，以和降为顺，若邪气侵扰，胃气不降则上逆为吐。脾主运化，以升为健，与胃互为表里，若脾阳素虚，或饮食所伤，则脾失健运，饮食难化，或水谷不归正化，聚湿为痰为饮，停蓄于胃，胃失和降而为吐。受五运六气影响，此时金气（秋气）降敛不足，则胃易失和降，而寒湿之邪仍然强盛，阻于中焦，胃气上逆则可发为呕吐。平素有饮冰啤酒、饮料，喜生食瓜果及脾胃虚弱者尤须注意。

二、中医学有关辨识

中医学理论中，呕吐是一种疾病。呕吐是以胃内容物由口中吐出为主症的疾病。其中，有声有物谓之“呕”，有物无声谓之“吐”，有声无物谓之“干呕”。临床上呕与吐常兼见，难以截然分开，故合称为“呕吐”。

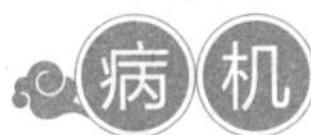

呕吐的基本病机为胃失和降，胃气上逆。胃居中焦，主受纳和腐熟水谷，其气下行，以和降为顺。邪气犯胃，或胃虚失和，气逆于上，则出现呕吐。病位在胃，与肝、脾两脏关系密切。呕吐的病理性质有虚实之分。实者因邪气所干，虚者由于胃虚不降，其中又有阴虚、阳虚之别。

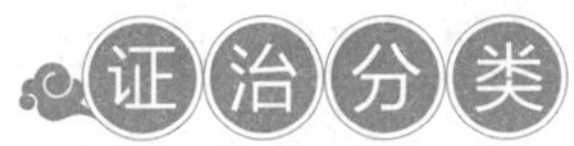

1．外邪犯胃证

临床表现：突然呕吐，频频泛恶，胸脘满闷，或心中懊侬；伴有恶寒、发热，头身疼痛；舌苔白腻，脉濡。

证机概要：外邪犯胃，中焦气滞，浊气上逆。

治法：疏邪解表，化浊和中。

代表方：藿香正气散。

2．饮食停滞证

临床表现：呕吐酸腐量多，或吐出未消化的食物，嗳气厌食，脘腹胀满，大便秽臭，或秘结或溏泻；舌苔厚腻，脉滑实。

证机概要：积食内停，中焦壅滞，胃气上逆。

治法：消食化滞，和胃降逆。

代表方：保和丸。

3．痰饮内阻证

临床表现：呕吐清水痰涎，或胃部如囊裹水，脘痞满闷，纳谷不佳；头眩，心悸，或逐渐消瘦；舌苔白滑或腻，脉沉弦滑。

证机概要：中阳不振，痰饮内停，胃气上逆。

治法：温化痰饮，和胃降逆。

代表方：小半夏汤合苓桂术甘汤加减。

4. 肝气犯胃证

临床表现：呕吐吞酸，或干呕泛恶，脘胁胀痛，烦闷不舒，嗳气频频，每遇情志失调而发作或加重；舌边红，苔薄腻或微黄，脉弦。

证机概要：肝失疏泄，横逆犯胃，胃失和降。

治法：疏肝和胃，降逆止呕。

代表方：半夏厚朴汤合左金丸加减。

5. 脾胃虚寒证

临床表现：饮食稍有不慎，即易呕吐，时发时止，食入难化，胸脘痞闷，不思饮食；面色㿠白，倦怠乏力，四肢不温，口干不欲饮，大便溏薄；舌质淡，脉濡弱。

证机概要：脾胃虚寒，失于温煦，运化失职。

治法：温中健脾，和胃降逆。

代表方：理中汤。

6. 胃阴不足证

临床表现：呕吐反复发作，或时作干呕，恶心；似饥而不欲食，胃脘嘈杂，口干咽燥；舌红少津，苔少，脉细数。

证机概要：胃阴不足，失于濡润，和降失司。

治法：滋养胃阴，降逆止呕。

代表方：麦门冬汤。

三、调养与防治常规建议

本周高发的呕吐相当于外邪犯胃、寒湿伤中型呕吐，在日常生活中可以从以下几个方面进行调养防治。

1. 饮食调养

饮食清淡、营养均衡。建议多吃温性的食物，如藿香、紫苏、生姜等。避免寒性及生冷食物。呕吐患者早晚可煲粥，养护中焦阳气、滋养中焦阴液，日常饮水应饮用温水、热水。呕吐缓解后，平素应注意饮食卫生，避免使用不洁食物、避免饥饱过度。此时仍需注意冷饮、生冷瓜果不适合食用，肥甘厚味之品不适合多食，避免使用刺激性调味品，不宜饮酒、喝浓茶，粗糙食物不宜食用。

2. 情志调养

注意调摄精神、心情舒畅，避免肝气横逆犯胃作呕。情志的调节对脾胃疾病的防治有很大影响。现代医学认为应激状态下，交感神经及迷走神经兴奋，使胃黏膜血管痉挛收缩，可以加重胃黏膜上皮的损害。

3．起居调节

注意生活起居，寒温适宜。晨起早餐应在9点之前以应脾气升发，睡前应保持四肢温暖，肢冷者可睡前用温水泡脚，保持被褥、衣物干燥。

4．运动调养

注意运动适度，适当运动亦有助于脾胃的运化。有呕吐症状时脾胃气血生化乏源，应注意以休息为主，剧烈运动、过度运动不利于脾胃功能恢复。

5．中成药建议

藿香正气滴丸：功效为解表化湿、理气和中，用于呕吐外感风寒、内伤湿滞者。注意事项同藿香正气口服液。

6．穴位建议

中脘穴，可热敷热熨，亦可艾灸，以患者对温度的耐受情况判断艾灸时间，皮肤疾病、糖尿病患者不建议艾灸；内关穴、足三里穴每日按揉15分钟，以酸胀为度。

四、现代医学的认识

呕吐是现代医学胃炎、幽门梗阻、肠梗阻、急性胰腺炎、尿毒症、颅脑疾病等疾病的常见临床表现，本周以胃炎为例进行介绍。胃炎是指胃黏膜的炎症，常伴有上皮损伤与细胞再生。

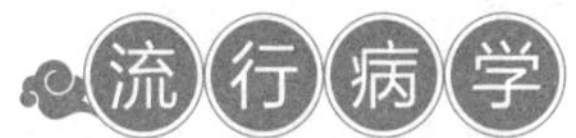

胃炎的发病率在消化系统疾病中居首位，本病多发生于有幽门螺杆菌（Hp）感染、胆汁反流病史，以及酗酒、服用非甾体抗炎药等损伤胃黏膜药物的人群。

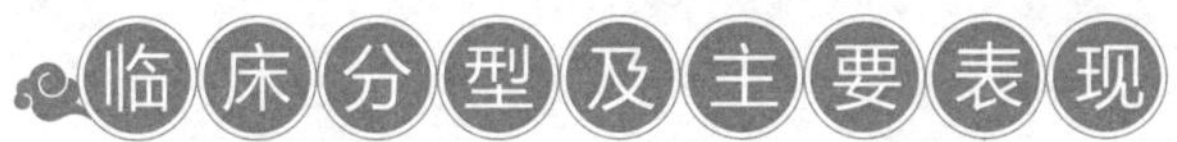

1．急性胃炎

急性胃炎是由多种原因引起的胃黏膜的急性炎症，组织学上通常可见中性粒细胞浸润。多起病迅速，表现为饱胀、疼痛、恶心、呕吐、食欲减退等症状。

2．慢性胃炎

慢性胃炎是由各种病因引起的胃黏膜慢性炎症。慢性胃炎临床多见，其患病率随年龄增长而增加，Hp感染是最常见原因。约10%的患者出现上腹不适、嗳气、早饱、腹胀、上腹痛等消化不良症状。

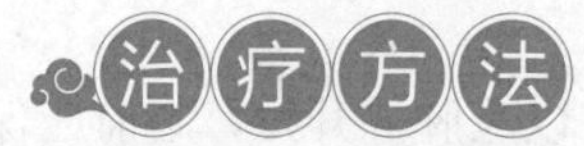

治疗方法

1．急性胃炎

（1）针对病因和原发病采取防治措施。

（2）处于急性应激状态的严重疾病患者，除积极治疗原发病外，应给予 H_2 受体拮抗剂或质子泵抑制剂抑制胃酸分泌，或服用黏膜保护剂。

（3）对非甾体抗炎药不能停药的患者可酌情应用质子泵抑制剂、H_2 受体拮抗剂预防性治疗。

2．慢性胃炎

（1）根除 Hp：目前推荐四联疗法。四联疗法的组成包括一种质子泵抑制剂、一种铋剂和两种抗生素。抗生素包括阿莫西林、克拉霉素、呋喃唑酮、甲硝唑（或替硝唑）、某些喹诺酮类（如左氧氟沙星）等。四联疗法的疗程为 10 ～ 14 天。

（2）对症治疗：可用药物适度抑制或中和胃酸，促动力剂或酶制剂缓解动力不足或消化酶不足引起的腹胀等症状，黏膜保护剂有助于缓解腹痛与反酸等症状。

第40周 口疮

（心脾积热、脾肾阳虚）

秋

一、本周历法解析

公历	2025年 11月3日	2025年 11月4日	2025年 11月5日	2025年 11月6日	2025年 11月7日	2025年 11月8日	2025年 11月9日
农历	蛇年九月 十四	蛇年九月 十五	蛇年九月 十六	蛇年九月 十七	蛇年九月 十八	蛇年九月 十九	蛇年九月 二十
干支历	乙巳年 丙戌月 丙子日	乙巳年 丙戌月 丁丑日	乙巳年 丙戌月 戊寅日	乙巳年 丙戌月 己卯日	乙巳年 丁亥月 庚辰日	乙巳年 丁亥月 辛巳日	乙巳年 丁亥月 壬午日

本周节气：霜降节气第三候、立冬节气第一候。霜降第三候蛰虫咸俯，萧瑟深秋，“霜降不生芽”，地荒且气温下降，虫类缺少食物来源与适宜的生存环境，蛰藏起来；立冬第一候水始冰，立冬通常是一年中气温下降速度最快的时节，民俗谚语有“立冬一日，水冷三分”的说法，可见一斑。

运气分析：本周处于乙巳年五之气，主气为阳明燥金，客气为太阴湿土，岁运是金运不及，主运少金、客运太火。因为节气原因，天气愈发寒冷，金气降敛，此时为凉燥，凉燥外束，受客运太火影响，天气中水气逐渐不足。

本周病症：口疮（心脾积热、脾肾阳虚）。

病证分析：脾开窍于口，脾能健运，脾气升清，则口唇得到濡养。受五运六气影响，本周由于天气转凉，凉燥外束，此时中焦脾胃如果因进补而瘀阻，脾不升清郁而化火，加之客运太火，清窍失养，易表现为口腔溃疡等上火的症状。平素喜食辛辣、喜用补品（阿胶、人参、大枣、枸杞子等）者尤须注意。

二、中医学有关辨识

同第21周口疮（心脾积热）的“二、中医学有关辨识”的内容。

三、调养与防治常规建议

本周高发的口疮属于心脾积热、脾肾阳虚，在日常生活中可以从以下几个方面进行调养防治。

1．饮食调养

清淡、规律饮食，注意营养的均衡。此时适合适当多饮用酸梅汤，既能顺应秋天金气降敛之性，又能润燥养阴。酸梅汤适宜秋季饮用以滋燥、收敛，长夏之时暑湿较盛，饮用酸梅汤可能使湿气留恋，不是最适宜的饮用季节。此外，此时应忌食生冷寒凉、黏腻的滋补品与辛辣刺激食物，生冷寒凉之品更伤中焦阳气；黏腻的滋补品有碍脾胃运化，不利于脾气升清，会加重瘀阻；中焦没有恢复通畅，食用辛辣刺激食物更容易郁而化热，从而加重口腔溃疡。

2．情志调养

注意调畅情志，中医认为怒、喜、思、悲、恐为五志，五志过极皆能化火，蕴积心脾，火热上蒸于口，则可导致口舌肉腐而溃。口疮提示火炎于上，上扰心神则容易心烦气躁，此时更应注意保持心情愉快。

3．起居调养

规律作息，保证充足的睡眠，不宜熬夜、过劳伤神，长期熬夜则伤阴，阴虚则相火无制，上炎口舌，发为口疮。劳心伤神、睡眠不佳者可尝试将工作区域与休息区域区分开，为自己营造“免打扰”的休息氛围。此外，平素应注意口腔卫生，每日睡前3个小时内尽量不进食，睡前刷牙、清洁口腔。

4．运动调养

选择适合自己的运动方式，规律运动。此时可顺应秋季降敛的特性，适当降低运动强度，增加有氧运动、减少无氧运动，尤其注意避免夜跑、夜间剧烈运动。

5．中药代茶饮建议

甘草、乌梅适量，煎煮代茶饮。

6．穴位建议

内庭穴、三阴交穴、足三里穴，每日按揉15分钟，以酸胀为度。

四、现代医学的认识

同第21周口疮（心脾积热）的“四、现代医学的认识”的内容。

第41周 浮肿

冬

一、本周历法解析

公历	2025年11月10日	2025年11月11日	2025年11月12日	2025年11月13日	2025年11月14日	2025年11月15日	2025年11月16日
农历	蛇年九月廿一	蛇年九月廿二	蛇年九月廿三	蛇年九月廿四	蛇年九月廿五	蛇年九月廿六	蛇年九月廿七
干支历	乙巳年丁亥月癸未日	乙巳年丁亥月甲申日	乙巳年丁亥月乙酉日	乙巳年丁亥月丙戌日	乙巳年丁亥月丁亥日	乙巳年丁亥月戊子日	乙巳年丁亥月己丑日

本周节气：立冬节气第一、二候。立冬第一候水始冰，第二候地始冻，此时阴气愈发凝结坚实。

运气分析：本周的六气处于乙巳年五之气，主气为阳明燥金，客气为太阴湿土；岁运是金运不及；终之运相交将开启，终之运主运为太水、客运为少土，客运与客气湿气相合，进入立冬天气逐渐从凉转寒，寒湿愈加强盛。

本周病症：浮肿。

病证分析：脾胃健运、三焦通畅、肺通调水道、肾司气化正常，则水液能正常运转、敷布全身。受五运六气影响，本周寒湿之邪强盛，脾本恶湿，寒湿相合，脾阳不足，运化不利，寒湿流注，易发为浮肿之症。这种浮肿症状昼轻夜重，晨起时可见浮肿明显，白天随着脾阳振奋，浮肿表现可减轻或消失。平素喜食生冷、保暖不足或在寒湿环境生活工作者尤需注意。

二、中医学有关辨识

中医学理论中，浮肿是水肿病的常见症状。水肿是体内水液滞留，泛溢肌肤，以头面、眼睑、四肢、腹背甚至全身浮肿为主症的疾病，严重的还可能伴有胸腔积液、腹水等。

病机

水肿的基本病机是肺失通调，脾失转输，肾失开阖，三焦气化不利，以致水液积聚，泛溢肌肤。病位主要在肺、脾、肾三脏，关键在肾。本在肾、标在肺、制在脾。病理性质有阴水、阳水之别，阳水属实，阴水属虚或虚实夹杂。阳水迁延不愈，反复发作，正气渐衰，脾肾阳虚，或因失治、误治，损伤脾肾，可转为阴水。

证治分类

1. 阳水

（1）风水相搏证

临床表现：眼睑浮肿，继则四肢及全身皆肿，来势迅速；可兼恶寒，发热，肢节酸楚，小便不利等症；偏于风热者，伴咽喉红肿疼痛，舌质红，脉浮滑数；偏于风寒者，兼恶寒，咳喘，舌苔薄白，脉浮滑或浮紧。

证机概要：风邪外犯，肺失通调，风遏水阻。

治法：疏风清热，宣肺行水。

代表方：越婢加术汤。

（2）湿毒浸淫证

临床表现：眼睑浮肿，延及全身，皮肤光亮；尿少色赤，身发疮痍，甚则溃烂，恶风发热；舌质红，苔薄黄，脉浮数或滑数。

证机概要：疮毒内陷，肺脾失调，水湿内停。

治法：宣肺解毒，利湿消肿。

代表方：麻黄连翘赤小豆汤合五味消毒饮加减。

（3）水湿浸渍证

临床表现：起病缓慢，病程较长，全身水肿，下肢为甚，按之没指；小便短少，身体困重，胸闷，纳呆，泛恶；苔白腻，脉沉缓。

证机概要：水湿内侵，脾阳被困，泛溢肌肤。

治法：运脾化湿，通阳利水。

代表方：五皮饮合胃苓汤加减。

（4）湿热壅盛证

临床表现：遍体浮肿，皮肤绷急光亮；胸脘痞闷，烦热口渴，小便短赤，或大便干结；舌红，苔黄腻，脉沉数或濡数。

证机概要：湿热内盛，三焦壅滞，气滞水停。

治法：分利湿热。

代表方：疏凿饮子。

2．阴水

（1）脾阳亏虚证

临床表现：身肿日久，腰以下为甚，按之凹陷不易恢复；脘腹胀闷，纳减便溏，面色不华，神疲乏力，四肢倦怠，小便短少；舌质淡或胖，苔白腻或白滑，脉沉缓或沉弱。

证机概要：脾阳亏虚，土不制水，水湿内停。

治法：健脾温阳，行气利水。

代表方：实脾散。

（2）肾阳衰微证

临床表现：水肿反复消长不已，面浮身肿，腰以下甚，按之凹陷不起；尿量减少或反多，腰酸冷痛，四肢厥冷，怯寒神疲，面色㿠白，甚者心悸胸闷，喘促难卧，腹大胀满；舌质淡胖，苔白，脉沉细或沉迟无力。

证机概要：脾肾阳虚，温化失司，水寒内聚。

治法：温肾助阳，化气行水。

代表方：济生肾气丸合真武汤加减。

（3）瘀水互结证

临床表现：水肿延久不退，肿势轻重不一，四肢或全身浮肿，以下肢为主，皮肤瘀斑；腰部刺痛，或伴血尿，或女性月经不调，经血色暗，有血块，肌肤甲错；舌紫暗，苔白，脉沉细涩。

证机概要：瘀血内结，脉道不利，水湿内停。

治法：活血祛瘀，化气行水。

代表方：桃红四物汤合五苓散加减。

三、调养与防治常规建议

本周高发的浮肿相当于水湿浸渍兼有脾阳亏虚型水肿，在日常生活中可以从以下几个方面进行调养防治。

1. 起居调养

注意保持床铺干燥，生活、工作环境潮湿者可使用除湿器，处于寒冷环境应增加衣物保暖，尤其注意保持手腕、足腕部温暖，户外骑行等运动应对腕部进行保护，避免冷风吹袭。

2. 饮食调养

饮食注意寒温适宜，可适当多吃温性的食物，如生姜、花椒等。应避免生冷饮食。如果此时外感寒湿，有怕冷、发热、四肢沉重、头目昏沉等表现，可以用生姜煮姜汤服用（生姜不需要去皮），服用后应盖被子微微发汗。

3. 情志调养

秋冬季节，天气进入肃杀、收藏的阶段，人体受天气影响，情绪不如春天昂扬。因此，需要有意识地调养情志，保持心性平和，不要陷入悲伤、低落的情绪中无法自拔。如果自觉头目昏沉，可适当运动、开窗通风。

4. 运动调养

可保持平素习惯的运动，适当运动即可。如果平时有规律的运动习惯，肢体强健则脾气充实，不易受寒湿影响，脾阳也不易受损。如果精神困倦影响日常生活，建议及时就医。

5. 中药建议

此时浮肿，合参此时五运六气的情况建议使用生姜、茯苓皮，这两味药可助脾运化水湿，水湿除则浮肿易消。

6. 穴位建议

关元穴每日进行悬灸 15 分钟，以皮肤可以耐受为宜；太溪穴、阴陵泉穴每日按揉 15 分钟，以酸胀为度。

四、现代医学的认识

浮肿，即现代医学的“水肿”，是一种症状，可见于急慢性肾炎、肾病综合征、继发性肾小球疾病等疾病，本周以肾病综合征为例进行介绍。

肾病综合征是因多种疾病和不同病因、病理损伤所致的一组临床综合征，包括大量蛋白尿（尿蛋白＞ 3.5g/d）、低蛋白血症（血清白蛋白＜ 30g/L）、高度水肿及高脂血症。

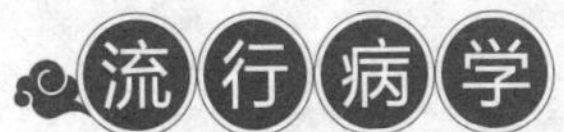

1. 微小病变型肾病

男性多于女性，占儿童原发性肾病综合征的 80% ～ 90%。

2．系膜增生性肾小球肾炎

在我国发病率约占原发性肾病综合征的30%，以青少年多见，男性多见。

3．局灶性和（或）节段性肾小球硬化

青少年多见，男性多于女性。

4．膜性肾病

好发于中老年，男性多见，发病高峰多在50～60岁。

5．膜增生性肾小球肾炎

好发于青少年，无明显性别差异。

临床分型及主要表现

1．微小病变型肾病

成人中60岁以上的患者高血压和肾功能损害较为多见，约15%的患者伴有镜下血尿，一般无持续性高血压及肾功能减退。

2．系膜增生性肾小球肾炎

约50%的患者起病前有上呼吸道感染等前驱感染症状，部分患者起病隐匿，临床主要表现为蛋白尿或（和）血尿，约30%的患者表现为肾病综合征。随肾脏病变程度由轻至重，肾功能不全及高血压的发生率逐渐增加。

3．局灶性和（或）节段性肾小球硬化

起病多隐匿，部分患者由微小病变型肾病转变而来。50%～75%的患者以大量蛋白尿及肾病综合征为主要临床特点，约3/4的患者伴血尿，部分为肉眼血尿，约半数患者有高血压，约30%的患者有肾功能损害。

4．膜性肾病

本病起病较隐匿，常以不明原因的水肿就诊，大量蛋白尿多见，70%～80%的患者表现为肾病综合征，约30%的患者伴有镜下血尿，一般无肉眼血尿，常于发病5～10年后出现肾功能不全，易并发血栓栓塞，肾静脉血栓发生率高达40%～50%。因此，该型患者如有突发性腰痛或腹痛，伴血尿、蛋白尿加重及肾功能不全，应考虑肾静脉血栓形成；如突发胸痛、呼吸困难，应考虑肺栓塞。20%～35%的患者的临床表现可在5年内自然缓解；60%～70%的早期患者经糖皮质激素和细胞毒性药物治疗后可达临床缓解；如病情进展，病理变化加重，则疗效较差。本病进展多缓慢，10年肾脏存活率达到80%～90%，明显较西方国家预后好。

5．膜增生性肾小球肾炎

1/4～1/3的患者常合并上呼吸道的前驱感染病史，表现为急性肾炎综合征，

50% ～ 60% 的患者表现为肾病综合征，几乎所有患者均有血尿，少数为发作性肉眼血尿，其余少数患者表现为无症状性血尿和蛋白尿，肾功能不全、高血压及贫血出现早，常呈持续进行性发展。50% ～ 70% 的患者血清 C3 持续降低，对诊断本病有重要意义。

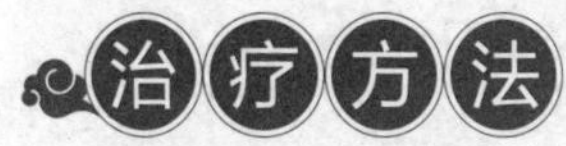
治疗方法

主要介绍一些常用的药物治疗方法。

1．糖皮质激素

糖皮质激素较大剂量时可抑制 B 细胞产生抗体，并促进抗体的分解，从而抑制体液免疫反应；较小剂量时即可抑制磷脂酶的活性，从而减轻炎症反应。此外，糖皮质激素还通过抑制醛固酮和抗利尿激素分泌，影响肾小球基底膜通透性等综合作用而发挥利尿、消除尿蛋白的疗效。糖皮质激素对膜增生性肾小球肾炎无效。口服药常用泼尼松及泼尼松龙。

2．细胞毒性药物

细胞毒性药物对“激素依赖型”或“激素无效型”的患者均适用，可协同糖皮质激素治疗。一般不作为首选或单独的治疗药物。环磷酰胺是最常用的细胞毒性药物。

3．钙调磷酸酶抑制剂

钙调磷酸酶抑制剂适用于糖皮质激素无效及糖皮质激素依赖型肾病综合征患者。常用药物有环孢素，用于治疗糖皮质激素及细胞毒性药物无效的难治性肾病综合征。

4．霉酚酸酯

霉酚酸酯主要用于Ⅳ型狼疮性肾炎，也可用于糖皮质激素耐药和复发的肾病综合征患者。

5．来氟米特

不建议作为初次治疗药物，但对于烷化剂和钙调磷酸酶抑制剂有禁忌证或抵抗时可使用。

第42周 喘证

一、本周历法解析

公历	2025年 11月17日	2025年 11月18日	2025年 11月19日	2025年 11月20日	2025年 11月21日	2025年 11月22日	2025年 11月23日
农历	蛇年九月 廿八	蛇年九月 廿九	蛇年九月 三十	蛇年十月 初一	蛇年十月 初二	蛇年十月 初三	蛇年十月 初四
干支历	乙巳年 丁亥月 庚寅日	乙巳年 丁亥月 辛卯日	乙巳年 丁亥月 壬辰日	乙巳年 丁亥月 癸巳日	乙巳年 丁亥月 甲午日	乙巳年 丁亥月 乙未日	乙巳年 丁亥月 丙申日

本周节气：立冬第二、三候，小雪第一候。立冬第二候地始冻，第三候雉入大水为蜃，“雉”指大鸟，“蜃”为大蛤，立冬后大鸟几乎销声匿迹了，而在海边却可以看到外壳与大鸟的线条及颜色相似的大蛤，古人认为雉到立冬后变成大蛤了。小雪第一候，虹藏不见，古人认为小雪之后，虹不收藏为阴阳动乱、阴不闭藏的表现。

运气分析：本周的六气处于乙巳年五之气，主气为阳明燥金，客气为太阴湿土；岁运是金运不及；五运处于终之运，主运为太水、客运为少土，寒气日盛，此时北方地区已经可以结冰，自然界的动物、植物都进入蛰藏的状态。

本周病症：喘证。

病证分析：肺司呼吸，肺气宣降正常则呼吸顺畅。受五运六气影响，本周寒气较盛。中医认为肺为娇脏，且为贮痰之器，皮毛为肺之合，外来寒气经皮毛侵袭于肺，若平素肺中内蕴寒痰，与外来寒气相合，干于肺系，则会诱发咳喘。有慢性支气管炎病史者尤需注意，若病久体弱，肾气不纳，则会导致喘息加重。

二、中医学有关辨识

中医学理论中，喘证是一种疾病。喘证是以呼吸困难，短促急迫，甚至张口抬肩，鼻翼煽动，不能平卧为主症的疾病。

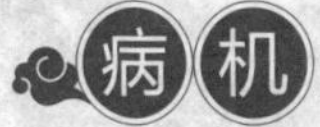

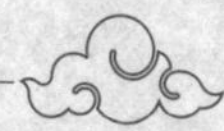

喘证的基本病机为肺气上逆，宣降失职，或气无所主，肾失摄纳。病位主要在肺和肾，但与肝脾有关，甚则及心。喘证的病理性质有虚实之分。实喘在肺，为外邪、痰浊、肝郁气逆，邪壅肺气，宣降不利所致；虚喘责之肺、肾两脏，因阳气不足，阴精亏耗，而致肺肾出纳失常，尤以气虚为主。

证治分类

1．实喘

（1）风寒壅肺

临床表现：喘息咳逆，呼吸急促，胸部胀闷，痰多色白清稀；常伴恶寒无汗，头痛鼻塞，或有发热，口不渴；舌苔薄白而滑，脉浮紧。

证机概要：风寒上受，内舍于肺，邪实气壅，肺气不宣。

治法：宣肺散寒。

代表方：麻黄汤合华盖散加减。

（2）表寒肺热

临床表现：喘逆上气，息粗鼻煽，胸胀或痛，咳而不爽，吐痰稠黏；伴形寒，身热，烦闷，身痛，有汗或无汗，口渴；舌质红，苔薄白或黄，脉浮数或滑。

证机概要：寒邪束表，热郁于肺，肺气上逆。

治法：解表清里，化痰平喘。

代表方：麻杏石甘汤。

（3）痰热郁肺

临床表现：喘咳气涌，胸部胀痛，痰多质黏色黄，或为血痰；伴胸中烦闷，身热有汗，口渴而喜冷饮，面赤咽干，小便赤涩，大便或秘；舌质红，苔黄腻，脉滑数。

证机概要：邪热蕴肺，蒸液成痰，痰热壅滞，肺失清肃。

治法：清热化痰，宣肺平喘。

代表方：桑白皮汤。

（4）痰浊阻肺

临床表现：喘咳痰鸣，胸中满闷，甚则胸盈（满）仰息，痰多黏腻色白，咳吐不利，呕恶纳呆，口黏不渴；舌质淡，苔白腻，脉滑或濡。

证机概要：中阳不运，积湿生痰，痰浊壅肺，肺失肃降。

治法：祛痰降逆，宣肺平喘。

代表方：二陈汤合三子养亲汤加减。

（5）肺气郁痹

临床表现：每遇情志刺激而诱发，突然呼吸短促，息粗气憋，胸胁闷痛，咽中如窒，喉中痰鸣不著；平素多忧思抑郁，或失眠心悸，或心烦易怒，面红目赤；舌质红，苔薄白或黄，脉弦。

证机概要：肝气郁结，气逆犯肺，肺失宣降。

治法：开郁降气平喘。

代表方：五磨饮子。

2．虚喘

（1）肺气虚耗

临床表现：喘促短气，气怯声低，喉有鼾声，咳声低弱，痰吐稀薄，自汗畏风；或咳呛，痰少质黏，烦热口干，咽喉不利，面颧潮红；舌质淡红，或舌红少苔，脉软弱或细数。

证机概要：肺气亏虚，气失所主，或肺阴亦虚，虚火上炎，肺失清肃。

治法：补肺益气。

代表方：生脉散合补肺汤加减。

（2）肾虚不纳

临床表现：喘促日久，动则喘甚，呼多吸少，气不得续，形瘦神惫，跗（脚背）肿，汗出肢冷，面青唇紫；或见喘咳，面红烦躁，口咽干燥，足冷，汗出如油；舌质淡，苔白或黑润，或舌红少津，脉沉弱或细数。

证机概要：肺病及肾，肺肾俱虚，肾不纳气。

治法：补肾纳气。

代表方：金匮肾气丸合人参蛤蚧散加减。

（3）正虚喘脱

临床表现：喘逆剧甚，张口抬肩，鼻翼煽动，不能平卧，稍动则咳喘欲绝；或有痰鸣，心悸烦躁，四肢厥冷，面青唇紫，汗出如珠；脉浮大无根，或脉微欲绝。

证机概要：肺气欲绝，心肾阳衰，气失所主。

治法：扶阳固脱，镇摄肾气。

代表方：参附汤送服黑锡丹。

三、调养与防治常规建议

本周高发的喘证包含了虚喘以及风寒壅肺、痰浊阻肺型实喘，在日常生活中可以从以下几个方面进行调养防治。

1. 起居调养

注意防寒保暖，外邪入侵是喘证病情加重的重要因素，防寒保暖可隔绝寒气侵袭皮毛；吸烟、空气污染与冷空气刺激也是喘证发病的原因，因此改善环境卫生，本人戒烟并劝诫家人戒烟，在空气质量不佳、冷空气刺激的环境佩戴口罩十分必要。

2. 饮食调养

注意饮食清淡，避免生冷、黏腻饮食。中医认为肺与脾同属太阴，二者联系密切、互相影响，且脾为生痰之源、肺为贮痰之器。生冷、黏腻饮食不利于脾胃运化，脾失健运则痰浊内生，会加重咳痰、咳喘。

3. 运动调养

注意劳逸结合，并以静养为主。喘证的患者适合低强度的运动，例如适当散步、太极拳、八段锦。心肺功能不全者，运动强度稍大即容易喘息加重、气促明显，护理不当，甚者容易进展为肺源性心脏病，预后不良。

4. 情志调养

注意调畅情志，喘证属于慢性疾病，长期患病影响正常生活作息，对于年长的患者，脏腑功能逐年减退，难免对患者心情产生影响，容易出现低落情绪，消极的情绪会影响气血的运行，不利于痰湿的布散，从而影响病情。

5. 中药建议

三子养亲汤。三子养亲汤本身为祛痰剂，方中三味药的药性均较为平和，对于老年患者多有脾胃运化功能减弱、大肠传导功能不足而排便困难的情况，本方亦有作用。

6. 穴位建议

肺俞穴、风门穴可以热敷，如果是老年患者，皮肤温觉感受不灵敏，应注意避免低温烫伤。足三里穴、丰隆穴每日按揉 15 分钟，以酸胀为度。

四、现代医学的认识

喘是现代医学肺炎、慢性支气管炎、慢性阻塞性肺疾病、肺源性心脏病、心源性哮喘等疾病的常见临床表现，本周以慢性支气管炎为例进行介绍。

慢性支气管炎是指气管、支气管黏膜及其周围组织的慢性非特异性炎症，临床上以慢性反复发作性的咳嗽、咳痰或伴有喘息为特征，发作时间每年不少于 3

个月，连续发作不少于 2 年。

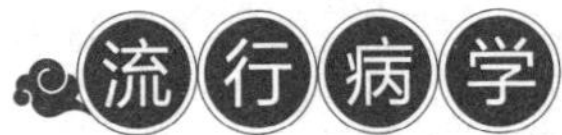

流行病学

本病吸烟者的患病率高达 10% ～ 20%，远高于不吸烟者；北方患病率高于南方，大气污染严重的工矿地区患病率高于一般地区。

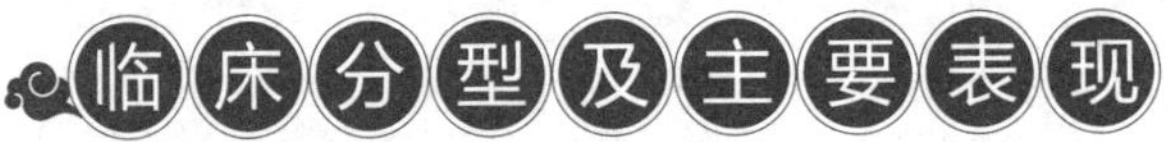

临床分型及主要表现

1．临床分型

（1）单纯型：主要表现为反复咳嗽、咳痰，不伴有喘息。

（2）喘息型：除有咳嗽、咳痰外，尚伴有喘息、哮鸣音，喘鸣在阵发性咳嗽时加剧，睡眠时明显。

2．主要表现

根据病情进展，本病分为 3 期。

（1）急性发作期：此期患者在 1 周内出现脓性或黏液脓性痰，痰量明显增加，或伴有发热等炎症表现，或"咳""痰""喘"等症状任何一项明显加剧。

（2）慢性迁延期：此期患者有不同程度的"咳""痰""喘"症状，迁延 1 个月以上。

（3）临床缓解期：此期患者经过治疗或临床缓解，症状基本消失或偶有轻微咳嗽，少量咳痰，保持 2 个月以上。

治疗方法

1．控制感染

控制感染是急性发作期患者的关键性治疗措施。抗生素的选择应根据感染的主要致病菌及感染的严重程度，结合患者以往的抗生素用药史，必要时可进行药物敏感试验。常用的抗生素有氨苄西林、阿莫西林、头孢菌素类、喹诺酮类和新大环内酯类等。

2．祛痰、止咳

祛痰、止咳药物可用盐酸氨溴索或溴己新、复方甘草合剂等，均有一定的祛痰作用。除少数刺激性干咳外，一般不宜单纯使用镇咳药物，以免影响痰液排出，抑制呼吸中枢，加重呼吸道阻塞，使病情加重。

3．解痉、平喘

解痉、平喘药物可扩张支气管平滑肌，改善症状，尤其适用于喘息型慢性支气管炎患者。气喘者常选用解痉平喘药物，如氨茶碱、特布他林、沙丁胺醇、复方氯喘片等。如支气管扩张剂使用后效果不明显，气道仍有持续阻塞，必要时可使用适量的糖皮质激素。

4．气雾疗法

常用吸入型支气管扩张剂有特布他林、沙丁胺醇或异丙托溴铵；用超声雾化吸入，可稀释气管内的分泌物，有利于排痰。

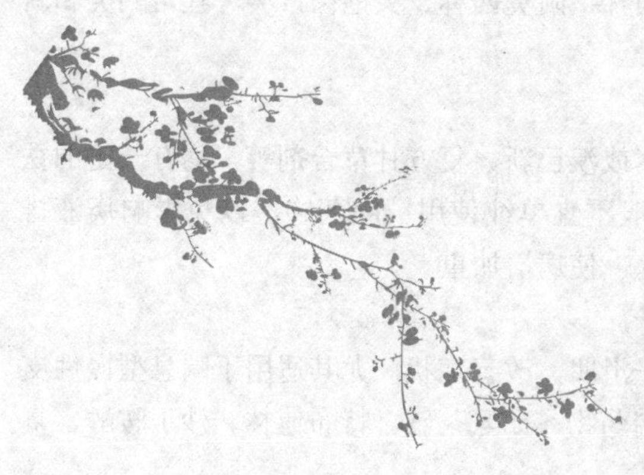

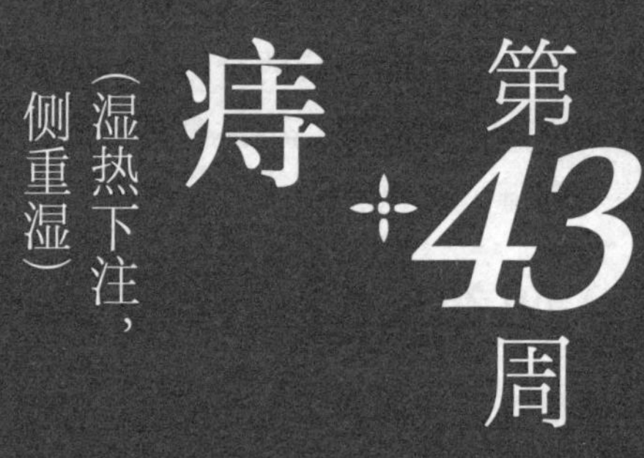

一、本周历法解析

公历	2025年11月24日	2025年11月25日	2025年11月26日	2025年11月27日	2025年11月28日	2025年11月29日	2025年11月30日
农历	蛇年十月初五	蛇年十月初六	蛇年十月初七	蛇年十月初八	蛇年十月初九	蛇年十月初十	蛇年十月十一
干支历	乙巳年丁亥月丁酉日	乙巳年丁亥月戊戌日	乙巳年丁亥月己亥日	乙巳年丁亥月庚子日	乙巳年丁亥月辛丑日	乙巳年丁亥月壬寅日	乙巳年丁亥月癸卯日

本周节气：小雪节气第一、二候。小雪第一候虹藏不见，第二候天气上升、地气下降。此时阳气上升，阴气下沉，阴阳不交，万物沉寂。

运气分析：本周处于乙巳年终之气，主气为太阳寒水，客气为少阳相火，岁运是金运不及，受五运六气的影响寒气强盛，体感冷湿，日常饮食易偏好温燥的食物。

本周病症：痔（湿热下注，侧重湿）。

病证分析：进入小雪，许多人有进补鸡肉、牛肉、羊肉的习惯，饮食温燥、不节制，过多食用肥腻厚味，或大量饮用烈酒，嗜食辛辣之品，加之客气相火的扰动，致使燥热或湿热内生，下迫大肠，经络阻滞，邪热与瘀血结滞郁积而成痔，且易出现痔疮出血。平素有长期的便秘（如厕不专心）、久坐不动、长期卧床等诸多不良习惯者出现痔的可能性大大增加。

二、中医学有关辨识

同第3周痔（湿热下注，侧重热）的“二、中医学有关辨识”的内容。

需要注意的是，中医临床时要注意分清证候，中医辨证分类中的证型可以单独出现，也可以两个或两个以上同时出现，还有可能在同一患者的病程中先后出现。本周重点提醒湿热下注型痔，其中湿更明显，因此更容易发为混合痔，治疗应清热利湿，侧重祛湿。

三、调养与防治常规建议

本周高发的痔属于湿热下注，但侧重于湿，在日常生活中可以从以下几个方面进行调养防治。

1．起居调养

减少、避免不良如厕习惯（如厕的时候读书、看报或者玩手机延长排便时间），以及久坐久卧。现代医学认为，长时间久坐久站会导致腹部的血流速度减慢，血液循环受到阻碍，直肠静脉丛容易发生曲张，导致血液淤积，形成静脉团；中医学认为久卧伤气、久坐伤肉，其中的“伤肉”其实是伤脾，脾虚生湿，久则气滞血瘀，瘀阻魄门，形成痔。

2．饮食调养

饮食清淡、规律。日常饮食可以增加根茎类食物（土豆、红薯、花生等）的食用，有助于健脾祛湿；适当补充粗纤维食物，减少精细食物的摄入。注意少吃温燥辛辣刺激的食物，冬季牛羊肉尤甚。饮食过多过饱，喜食肥腻食物，或大量饮酒，吃姜、蒜、辣椒等刺激性食物易生湿热，积于肛门，影响肛门气血的运行，不通则痛。

3．情志调养

中医重视七情致病，如过喜伤心、过怒伤肝等。保持情绪平和，心情调达，百病皆无。若情志不畅，则气机阻滞，会导致肠络受损，结集成块诱发痔。

4．中成药建议

内服槐角丸，其功效为清肠疏风、凉血止血。外涂马应龙麝香痔疮膏，其功效为清热燥湿、活血消肿、祛腐生肌，适用于血热妄行所致的痔。

5．穴位建议

每晚 9 点左右，点按长强穴、承山穴和足三里穴，每个穴位各 5 分钟。

四、现代医学的认识

同第 3 周痔（湿热下注，侧重热）的“四、现代医学的认识”的内容。

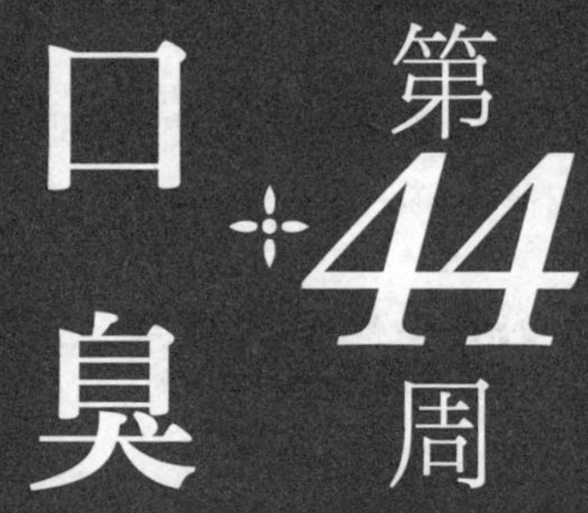

第44周 口臭

冬

一、本周历法解析

公历	2025年12月1日	2025年12月2日	2025年12月3日	2025年12月4日	2025年12月5日	2025年12月6日	2025年12月7日
农历	蛇年十月十二	蛇年十月十三	蛇年十月十四	蛇年十月十五	蛇年十月十六	蛇年十月十七	蛇年十月十八
干支历	乙巳年丁亥月甲辰日	乙巳年丁亥月乙巳日	乙巳年丁亥月丙午日	乙巳年丁亥月丁未日	乙巳年丁亥月戊申日	乙巳年丁亥月己酉日	乙巳年戊子月庚戌日

本周节气：小雪节气第二、三候。小雪第二候天气上升、地气下降，第三候闭塞而成冬。此时天气日益寒冷，阴阳不交，不能化生万物。

运气分析：本周处于乙巳年终之气，主气为太阳寒水，客气为少阳相火，岁运是金运不及，受五运六气的影响寒气强盛，体感冷湿，日常饮食多温燥。

本周病症：口臭。

病证分析：外界寒湿强盛，四肢不温，加上冬季温补的饮食习惯，人们多食温燥或辛辣之物。饮食不节制，积于肠胃，导致气机阻塞，食积久而化腐化热，邪热犯脾，导致脾胃运化失常，腐热之气上出于口，而出现口臭。

二、中医学有关辨识

口臭指口内出气臭秽，是某些口腔疾病（如口糜、口疮、龋齿）、鼻咽喉疾病（如鼻渊、乳蛾）和其他病证（如肺痈、胃火、积滞）所致的一个症状，亦可由进食特殊气味的食物所致。

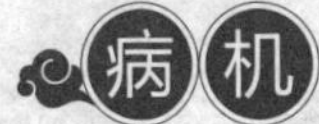

病机

口臭多是由于饮食不节制，酒食热毒蕴积化热，或劳倦思虑伤脾，郁怒伤肝，气郁化火等；或由于外感邪热内传阳明而成胃热，或内伤致胃气郁滞化火而成胃热。

证治分类

1．脾胃积热证

临床表现：口内出气臭哕，或有口糜口疮，或有牙痛龈肿，或有胃痛、腹痛而口渴便秘，烦躁失眠；舌红苔黄厚，脉滑数。

证机概要：食积不化，气机阻塞，郁而化热。

治法：清泻脾胃积热。

代表方：三黄泻心汤。

2．肺热口臭

临床表现：口内出气臭秽，或有鼻塞喉痛，或有鼻渊不闻香臭，或有咳喘、肺痈，口渴；舌红，苔黄白，寸脉滑大。

证机概要：热蕴肺络，腐臭上冲。

治法：清肺泻火。

代表方：泻白散。

3．食滞口臭

临床表现：口内出气酸腐，嗳气厌食，脘痞腹胀，大便秘结或秽臭不爽；舌苔厚腻或垢，脉滑实。

证机概要：过饱伤胃，食积不化。

治法：消积化食。

代表方：保和丸。

三、调养与防治常规建议

本周高发的口臭属于脾胃积热，在日常生活中可以从以下几个方面进行调养防治。

1．起居调养

保持饭后漱口刷牙的习惯，注意牙缝中食物残渣的清洁，可定期用丁香、佩兰泡水饮用或作为漱口水，保持口腔清洁。饭后避免直接卧床或久坐，可进行散步等低强度活动促进胃肠消化，避免食积引起口臭。

2．饮食调养

注意饮食适量，清淡、规律饮食，日常生活中可以增加清润的食物，如莲藕水鸭汤、燕窝银耳羹等清热养胃。同时还需戒烟限酒，因为吸烟和饮酒会刺激口腔黏膜、加重胃肠负担，引起口臭。应注意减少肥甘厚腻食物的摄入。口臭者，由于食积导致气机升降失常，饭宜七分饱，不可吃太胀。

3．预防检查

日常可经常观察牙齿外观，自查口腔气味，并定期去口腔科进行口腔检查，及时发现和治疗口腔疾病，如牙周病、龋齿等，这些疾病都可能导致口臭。

4．代茶饮建议

经常饮酒的口臭患者，可用葛花、枳椇子煎服；进食韭、蒜之口臭，可用清茶送服连翘末 6g，或嚼黑枣数枚；进食其他食物之口臭，可通用丁香或佩兰，或香薷，或细辛，单味煎水含漱以辟秽，或用丁香含服。日常饮茶可以黑茶为主，消食化积、降脂祛浊，有助于减少口臭的发生。

5．中成药建议

保和丸：功效为消食、导滞、和胃，适用于食积停滞，表现为脘腹胀满、嗳腐吞酸、不欲饮食者。

6．穴位建议

按压刺激内庭穴、侠溪穴，每日 5 ～ 10 分钟，以酸胀为度。

四、现代医学的认识

根据现代医学的理论，口臭是一种症状，可见于多种疾病。本周的口臭多见于现代医学的慢性胃炎（Hp 感染导致）的患者。慢性胃炎是由各种病因引起的胃黏膜慢性炎症。慢性胃炎临床多见，其患病率随年龄增长而增加，Hp 感染是最常见原因。约 10% 的患者出现上腹不适、嗳气、早饱、腹胀、上腹痛等消化不良的症状。

流行病学

全球约 44.3% 的人口感染 Hp，其中高达 99.4% 的 Hp 感染者可进一步发展为慢性胃炎。我国 Hp 的感染率为 40.6% ～ 55.8%。

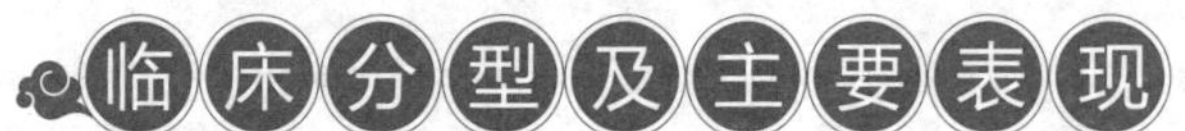

1．慢性萎缩性胃炎

慢性萎缩性胃炎是胃黏膜上皮反复遭受损害，导致固有腺体减少，伴或不伴有纤维替代、肠腺化生等情况的疾病。多数患者无明显不适，也可出现不同程度的上腹隐痛、反酸、食欲减退等症状。

2．慢性浅表性胃炎

胃黏膜在细菌、不洁食物的刺激下发生非萎缩性、慢性炎症时，可导致不同程度的胃肠不适，如恶心、呕吐、餐后饱腹等。若未及时治疗，可能会进展为慢性萎缩性胃炎、胃溃疡等疾病。

3．特殊类型胃炎

特殊类型胃炎可能与 Hp 感染、肝胆疾病等有关，胃黏膜发生慢性、炎症性改变，胃黏膜持续存在充血、水肿、糜烂等异常，可表现为胃胀、呕吐、反酸等不适。

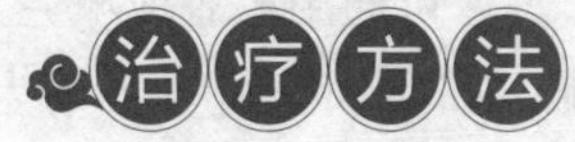

主要介绍药物治疗的方法。

1．根除 Hp

目前推荐四联疗法。四联疗法的组成包括一种质子泵抑制剂、一种铋剂和两种抗生素。抗生素包括阿莫西林、克拉霉素、呋喃唑酮、甲硝唑（或替硝唑）、某些喹诺酮类（如左氧氟沙星）等。四联疗法的疗程为 10 ～ 14 天。

2．对症治疗

消化不良症状与慢性胃炎之间并不存在明确的关系，对症治疗属于功能性消化不良的经验性治疗，抑酸或抗酸药、胃肠促动药、胃黏膜保护药、中药等均可使用。有恶性贫血时注射维生素 B_{12}，可纠正贫血。

第45周 肩颈痛

冬

一、本周历法解析

公历	2025年12月8日	2025年12月9日	2025年12月10日	2025年12月11日	2025年12月12日	2025年12月13日	2025年12月14日
农历	蛇年十月十九	蛇年十月二十	蛇年十月廿一	蛇年十月廿二	蛇年十月廿三	蛇年十月廿四	蛇年十月廿五
干支历	乙巳年 戊子月 辛亥日	乙巳年 戊子月 壬子日	乙巳年 戊子月 癸丑日	乙巳年 戊子月 甲寅日	乙巳年 戊子月 乙卯日	乙巳年 戊子月 丙辰日	乙巳年 戊子月 丁巳日

本周节气：大雪节气第一、二候。大雪第一候鹖旦不鸣，鹖旦是一种寒号鸟，到了大雪节气，天气寒冷，寒号鸟也不再鸣叫了。这表示天气已经非常寒冷，连寒号鸟这种习惯在寒冷中鸣叫的鸟类也停止了叫声。大雪第二候虎始交，在大雪节气，尽管天气寒冷，但老虎开始有求偶行为。说明即使在寒冷的气候下，生物的本能行为依然会驱使它们进行繁殖活动。

运气分析：本周处于乙巳年终之气，主气为太阳寒水，客气为少阳相火，岁运是金运不及，受五运六气及进入大雪节气的影响，寒湿较为强盛，阻滞经络，则易出现阳气不振的状态。

本周病症：肩颈痛。

病证分析：肩颈为人体的重要关节部位，承担着支撑头部和连接上肢的功能。受主气太阳寒水的影响，阳气难以振奋；同时进入大雪节气后，外界寒湿亦较强盛，容易导致气血运行不畅，进而引发肩颈痛。寒湿之邪侵袭人体，易使肌肉僵硬，经络受阻，特别是素体阳虚、气血不畅的人群，肩颈痛的症状可能更为明显。此外，长时间的固定姿势工作，如长时间使用电脑、手机等，也会导致肩颈部位的肌肉、韧带等软组织过度紧张，加剧气血不畅，从而引发或加重肩颈痛。

二、中医学有关辨识

肩颈痛是中医学痹证的常见症状。

痹证的中医学辨识同第 4 周肩臂痛的“二、中医学有关辨识”的内容。

三、调养与防治常规建议

本周高发的肩颈痛属于风寒湿痹，在日常生活中可以从以下几个方面进行调养防治。

1．情志调养

保持心态平和，避免情绪波动。情绪波动可能导致气血运行不畅，加剧肩颈痛。因此，应注重精神调摄，避免焦虑和压力，保持心情舒畅，这对缓解肩颈痛有积极作用。

2．起居调养

注意居住环境的温、湿度调节，避免潮湿寒冷的环境。寒湿环境容易导致寒湿侵袭人体，寒湿困遏阳气，阳气不振，可加剧肩颈痛。应保持室内温暖干燥，穿着适宜，避免直接吹风。

保持良好的生活习惯，如定时作息，避免长时间保持同一姿势，定期进行肩颈部位的伸展运动。

3．饮食调养

合理饮食，避免寒凉、生冷食物。寒湿体质的人应多吃温阳散寒、健脾利湿的食物，如生姜、大枣、薏苡仁等。同时，减少肥甘厚味的摄入，以防生痰湿，阻滞气机，加重肩颈痛。

4．运动调养

适度进行体育锻炼，如太极拳、瑜伽等温和运动，以促进气血流通，有助于增强阳气。避免剧烈运动，以免过度消耗体力，导致肩颈痛加重。

5．中成药建议

可考虑使用具有温阳散寒功效的中成药，如附子理中丸或金匮肾气丸。

6．穴位建议

大椎穴、肩井穴、足三里穴，每个穴位按摩或艾灸 15 ～ 20 分钟，以感到温热舒适为宜。

四、现代医学的认识

根据现代医学的理论，肩颈痛作为一种常见的症状，多见于颈椎病及肩关节损伤等。本周以颈椎病为例进行介绍。颈椎病是指因颈椎间盘退变及其继发性改变，刺激或压迫相邻脊髓、神经、血管等组织而出现一系列症状和体征的综合征。

流行病学

各地区颈椎病的流行病学调查结果不一，不同性别、不同年龄段、不同职业和地区人群颈椎病的发病率存在差异，但患病率呈现逐年上升的趋势，且有年轻化趋势。

目前认为，有颈椎的退行性变、创伤、劳损、发育异常，骨质疏松症、咽部急慢性感染和炎症，以及长期吸烟、饮酒和生活在寒湿环境中的人群，更易患病。

临床分型及主要表现

关于颈椎病的分型，国内传统上沿用四种基本分型的方法。

1．神经根型颈椎病

此型发病率最高。临床表现开始多为颈肩痛，短期内加重，并向上肢放射。放射痛的范围根据受压神经根不同而表现在相应皮节。皮肤可有麻木、过敏等异常，同时可有上肢肌力下降、手指动作不灵活。

2．脊髓型颈椎病

由于颈椎退变结构压迫脊髓或压迫供应脊髓的血管而出现一系列症状，包括四肢感觉、运动、反射以及二便功能障碍等，为颈椎病最严重的类型。

3．椎动脉型颈椎病

由于颈椎退变机械性压迫因素或颈椎退变所致颈椎节段性不稳定，致使椎动脉遭受压迫或刺激，椎动脉狭窄、迂曲或痉挛造成椎-基底动脉供血不全，出现头晕、恶心、耳鸣、偏头痛等症状，或转动颈椎时突发眩晕而摔倒。此外，还可出现心悸、心律失常、胃肠功能减退等自主神经症状。

4．交感型颈椎病

患者可表现为颈项痛、头痛、头晕；面部或躯干麻木发凉，痛觉迟钝；心悸、心律失常；亦可有耳鸣、听力减退，或诉记忆力减退、失眠等症状。

治疗方法

1．非手术治疗

非手术治疗方法包括颈椎牵引、颈部制动、颈部理疗、改善不良工作体位和睡眠姿势、调整枕头高度等方法。

此外，常配合应用非甾体抗炎药和肌肉松弛剂、神经营养药等。

2. 手术治疗

适应证：神经根性疼痛剧烈，保守治疗无效；脊髓或神经根明显受压，伴有神经功能障碍；症状虽然不甚严重但保守治疗半年无效，或影响正常生活和工作者。

常用手术方法：颈椎前路减压融合术、后路减压术。

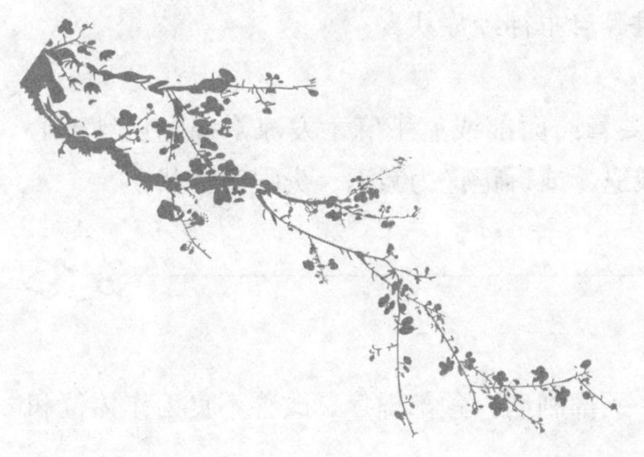

第46周 胃肠型感冒

冬

一、本周历法解析

公历	2025年12月15日	2025年12月16日	2025年12月17日	2025年12月18日	2025年12月19日	2025年12月20日	2025年12月21日
农历	蛇年十月廿六	蛇年十月廿七	蛇年十月廿八	蛇年十月廿九	蛇年十月三十	蛇年冬月初一	蛇年冬月初二
干支历	乙巳年 戊子月 戊午日	乙巳年 戊子月 己未日	乙巳年 戊子月 庚申日	乙巳年 戊子月 辛酉日	乙巳年 戊子月 壬戌日	乙巳年 戊子月 癸亥日	乙巳年 戊子月 甲子日

本周节气：大雪节气第二、三候。大雪第二候虎始交，在大雪节气，尽管天气寒冷，但老虎开始有求偶行为。大雪第三候荔挺出，“荔挺”是一种兰草，它在大雪节气中能感受到阳气的萌动，开始抽出新芽。这一现象象征着即使在寒冷的冬季，自然界中的生命也在悄然准备着春天的到来，预示着生命力的顽强和季节更迭的循环。

运气分析：本周处于乙巳年终之气，主气为太阳寒水，客气为少阳相火，岁运是金运不及，受五运六气及进入大雪节气第二、三候的影响，外感寒湿较为强盛，再加上如果保暖不及，影响中焦气机，则易出现胃肠型感冒。

本周病症：胃肠型感冒。

病证分析：根据中医理论，脾胃为后天之本，承担着消化吸收和转化水谷精微的功能。在特定的气候条件下，受到主气太阳寒水的影响，人体的阳气可能难以振奋，导致脾胃功能减弱。进入大雪节气后，外界的寒湿之气较为强盛，会进一步影响脾胃的气血运行，造成气血不畅。寒湿之邪侵袭人体，容易使脾胃升降失调，经络受阻，尤其是素体阳虚、脾胃功能较弱的人群，胃肠型感冒的症状可能更为明显。同时不良的饮食习惯，如暴饮暴食、过食寒凉食物，也可导致胃肠功能紊乱，加剧气血不畅，从而引发或加重胃肠型感冒的症状。

二、中医学有关辨识

根据《胃肠型感冒诊断与疗效评价专家共识》，胃肠型感冒是由风、寒、暑、湿等外邪侵袭肌表和消化系统导致的以恶心或呕吐、腹泻、恶寒或恶风、发热为主要症状的疾病，是一种自限性的疾病，主要是由病毒感染引起的胃肠功能紊乱。

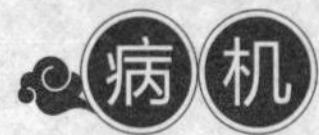
病机

胃肠型感冒多为感受风、寒、暑、湿等邪袭肺卫，脾胃、大肠运化传导功能失常。外邪袭表，肺卫失调，卫气不固，则出现恶寒、恶风、发热等症状；表邪由表入里，侵袭脾胃、大肠，或直入脾胃、大肠，导致脾胃运化失司，升降失常，胃失和降，胃气上逆，则出现恶心、呕吐；大肠传导失司，清浊不分则出现腹泻。总之，表邪侵袭肌表，肺卫失调；表邪入里或直入脾胃、大肠，脾失健运，胃失和降，大肠传导失司为本病基本病机。本病病位在肺、胃、肠，与脾关系密切。

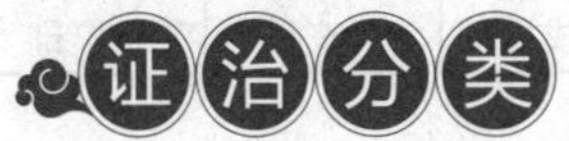
证治分类

1．风寒犯胃证

临床表现：突然呕吐，频频泛恶，胸脘满闷，腹泻，或心中懊侬，伴有恶寒、发热、头身疼痛；舌苔白腻，脉濡。

证机概要：风寒犯胃，中焦气滞，浊气上逆。

治法：疏邪解表，化浊和中。

代表方：藿香正气散。

2．暑湿伤胃证

临床表现：发热，微恶风，肢体困重或酸痛，胸闷脘痞，食少纳呆，腹泻，小便短赤；舌苔白腻或黄腻，脉濡数。

证机概要：外感暑湿，胃肠失和。

治法：清暑祛湿解表。

代表方：新加香薷饮加减。

三、调养与防治常规建议

本周高发的胃肠型感冒属于风寒犯胃。在日常生活中可以从以下几个方面进行调养防治。

1．情志调养

保持心态平和，避免情绪波动。情绪波动可能导致脾胃功能紊乱，加剧胃肠不适。因此，应注重精神调摄，避免焦虑和压力，保持心情舒畅，对缓解胃肠型感冒有积极作用。

2．起居调养

注意居住环境的温湿度调节，避免潮湿寒冷的环境。寒湿环境容易侵袭人体，导致脾胃阳气受损，胃肠不适加剧。应保持室内温暖干燥，穿着适宜，避免直接吹风。

保持良好的生活习惯，如定时作息，避免长时间保持同一姿势，定期进行腹部的温和按摩，促进胃肠蠕动。

3．饮食调养

合理饮食，避免寒凉、生冷食物。胃肠型感冒患者应多吃温中散寒、健脾化湿的食物，如生姜、大枣、薏苡仁、山楂等。同时，减少肥甘厚味的摄入，以防生痰湿，加重胃肠不适。

4．运动调养

适度进行体育锻炼，如散步、太极拳等温和运动，以促进气血流通，有助于增强脾胃阳气。避免剧烈运动，以免过度消耗体力，导致胃肠症状加重。

5．中成药建议

可考虑使用具有温中健脾功效的中成药，如理中丸或附子理中丸。

6．穴位建议

中脘穴、足三里穴、内关穴，每个穴位按摩或艾灸 15 ～ 20 分钟，以感到温热舒适为宜。

四、现代医学的认识

同第 25 周阴暑的“四、现代医学的认识”的内容。

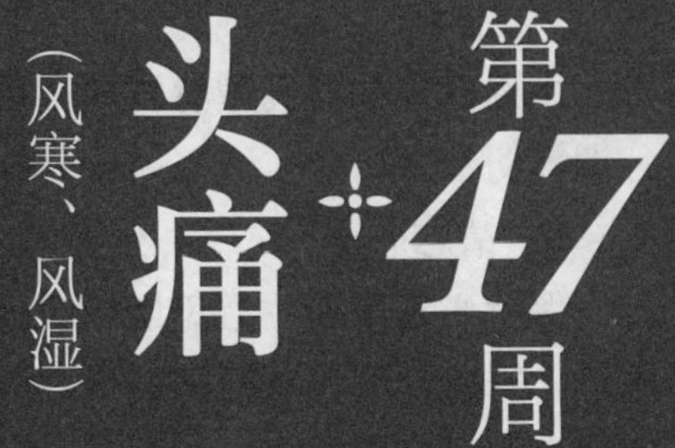

第47周 头痛（风寒、风湿）

一、本周历法解析

公历	2025年12月22日	2025年12月23日	2025年12月24日	2025年12月25日	2025年12月26日	2025年12月27日	2025年12月28日
农历	蛇年冬月初三	蛇年冬月初四	蛇年冬月初五	蛇年冬月初六	蛇年冬月初七	蛇年冬月初八	蛇年冬月初九
干支历	乙巳年 戊子月 乙丑日	乙巳年 戊子月 丙寅日	乙巳年 戊子月 丁卯日	乙巳年 戊子月 戊辰日	乙巳年 戊子月 己巳日	乙巳年 戊子月 庚午日	乙巳年 戊子月 辛未日

本周节气：冬至节气第一、二候。冬至第一候蚯蚓结，蚯蚓是阴曲阳伸的生物，冬至时阴气极盛，蚯蚓在土中蜷缩着身体，形成结状。此时尽管阳气开始生长，但阴气依然十分强盛。冬至第二候麋角解，麋鹿与鹿同科但阴阳属性不同。古人认为麋鹿的角朝后生，属于阴性，冬至时阴气开始衰退，麋鹿感受到这一变化，其角开始脱落，象征着自然界生物的更新向荣。

运气分析：本周处于乙巳年终之气，主气为太阳寒水，客气为少阳相火，岁运是金运不及，受五运六气及进入冬至节气第一、二候的影响，外界气候寒冷，若不慎感受外邪，闭阻经络，气血运行不畅，则易发为头痛之证。

本周病症：头痛（风寒、风湿）。

病证分析：头部为诸阳之会，是阳气最为集中的地方。在寒冷的气候条件下，尤其是受到主气太阳寒水的影响，人体的阳气可能难以振奋，导致头部的气血运行不畅。冬季或气温骤降时，外界的寒邪之气较为强盛，容易侵袭人体，尤其是阳虚体质者，头痛的症状可能更为明显。此外，寒邪侵袭头部，容易导致头部经络气血凝滞，还可出现头重、畏寒等症状。特别是对于平时不注意保暖、偏好寒凉饮食的人群，头痛的症状可能会加重。不良的生活习惯，如长时间暴露在寒风中、洗头后不及时吹干，也可能导致寒邪侵袭头部，引发头痛。

二、中医学有关辨识

同第 10 周头痛（风湿）的“二、中医学有关辨识”的内容。

三、调养与防治常规建议

本周高发的头痛相当于外感头痛中的风寒头痛和风湿头痛，在日常生活中可以从以下几个方面进行调养防治。

1．情志调养

保持心态平和，避免情绪波动。情绪波动可能导致气血运行不畅，加剧头痛症状。因此，应注重精神调摄，避免焦虑和压力，保持心情舒畅，这对缓解头痛有积极作用。

2．起居调养

保持良好的生活习惯，如定时作息，注意居住环境的温、湿度调节，避免寒冷、潮湿的环境。寒冷环境中寒邪容易侵袭人体，导致头部经络受寒，头痛加剧。应保持室内温暖，穿着适宜，尤其注意头部的保暖。定期进行头部和肩颈部的温和按摩，促进经络通畅。

3．饮食调养

合理饮食，避免寒凉、生冷食物。此时头痛的患者应多吃温性食物，如生姜、葱白、胡椒、紫苏、茴香等，以助驱散寒邪、活血通络。同时，减少寒性食物的摄入，如萝卜、西瓜等，以防寒湿内生，加重头痛。

4．运动调养

适度进行体育锻炼，如散步、太极拳等温和运动，以促进气血流通，有助于增强身体阳气。避免剧烈运动后受风寒，导致头痛症状加重。

5．中成药建议

可考虑使用具有疏风止痛功效的中成药，如川芎茶调散。

6．穴位建议

风池穴、合谷穴、足三里穴，每个穴位按摩或艾灸 15 ～ 20 分钟，以感到温热舒适为宜。

四、现代医学的认识

同第 10 周头痛（风湿）的“四、现代医学的认识”的内容。

需要补充的是，本周提醒的头痛除了大致与血压变化、血管通畅度和血液黏度有关以外，还与外界的温度和人体自身代谢率低有关，从这个角度看当属继发性头痛。但从风寒头痛的部位来看，也可出现单侧头痛，排除其他基础疾病的话，也可参考偏头痛进行治疗。

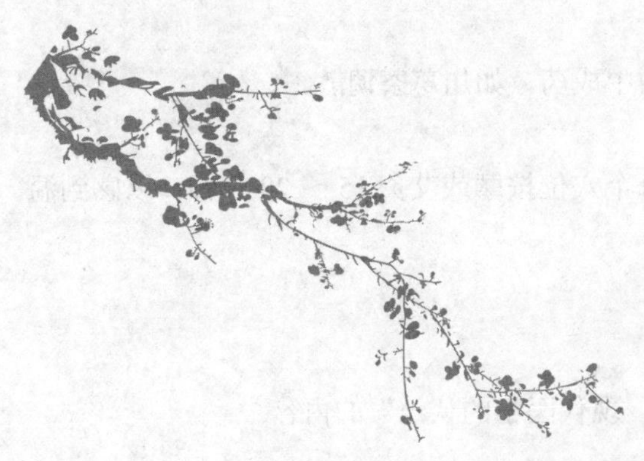

第48周 崩漏

一、本周历法解析

公历	2025年12月29日	2025年12月30日	2025年12月31日	2026年1月1日	2026年1月2日	2026年1月3日	2026年1月4日
农历	蛇年冬月初十	蛇年冬月十一	蛇年冬月十二	蛇年冬月十三	蛇年冬月十四	蛇年冬月十五	蛇年冬月十六
干支历	乙巳年戊子月壬申日	乙巳年戊子月癸酉日	乙巳年戊子月甲戌日	乙巳年戊子月乙亥日	乙巳年戊子月丙子日	乙巳年戊子月丁丑日	乙巳年戊子月戊寅日

本周节气：冬至节气第二、三候。冬至第二候麋角解，麋鹿与鹿同科但阴阳属性不同。古人认为麋的角朝后生，属于阴性，冬至时阴气开始衰退，麋鹿感受到这一变化，其角开始脱落，象征着自然界生物的更新向荣。第三候水泉动，随着阳气的初生，山中的泉水开始在冰层下暗暗流动。这是自然界从寒冷的冬季逐渐过渡到温暖的春季的标志。

运气分析：本周处于乙巳年终之气，主气为太阳寒水，客气为少阳相火，岁运是金运不及，受五运六气及进入冬至节气第二、三候的影响，一阳来复，若平素肾虚，受到阳气扰动，封藏固摄不及则易发为崩漏之证。

本周病症：崩漏。

病证分析：肾为先天之本，内藏元阴元阳，主生长、发育和生殖，与下焦密切相关，承担着调节人体水液代谢及生殖的功能。在生理机能失调的情况下，尤其是肾气不足的影响下，人体的生殖系统可能失去正常的调控。若肾气虚弱，不能固摄冲任，导致冲任不固，可引发崩漏。此外，肾阳不足可能导致身体失于温暖，影响经血的正常运行。

二、中医学有关辨识

崩漏为中医学特有名词，是指经血非时暴下不止或淋漓不尽，前者称为崩中，后者称为漏下，由于崩与漏二者常相互转化，故称为崩漏，是月经周期、经期、经量严重紊乱的月经病。

病机

崩漏的病机在于肾精亏虚导致冲任二脉功能失调。肾精是维持冲任功能的物质基础，肾精充足，冲任得养，血海安宁，月经有序；肾精不足，则冲任失养，血海不宁，导致经血妄行。同时肾阳虚可导致身体失于温暖，影响血液的运行，而肾阴虚则可能导致虚热内生，迫血妄行。无论是肾阳虚还是肾阴虚，最终都可能导致冲任不固，血海失摄，从而引起崩漏。

证治分类

1. 血热证

（1）实热证

临床表现：经血非时暴下，或淋漓不净又时而增多，色深红或鲜红，质稠，或有血块；唇红目赤，烦热口渴，或大便干结，小便黄；舌红苔黄，脉滑数。

证机概要：阳盛血热，实热内蕴，热扰冲任，血海不宁，迫血妄行。

治法：清热凉血，止血调经。

代表方：清热固经汤。

（2）虚热证

临床表现：经血非时而下，量少淋漓，血色鲜红而质稠；心烦潮热，小便黄少，或大便干燥；舌质红，苔薄黄，脉细数。

证机概要：阴虚失守，冲任不固，经血非时而下；阴虚生热，虚热扰血，热迫血行。

治法：养阴清热，止血调经。

代表方：上下相资汤。

2. 肾虚证

（1）肾阴虚证

临床表现：经血非时而下量多或淋漓不净，色鲜红，质稠；头晕耳鸣，腰膝酸软，或心烦；舌质偏红，苔少，脉细数。

证机概要：肾阴亏虚，阴虚失守，封藏失司，冲任不固，经血非时而下。

治法：滋肾益阴，止血调经。

代表方：左归丸去牛膝合二至丸。

（2）肾阳虚证

临床表现：经血非时而下，出血量多或淋漓不净，色淡质清；畏寒肢冷，面色晦暗，腰腿酸软，小便清长；舌质淡，苔薄白，脉沉细。

证机概要：肾阳虚弱，肾气不足，封藏失司，冲任不固，经血非时而下。

治法：温肾固冲，止血调经。

代表方：右归丸去肉桂，加补骨脂、淫羊藿。

3．脾虚证

临床表现：经血非时而下，崩中暴下继而淋漓，血色淡而质薄；气短神疲，面色㿠白，或面浮肢肿，四肢不温；舌质淡，苔薄白，脉弱或沉细。

证机概要：脾虚气陷，统摄无权，经血非时而下。

治法：补气升阳，止血调经。

代表方：举元煎（见月经过多）合安冲汤加炮姜炭。

4．血瘀证

临床表现：经血非时而下，时下时止，或淋漓不净，色紫黑有块；或有小腹不适；舌质紫暗，苔薄白，脉涩或细弦。

证机概要：胞脉瘀滞，旧血不去，新血难安，故经血非时而下。

治法：活血化瘀，止血调经。

代表方：四草汤加三七、蒲黄。

三、调养与防治常规建议

本周高发的崩漏属于肾虚，在日常生活中可以从以下几个方面进行调养防治。

1．情志调养

崩漏患者应注重情志调养，保持心态平和，避免情绪波动。情绪波动可能导致气机失调，影响肾气的正常运行，从而加剧崩漏症状。因此，应避免焦虑和压力，保持心情舒畅，这对缓解崩漏有积极作用。

2．起居调养

应注意保暖，避免寒冷潮湿的环境。寒冷环境容易损伤肾阳，导致肾气不足，崩漏加剧。应保持室内温暖，穿着适宜，尤其是腰腹部和下肢的保暖。保持良好的生活习惯，如定时作息，避免熬夜和过度劳累，避免房劳多产。

3. 饮食调养

合理饮食，避免摄入寒凉、生冷的食物。崩漏患者应多吃温补的食物，如黑芝麻、核桃、桂圆等，以助于补肾温阳，益气养血。同时，减少寒凉性质食物的摄入，以防损伤肾阳，加重崩漏。

4. 运动调养

适度进行体育锻炼，如散步、太极拳等温和舒缓的运动，以促进气血流通，有助于增强肾气。避免剧烈运动后受风寒，以免损伤肾气，导致崩漏症状加重。

5. 中成药建议

可考虑使用具有补肾功效的中成药，如金匮肾气丸或六味地黄丸。

6. 穴位建议

关元穴、三阴交穴、太溪穴，每个穴位按摩或艾灸 15 ～ 20 分钟，以感到温热舒适为宜。

四、现代医学的认识

现代医学中的无排卵性异常子宫出血（排卵障碍性异常子宫出血）可以参考中医学的崩漏进行辨治。

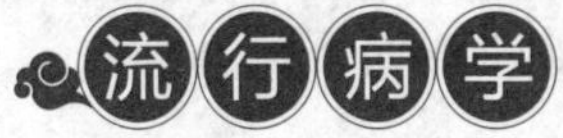

无排卵性异常子宫出血常见于青春期、绝经过渡期，生育期也可发生。

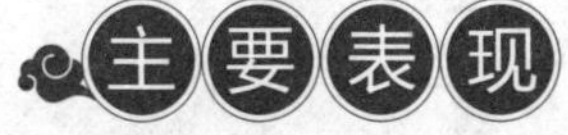

少数无排卵的女性可有规律的月经周期，临床上称“无排卵月经”，但多数无排卵的女性表现为月经紊乱，即失去正常周期和出血自限性，出血间隔长短不一，短者几日，长者数月，常误诊为闭经；出血量多少不一，出血量少者只有点滴出血，多者大量出血，不能自止，易导致贫血或休克。

出血的类型取决于雌激素水平及其下降速度、雌激素对子宫内膜持续作用的时间及子宫内膜的厚度。

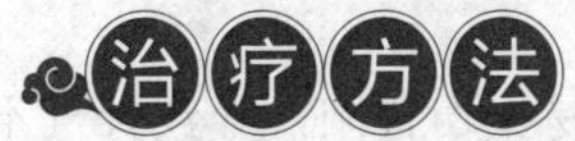

1. 止血

（1）性激素为首选药物，如孕激素、雌激素、复方短效口服避孕药等。

（2）刮宫术。

2．调节周期

止血只是治疗的第一步，几乎所有患者都需要调整周期。

治疗方法包括孕激素、口服避孕药，雌孕激素序贯法，以及左炔诺孕酮宫内缓释系统。

3．促排卵治疗

用于生育期、有生育需求者，尤其是不孕患者。青春期患者不应采用促排卵药物来控制月经周期。

临床常用氯米芬、绒促性腺素、尿促性素进行促排卵治疗。

4．手术治疗

适应证：适用于药物治疗无效、不宜用药、无生育要求并除外子宫内膜恶性病变、子宫内膜不典型增生及子宫内膜复杂性增生过长的患者，尤其是不易随访的年龄较大者，应考虑手术治疗。若刮宫诊断为癌前病变或癌变者，按相关疾病处理。

常用手术治疗方法：子宫内膜切除术、子宫切除术。

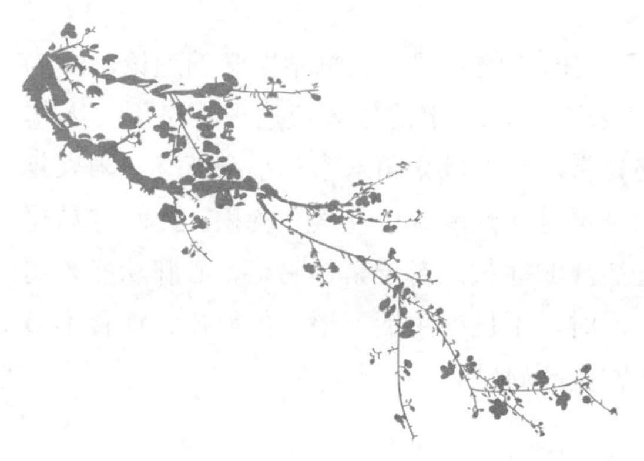

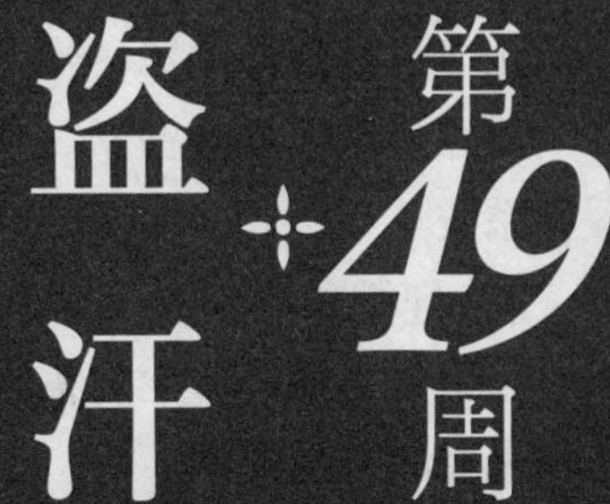

一、本周历法解析

公历	2026年 1月5日	2026年 1月6日	2026年 1月7日	2026年 1月8日	2026年 1月9日	2026年 1月10日	2026年 1月11日
农历	蛇年冬月 十七	蛇年冬月 十八	蛇年冬月 十九	蛇年冬月 二十	蛇年冬月 廿一	蛇年冬月 廿二	蛇年冬月 廿三
干支历	乙巳年 己丑月 己卯日	乙巳年 己丑月 庚辰日	乙巳年 己丑月 辛巳日	乙巳年 己丑月 壬午日	乙巳年 己丑月 癸未日	乙巳年 己丑月 甲申日	乙巳年 己丑月 乙酉日

本周节气：小寒节气第一、二候。小寒第一候雁北乡，第二候鹊始巢。大雁感受到阳气萌动，开始向北迁移，喜鹊感觉到阳气而开始筑巢，准备繁衍后代。

运气分析：本周处于乙巳年终之气，主气为太阳寒水，客气为少阳相火，岁运为金运不及，受五运六气及进入小寒节气第一、二候的影响，一阳来复，又因食积化热，尤其小儿纯阳之体，易出现盗汗之症。

本周病症：盗汗。

病证分析：盗汗是入睡后出汗，醒来即止的表现。根据中医学的理论，汗为心之液，是体内气血运行的一种外在表现。在特定的生理或病理状态下，人体的气血调节可能失衡，导致汗液分泌异常。受主气太阳寒水和小寒节气一阳来复的影响，人体的阳气容易过盛，若此时再过食油腻或小儿素有食积，此时容易化热，导致中焦热盛，从而引发或加重盗汗的症状。对于素体阴虚、心脾功能较弱的人群，盗汗的现象可能更为常见。同时，不良的生活习惯，如熬夜、饮食不节等，也可能影响心脾的正常功能，加剧盗汗问题。

二、中医学有关辨识

中医学认为，盗汗是一种在睡眠中出现，醒来后停止的异常出汗现象，通常与阴虚火旺、心血不足或邪热郁蒸等内在失衡有关。

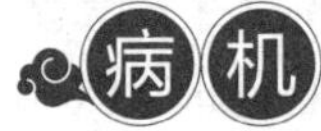

盗汗的病机主要为阴虚火旺、心血不足或邪热郁蒸等。阴虚火旺者，由于阴精不足导致内火旺盛，扰乱阴津，使其外泄而表现为盗汗；心血不足可能由于过度思虑或失血等原因导致心脾受损，无法固摄汗液；邪热郁蒸则可能是由于情绪波动、饮食不当或体内湿热积聚，导致邪热内生，逼迫津液外泄。

证治分类

1．阴虚火旺证

临床表现：夜寐盗汗，或有自汗，五心烦热，或兼午后潮热，两颧色红，口渴；舌红少苔，脉细数。

证机概要：虚火内灼，逼津外泄。

治法：滋阴降火。

代表方：当归六黄汤。

2．心血不足证

临床表现：睡则汗出，醒则自止，心悸怔忡，失眠多梦，神疲气短，面色少华；舌质淡，苔白，脉细。

证机概要：心血耗伤，心液不藏。

治法：养血补心。

代表方：归脾汤。

3．邪热郁蒸证

临床表现：蒸蒸汗出，汗黏，易使衣服黄染，面赤烘热，烦躁，口苦，小便色黄；苔薄黄，脉弦数。

证机概要：湿热内蕴，逼津外泄。

治法：清肝泄热，化湿和营。

代表方：龙胆泻肝汤。

三、调养与防治常规建议

本周高发的盗汗属于阴虚火旺，在日常生活中可以从以下几个方面进行调养防治。

1．情志调养

保持心态平和，避免情绪波动。情绪波动可能影响体内阴阳平衡，加剧盗汗。应注重精神调摄，避免焦虑和压力，保持心情舒畅，有助于缓解盗汗症状。

2．起居调养

注意居住环境的温、湿度调节，避免潮湿、寒冷的环境。寒湿环境容易侵袭人体，影响心脾功能，导致盗汗。应保持室内温暖干燥，穿着适宜，避免直接吹风。

保持良好的生活习惯，如定时作息，保持充足的睡眠，避免熬夜，定期进行放松训练，如深呼吸、冥想等，以减轻压力，促进身心平衡。

3．饮食调养

规律、清淡饮食，注意营养均衡。盗汗患者应多吃滋阴降火、养心安神的食物，如百合、枸杞子、黑芝麻等。避免过于辛辣刺激、油腻、寒凉食物，以防加重阴虚火旺。

4．运动调养

适度进行体育锻炼，如散步、太极拳等温和运动，以促进气血流通，增强体质。避免剧烈运动，以免过度消耗体力，导致盗汗症状加重。

5．中成药建议

可考虑使用具有滋阴降火功效的中成药，如六味地黄丸或知柏地黄丸。

6．穴位建议

心俞穴、肾俞穴、三阴交穴，每个穴位按摩15～20分钟，以感到有酸胀感为宜。

四、现代医学的认识

盗汗是现代医学中甲状腺功能亢进、围绝经期综合征、系统性红斑狼疮、风湿热、焦虑症等疾病的常见临床表现。

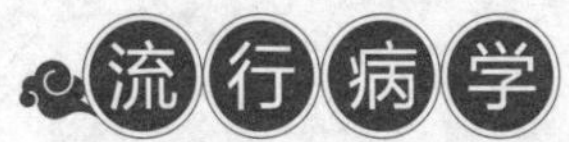

盗汗的流行病学研究相对较少，但一些研究提供了关于其发生率和相关因素的信息。例如，一项研究调查了初级保健门诊患者的盗汗发生率，发现在2267名受试者中，有41%报告上个月出现过盗汗，其中23%为单纯夜间盗汗，18%为昼夜均出汗。说明盗汗是一个相对常见的症状。

在性别方面，一些研究指出，女性比男性更容易出现盗汗，尤其是围绝经期的女性更为常见。此外，心血管疾病、感染、甲状腺功能紊乱、药物不良反应、免疫系统功能失调、肿瘤等，都可能与盗汗的发生有关。结核病是与盗汗强烈相关的疾病之一，盗汗是结核病的典型症状之一。

值得注意的是，盗汗的发生率和相关因素可能因人群、地区、研究方法等不同而有所差异。因此，仍需要更多的研究来全面了解盗汗的流行病学特征。

常见病因

（1）感染性疾病：如结核病，盗汗是其典型症状之一，通常伴有低热、体重下降等症状。

（2）肿瘤：某些类型的肿瘤，如淋巴瘤，可能在早期表现为盗汗，同时可能伴有体重减轻、淋巴结肿大等症状。

（3）激素变化：围绝经期的女性可能会经历盗汗，这是由于激素水平变化引起的。

（4）药物不良反应：某些药物，如抗抑郁药或某些治疗肿瘤的药物，可能会引起盗汗。

（5）神经系统疾病：神经系统疾病如自主神经异常反射、创伤后脊髓空洞症、脑卒中等，可能引起出汗增加及盗汗。

（6）内分泌疾病：内分泌疾病，如甲状腺功能亢进症，也可能导致盗汗。

治疗方法

针对引起盗汗的不同病因，治疗方法也有差异，主要介绍药物治疗方法。

（1）感染性疾病：如结核病，需要使用抗结核药物，如异烟肼、利福平、吡嗪酰胺等。

（2）肿瘤：如淋巴瘤，可能需要化疗或靶向治疗，具体药物取决于肿瘤的类型和分期。

（3）激素变化：如围绝经期引起的盗汗，可能使用激素替代疗法或选择性雌激素受体调节剂如他莫昔芬。

（4）药物不良反应：如果盗汗是由药物引起的，可能需要调整药物剂量或更换其他药物。

（5）神经系统疾病：可能需要使用药物来控制症状，如抗焦虑药或抗惊厥药。

（6）内分泌疾病：如甲状腺功能亢进症，可能需要使用抗甲状腺药物，如甲巯咪唑或丙硫氧嘧啶。

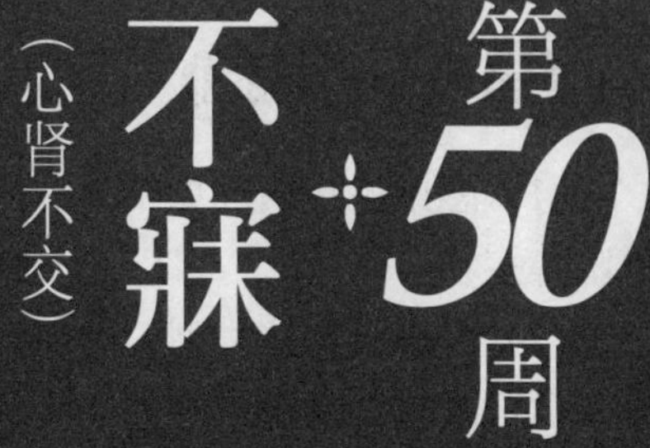

一、本周历法解析

公历	2026年1月12日	2026年1月13日	2026年1月14日	2026年1月15日	2026年1月16日	2026年1月17日	2026年1月18日
农历	蛇年冬月廿四	蛇年冬月廿五	蛇年冬月廿六	蛇年冬月廿七	蛇年冬月廿八	蛇年冬月廿九	蛇年冬月三十
干支历	乙巳年己丑月丙戌日	乙巳年己丑月丁亥日	乙巳年己丑月戊子日	乙巳年己丑月己丑日	乙巳年己丑月庚寅日	乙巳年己丑月辛卯日	乙巳年己丑月壬辰日

本周节气：小寒节气第二、三候。小寒第二候鹊始巢，第三候雉始鸲。此时北方到处可见到喜鹊，它们感受到阳气而开始筑巢，准备繁衍后代；雉是野鸡，野鸡为求偶鸣叫，寻找爱情的春天。

运气分析：本周处于乙巳年终之气，主气为太阳寒水，客气为少阳相火，岁运为金运不及，受五运六气及小寒节气第二、三候的影响，冬至后阳气逐渐回升，平素阴虚体质的人易相火扰动，神魂难以收敛，平素工作、学习压力大的人群尤为明显。

本周病症：不寐（心肾不交）。

病证分析：不寐即失眠，睡眠是夜间阳气潜藏，收敛于阴气之中而形成。失眠总的来说是阴阳失衡，夜间阴不能敛阳，阳气浮跃、亢盛而致。本周受五运六气一阳来复的影响，人体阳气容易过盛而阴气虚，心火旺而肾阴虚。心主火在上，肾主水在下，正常情况下，心火下降，肾水上升，水火既济，可维持人体水火、阴阳之平衡。水亏于下，火炎于上，水不得上济，火不得下降，心肾无以交通，故心烦不寐。

二、中医学有关辨识

同第 33 周不寐（阴虚火旺）的“二、中医学有关辨识”的内容。

三、调养与防治常规建议

本周受五运六气一阳来复的影响，火热上炎而不降，容易出现心火偏亢而导致心肾不交型不寐。在日常生活中可以从以下几个方面进行调养防治。

1．起居调养

过长时间的午睡会影响晚上的睡眠质量，建议午睡时长尽量不要超过半小时。

2．饮食调养

中医学认为，有胃不和则卧不安者，胃中胀闷疼痛，此食积也。夜晚暴饮暴食，宿食停滞，脾胃不和导致胃气失于和降，上泛扰乱心神也可导致失眠。故建议晚饭清淡适量，避免油腻辛辣类的食物，保持中焦气机升降有序。此外，睡前应忌浓茶、咖啡。

3．运动调养

现代人久坐、久伏案工作，锻炼偏少，身体僵硬，气血瘀滞易导致肌肉酸痛、僵痛难以入睡。睡前进行静态拉筋运动，舒展身体，气血运行流畅可加快入睡速度，提升睡眠质量。

4．乐疗调养

《素问·气交变大论》记载：“东方生风，风生木，木生酸，酸生肝……在音为角……”“南方生热，热生火，火生苦，苦生心……在音为徵……”“中央生湿，湿生土，土生甘，甘生脾……在音为宫……”“西方生燥，燥生金，金生辛，辛生肺……在音为商……”“北方生寒，寒生水，水生咸，咸生肾……在音为羽……”睡前闭目养神，根据自身体质选择对症乐疗，跟随音乐节律调整呼吸，可助安然入眠。

5．中成药建议

朱砂安神丸：功效为清热养血、镇心安神，适用于心火亢盛、阴血不足所致失眠多梦者，孕妇忌服。

6．穴位建议

睡前选取四神聪穴、神庭穴、神门穴（双侧）按摩 15 分钟，以酸胀为度。

四、现代医学的认识

同第 33 周不寐（阴虚火旺）的“四、现代医学的认识”的内容。

冬

第51周 腰痛

一、本周历法解析

公历	2026年1月19日	2026年1月20日	2026年1月21日	2026年1月22日	2026年1月23日	2026年1月24日	2026年1月25日
农历	蛇年腊月初一	蛇年腊月初二	蛇年腊月初三	蛇年腊月初四	蛇年腊月初五	蛇年腊月初六	蛇年腊月初七
干支历	乙巳年 己丑月 癸巳日	乙巳年 己丑月 甲午日	乙巳年 己丑月 乙未日	乙巳年 己丑月 丙申日	乙巳年 己丑月 丁酉日	乙巳年 己丑月 戊戌日	乙巳年 己丑月 己亥日

本周节气：小寒节气第三候、大寒节气第一候。小寒第三候雉始鸲；大寒第一候鸡乳。此时，野鸡为求偶鸣叫，鸡也提前感知到了春气，开始孵化小鸡。

运气分析：本周为运气的交接点。前半周属于乙巳年终之气，后半周自大寒始进入丙午年初之气，主气为厥阴风木，客气为太阳寒水，岁运是水运太过。从运气角度看，本周寒水极盛，而从节气角度分析，大寒节气为一年中气候最寒冷之时，故邪气以寒湿为主。

本周病症：腰痛。

病证分析：本周处于大寒节气，气候最是寒冷，加之客气太阳寒水与岁运水运太过的影响，自然界寒邪偏盛；若长期熬夜、纵欲，耗伤人体真阳，或保暖失宜，风寒湿邪侵袭人体，容易导致腰痛之症。老年人、产妇及平时畏寒肢冷等阳虚体质者尤须注意。

二、中医学有关辨识

中医学认为，腰痛又称腰脊痛，是以腰脊或脊旁部位疼痛为主症的疾病，发病有急性和慢性之分。急性腰痛，病程较短，腰部多拘急、刺痛，脊柱两旁常有明显的按压痛；慢性腰痛，病程较长，时作时止，腰部多隐痛或酸痛。

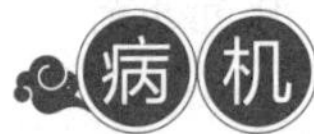

腰痛的发生主要因外邪侵袭、跌仆闪挫引起经脉受阻，气血不畅，或年老体虚，肾气亏虚，腰府失养。气血阻滞，瘀血留着，痹阻经脉，气血不通，亦可发为腰痛。

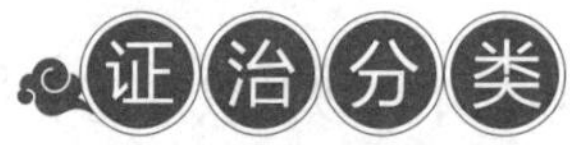

1．寒湿腰痛证

临床表现：腰部冷痛重着，转侧不利，静卧病痛不减，寒冷或阴雨天加重；舌质淡，苔白腻，脉沉而迟缓。

证机概要：寒湿闭阻，滞碍气血，经脉不利。

治法：散寒行湿，温经通络。

代表方：甘姜苓术汤。

2．湿热腰痛证

临床表现：腰部疼痛，重着而热，暑湿阴雨天气加重，活动后或可减轻；身体困重，小便短赤；舌质红，苔黄腻，脉濡数或弦数。

证机概要：湿热壅遏，经气不畅，筋脉不舒。

治法：清热利湿，舒筋止痛。

代表方：四妙丸。

3．瘀血腰痛证

临床表现：腰痛如刺，痛有定处，痛处拒按，日轻夜重，轻者俯仰不便，重者不能转侧；舌质暗紫，或有瘀斑，脉涩。部分患者有跌仆闪挫病史。

证机概要：瘀血阻滞，气血不通，经脉闭阻。

治法：活血化瘀，通络止痛。

代表方：身痛逐瘀汤。

4．肾阴虚腰痛证

临床表现：腰部隐隐作痛，酸软无力，缠绵不愈；心烦少寐，口燥咽干，面色潮红，手足心热；舌红少苔，脉弦细数。

证机概要：肾阴不足，腰脊失于濡养。

治法：滋补肾阴，濡养筋脉。

代表方：左归丸。

5．肾阳虚腰痛证

临床表现：腰部隐隐作痛，酸软无力，缠绵不愈，局部发凉，喜温喜按，遇劳更甚，卧则减轻，常反复发作；面色㿠白，肢冷畏寒；舌质淡，苔薄白，脉沉细无力。

证机概要：肾阳不足，腰脊失于温煦。

治法：补肾壮阳，温煦经脉。

代表方：右归丸。

三、调养与防治常规建议

本周高发的腰痛属于肾阳虚兼寒湿型腰痛。在日常生活中可以从以下几个方面进行调养防治。

1．起居调养

注意摄生，节制房事，注意生活环境寒温适宜。避免过度劳累，避免坐卧湿地，勿衣着湿冷，若涉水冒雨或劳累汗出后应尽快换衣擦身，或服用生姜红糖茶，以便发散风寒或寒湿。

2．饮食调养

饮食规律、清淡、营养均衡，勿过食肥甘厚味。腰痛伴有水肿者，应限制盐和水分。

3．运动调养

可进行自我按摩，活动腰部，也可以选择太极拳、八段锦等养生练功方法。需要注意的是，急性腰痛发作时，应及时治疗，适当休息。

4．中成药建议

独活寄生丸：功效为养血舒筋，祛风除湿，补益肝肾；适用于风寒湿痹阻，肝肾两亏，气血不足所致的腰痛；肾阳虚明显者，可合用金匮肾气丸。

5．穴位建议

腰部冷痛者，腰阳关穴隔饼灸3～5次或艾条灸10～20分钟，每日或隔日1次。

四、现代医学的认识

腰痛是现代医学腰肌劳损、腰椎间盘突出、腰椎椎管狭窄、泌尿系结石、急慢性盆腔炎等疾病的常见临床表现，本周以腰椎间盘突出为例进行介绍。

腰椎间盘突出症是指腰椎间盘发生退行性改变以后，在外力作用下，纤维环部分或全部破裂，单独或者连同髓核、软骨终板向外突出，刺激或压迫窦椎神经和神经根引起的以腰腿痛为主要症状的一种病变。腰椎间盘突出症是骨科的常见病和多发病，是引起腰腿痛的最常见原因。

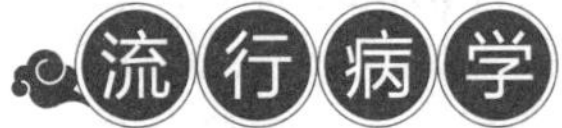

流行病学

腰椎间盘突出症患病的年龄多在 20 ～ 50 岁，约占 80%；20 岁以下的发病率仅有 6%。

临床分型及主要表现

腰椎间盘突出症的分型方法较多，目前尚无统一的分类。本书以我国临床最常用的整脊学分型法为例介绍如下。

1．椎间孔型

椎间盘突出于后外侧椎间孔部位，压迫神经根。表现为单侧下肢放射性疼痛、麻木。直腿抬高试验阳性。CT 可显示椎间盘突出压迫椎间孔。

2．椎管型

椎间盘突出于后方突入椎管，压迫硬膜囊、马尾神经，也称“中央型”。表现为双下肢麻木、疼痛（可有一侧较重），鞍区麻木，大小便无力或排便困难。部分患者有腹胀，直腿抬高试验多为弱阳性。CT 和 MRI 可显示突出的椎间盘的形态及对硬膜囊的压迫程度。

3．退化刺激型

椎间盘退化，自身的炎症会刺激脊神经，表现以腰痛为主，并有单侧下肢放射性麻木。直腿抬高试验阳性或弱阳性，此类型往往反复发作。X 线片显示椎曲轻度改变，侧弯不明显；有唇样增生。CT、MRI 可显示突出的椎间盘是否有破坏或囊性气泡。

治疗方法

1．非手术治疗

（1）适应证：①初次发病，病程较短；②休息以后症状可以自行缓解者；③由于全身疾病或有局部皮肤疾病，不能实行手术者；④不同意手术者。

（2）治疗方法：①卧床休息，一般严格卧床 3 周，戴腰围逐步下地活动；②非甾体抗炎药治疗；③牵引疗法，骨盆牵引最常用；④理疗。

2．手术治疗

（1）适应证：①腰腿痛症状严重，反复发作，经半年以上非手术治疗无效，且病情逐渐加重，影响工作和生活者；②中央型突出有马尾神经综合征，括约肌功能障碍者，应按急诊进行手术；③有明显的神经受累表现者。

（2）手术方法：①传统开放手术；②显微外科腰椎间盘摘除术；③微创椎间盘摘除手术；④人工椎间盘置换术。医师会根据患者的具体情况选择相应的手术方法。

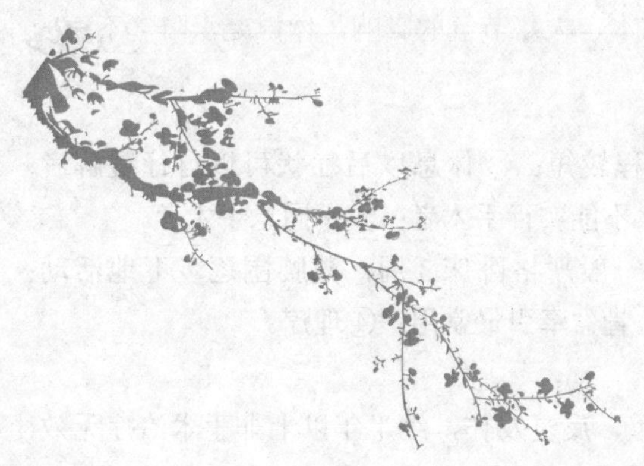

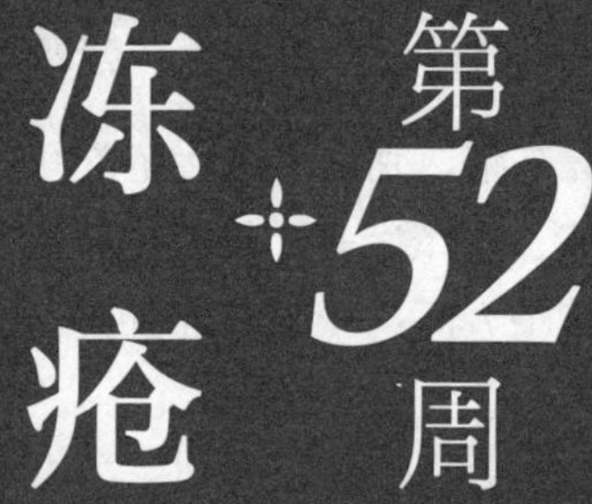

一、本周历法解析

公历	2026年 1月26日	2026年 1月27日	2026年 1月28日	2026年 1月29日	2026年 1月30日	2026年 1月31日	2026年 2月1日
农历	蛇年腊月 初八	蛇年腊月 初九	蛇年腊月 初十	蛇年腊月 十一	蛇年腊月 十二	蛇年腊月 十三	蛇年腊月 十四
干支历	乙巳年 己丑月 庚子日	乙巳年 己丑月 辛丑日	乙巳年 己丑月 壬寅日	乙巳年 己丑月 癸卯日	乙巳年 己丑月 甲辰日	乙巳年 己丑月 乙巳日	乙巳年 己丑月 丙午日

本周节气：大寒节气第二、三候。大寒第二候征鸟厉疾，第三候水泽腹坚。鹰隼之类的征鸟正处于捕食能力极强的状态中，盘旋在空中到处寻找食物，以补充身体的能量抵御严寒。河流、湖泊的水完全结冰，此时的冰是最厚最结实的。

运气分析：本周处于丙午年初之气，主气为厥阴风木，客气为太阳寒水，岁运是水运太过，受客气寒水、岁运太水、大寒节气的影响，体内处于阳气不振的状态，而且外来寒湿偏盛。

本周病症：冻疮。

病证分析：冻疮是冬令时节常见的皮肤疾病，常因阳气不达肌表又受寒邪侵袭所致，以局部肿胀、麻木、水疱甚至破溃为主症，天气回暖后多可自行消退。受五运六气影响，本周外来寒湿强盛，寒湿侵袭人体后阻滞经络，肢末、耳郭等部位血液运行不畅，凝至肌肤则易长冻疮。平时阳虚、四肢发冷者，尤其是日常饮食喜食生冷（如水果、冷饮等）者需要多加注意。

二、中医学有关辨识

冻疮，别称“冻烂疮”“冻瘃”，是指暴露部位遭受寒邪侵袭，出现肿硬暗红发凉、瘙痒疼痛，甚至皮肤紫暗、溃烂为主要表现的疾病。冻疮的致病因素主要有两个方面：一为寒邪外袭；二为元气虚弱，不耐其寒。

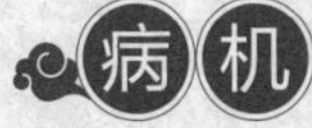

病机

冬令之时，因潮湿、寒风的环境，防寒设备不良、衣帽和鞋袜紧小，或因疲劳、饥饿、静止不动，逾时过久，创伤失血、素体气血不足，寒邪外袭，耗伤阳气，收束经脉，可导致肢体失于温煦，血脉失于通畅，气血凝滞，经络阻塞而成冻疮。若复感毒邪，郁久化热，热毒蕴结，肉腐成脓则溃烂成疮，损及筋骨；甚则因寒邪太盛，内中脏腑，阴闭于内，阳脱绝于外而死。

证治分类

1．寒凝血瘀证

临床表现：局部麻木冷痛，肤色青紫或暗红，肿胀结块，或有水疱，发痒，手足清冷；舌淡苔白，脉沉或沉细。

证机概要：阴寒凝滞，气血痹阻。

治法：温经散寒，养血通脉。

代表方：当归四逆汤或桂枝加当归汤加减。

2．寒盛阳衰证

临床表现：四肢厥逆，恶寒蜷卧，感觉麻木，幻听幻视，极度疲乏，昏昏欲睡，呼吸微弱；苔白，脉沉微细。

证机概要：心肾阳虚，寒瘀交阻。

治法：回阳救逆，温通血脉。

代表方：四逆加人参汤加减。

3．气血两虚证

临床表现：头晕目眩，少气懒言，四肢倦怠，面色苍白或萎黄，疮口不收；舌淡，苔白，脉沉细弱或虚大无力。

证机概要：气血两虚，肢体失养。

治法：益气养血，祛瘀通脉。

代表方：人参养荣汤或八珍汤合桂枝汤加减。

4．瘀滞化热证

临床表现：发热口干，患处暗红微肿，局部疼痛喜冷；或患处红肿灼热，溃烂腐臭，脓水淋漓，筋骨暴露；舌暗红，苔黄，脉数。

证机概要：湿热蕴毒，瘀阻营血，热腐肌肉。

治法：清热解毒，活血止痛。

代表方：四妙勇安汤加味。

三、调养与防治常规建议

本周高发的冻疮属于寒凝血瘀。在日常生活中可以从以下几个方面进行调养防治。

1．生活调养

在寒冷的天气中减少肌肤暴露在冷空气中的时间，外出做好保暖工作，必须裸露的皮肤可用油润品涂抹保护，避免寒湿的侵袭以减少冻疮的发生；可以每周用温热的淡盐水泡脚 2 ～ 3 次，中医认为食盐咸、温，无毒，咸走血，食盐在人则血脉应之，而热可去寒。两者合用可起到温经散寒、活血化瘀、通络止痛的功效。

2．饮食调养

可提前进行药膳食疗如当归生姜羊肉汤、生姜红糖水等，以暖身防寒，如若已患冻疮，以上食物禁止食用，以免刺激冻疮，导致瘙痒、红肿疼痛等症状加重。

3．运动调养

进行适当的室内伸展运动，如太极拳、八段锦等，适当的运动可以促进血液流通、温暖身体，防止寒湿阻滞经络。

4．情志调养

保持心情平和、愉快，避免情绪沉闷或抑郁。因为情绪的低落会影响气血的运行，若气血运行不畅则会增加冻疮发生的可能性。因此，避免心情的大起大落，调摄情志对冻疮的预防和治疗均有积极作用。

5．中成药建议

马应龙麝香痔疮膏。若有破溃流脓者，应该先进行清创处理，然后用马应龙麝香痔疮膏均匀涂抹患处并用无菌纱布包扎，10 小时更换一次；若稍有红肿，瘙痒不明显者，用猪油或芝麻油频繁涂抹患处。

6．穴位建议

艾炷隔姜灸合谷穴、足三里穴、阿是穴等。皮肤有溃破者，禁艾灸。

四、现代医学的认识

现代医学的冻伤大多可参考中医学的冻疮辨治。冻伤是由于寒冷低温作用于人体引起的损伤，可分为非冻结性冻伤和冻结性冻伤两类。

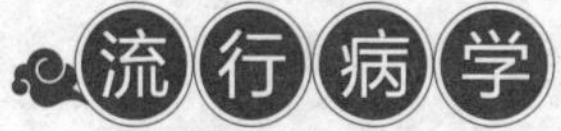

流行病学

冬季的常见疾病，多见于儿童、青年女性或末梢血管血液循环不良者。

临床分型及主要表现

1．非冻结性冻伤

非冻结性冻伤常待手、足等部位出现红肿始能察觉，可先有寒冷感和针刺感，冻伤处的皮肤苍白，可有水疱；去除水疱皮后见创面发红、有渗液；并发感染后可形成糜烂或溃疡。

2．冻结性冻伤

（1）局部冻伤：冻伤处皮肤苍白发凉、麻木或丧失知觉，不易区分深度。复温冻融后可按其损伤的不同程度分为四级。

①Ⅰ度冻伤（红斑性冻伤）：伤及表皮层。

②Ⅱ度冻伤（水疱性冻伤）：损伤达真皮层。

③Ⅲ度冻伤（腐蚀性冻伤）：损伤皮肤全层或深至皮下组织。

④Ⅳ度冻伤（血栓形成与血管闭塞）：损伤深达肌肉、骨骼等组织。

（2）全身性冻伤：开始时有寒战、肤色苍白、发绀、疲乏无力、打呵欠等表现，继而出现肢体僵硬，幻觉或意识模糊甚至昏迷，心律失常，呼吸抑制，最终出现心跳、呼吸骤停。

治疗方法

主要介绍冻结性冻伤中局部冻伤的治疗方法。

1．急救和复温

迅速脱离低温环境和冰冻物体。衣服、鞋袜等冻结不易解脱者，可立即用温水（40℃左右）使冰冻融化后脱下或剪开。迅速复温是急救的关键，但勿用火炉烘烤。

2．局部冻伤的治疗

（1）Ⅰ度冻伤：创面保持清洁干燥，数日后可自愈。

（2）Ⅱ度冻伤：经复温、消毒后，创面干燥者可加软干纱布包扎。有较大水疱者，可将疱内液体吸收后，用干纱布包扎，或涂冻伤膏后暴露。创面已感染者局部使用抗生素，采用包扎或半暴露疗法。

（3）Ⅲ度冻伤：多用暴露疗法，保持创面清洁干燥，待坏死组织边界清楚时予以切除。若出现感染，则应充分引流；坏死组织脱落或切除后创面应及早植皮，并发湿性坏疽者常需截肢。

（4）Ⅲ度和广泛Ⅱ度冻伤：常需要全身治疗，包括：①注射破伤风抗毒素；②冻伤常继发肢体血管的改变，可选用改善血液循环的药物，常用的药物有小分子右旋糖酐、罂粟碱等，也可选用活血化瘀的中药，或施行交感神经阻滞术；③抗生素防治感染；④补充高热量、高蛋白和高维生素饮食。

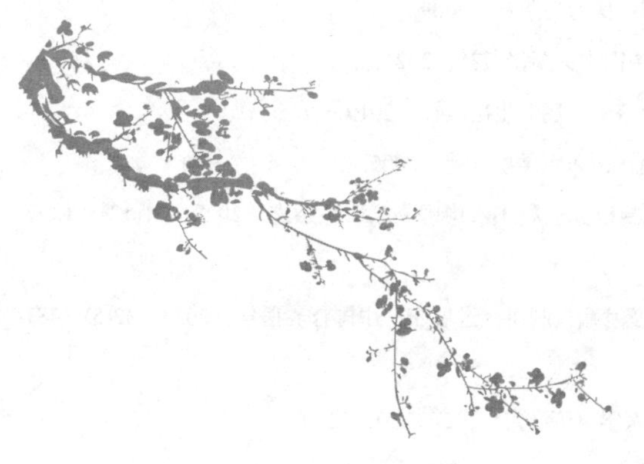

参考文献

[1] 吴勉华，石岩．中医内科学[M]．5版．北京：中国中医药出版社，2021．

[2] 王永炎，严世芸．实用中医内科学[M]．2版．上海：上海科学技术出版社，2009．

[3] 陈志强，杨文明．中西医结合内科学[M]．北京：中国中医药出版社，2021．

[4] 潘涛，戴爱国．内科学[M]．5版．北京：中国中医药出版社，2021．

[5] 葛均波，徐永健，王辰．内科学[M]．9版．北京：人民卫生出版社，2018．

[6] 陈红风．中医外科学[M]．5版．北京：中国中医药出版社，2021．

[7] 张勤修，陈文勇．中西医结合耳鼻咽喉科学[M]．4版．北京：中国中医药出版社，2021．

[8] 陈孝平，汪建平，赵继宗．外科学[M]．9版．北京：人民卫生出版社，2018．

[9] 孙虹，张罗．耳鼻咽喉头颈外科学[M]．9版．北京：人民卫生出版社，2018．

[10] 田勇泉．耳鼻咽喉头颈外科学[M]．北京：人民卫生出版社，2013．

[11] 田道法，李云英．中西医结合耳鼻咽喉科学[M]．3版．北京：中国中医药出版社，2016．

[12] 刘连英，杜凤芝．口腔内科学[M]．武汉：华中科技大学出版社，2020．

[13] 谭劲．中西医结合口腔科学[M]．3版．北京：中国中医药出版社，2021．

[14] 赵霞，李新民．中医儿科学[M]．5版．北京：中国中医药出版社，2021．

[15] 王卫平，孙锟，常立文．儿科学[M]．9版．北京：人民卫生出版社，2018．

[16] 冯晓玲，张婷婷．中医妇科学[M]．5版．北京：中国中医药出版社，2021．

[17] 谢幸，孔北华，段涛．妇产科学[M]．9版．北京：人民卫生出版社，2018．

[18] 李斌，陈达灿．中西医结合皮肤性病学[M]．4版．北京：中国中医药出版社，2023．

[19] 何清湖．亚健康临床指南[M]．北京：中国中医药出版社，2009．

[20] 梁繁荣，王华．针灸学[M]．5版．北京：中国中医药出版社，2021．

[21] 程凯，杨佃会．中医养生适宜技术[M]．北京：人民卫生出版社，2019．

[22] 孙强三．常见疾病康复治疗指南[M]．济南：山东大学出版社，2005．

[23] 赵运浩，罗娴．失眠的流行病学及发病机制研究进展[J]．中国临床医生杂志，2023，51(12)：1397-1401．

[24] 郝雅楠，吴晓青．中青年失眠的流行病学及发病机制研究进展[J]．中国疗养医学，2023，32(5)：481-485．

[25] 王李君．长期失眠重在分型调理[J]．家庭医学（下半月），2022(3)：52．

[26] 李双艳，张斌．失眠障碍的研究现状与展望[J]．实用医学杂志，2024，40(6)：731-737．

[27] 周娱菁，雷彬斌，张继辉．失眠障碍亚型分类的研究[J]．中国临床医生杂志，2023，51(12)：1387-1389，1384．

[28] 邓方仪，唐瑞，张丽清，等．成人失眠障碍的临床亚型及其临床意义[J]．中国全科医学，2022，25(14)：1667-1673，1693．

[29] 韩炳仁．眩晕与耳鸣[M]．钟利群，唐先平，译．北京：中国纺织出版社，2016．

[30] 万锡钢，杨泽，洪玮，等．夏永良辨治灼口综合征经验介绍[J]．新中医，2023，55(6)：214-218．

[31] 李恩．中国中西医结合临床全书（下册）[M]．北京：中医古籍出版社，1996．

[32] 贾建平，苏川．神经病学[M]．8版．北京：人民卫生出版社，2018．

[33] 冯全生，吕文亮．温病学[M]．4版．北京：人民卫生出版社，2021．

[34] 李兰娟，任红．传染病学[M]．9版．北京：人民卫生出版社，2018．

[35] 彭文伟．传染病学[M]．3版．北京：人民卫生出版社，1990．

[36] 宋英杰．二十四节气志[M]．北京：中信出版社，2017．

[37] 张斌．中国失眠障碍诊断和治疗指南[M]．北京：人民卫生出版社，2016．

[38] 张声生，韩英，孙增涛，等．胃肠型感冒诊断与疗效评价专家共识[J]．中国中西医结合消化杂志，2019，27(8)：563-565．

[39] 柯尊华，王静怡．颈椎病流行病学及发病机理研究进展[J]．颈腰痛杂志，2014，35(1)：62-64．

[40] 程少波，肖涟波．专家解读健康丛书・肩周炎咨询[M]．上海：上海交通大学出版社，2015．

[41] 王宝玺，中华医学百科全书・临床医学-皮肤病学[M]．北京：中国协和医科大学出版社，2017．

[42] 沈洪，刘中民，急诊与灾难医学[M]．3版．北京：人民卫生出版社，2018．

[43] 李兰娟，王宇明．感染病学[M]．3版．北京：人民卫生出版社，2015．

[44] 中华中医药学会整脊分会．中医整脊常见病诊疗指南[M]．北京：中国中医药出版社，2012．

[45] 任东林，曾宪东，马辉，等．中国痔病患者自我管理指南[J]．结直肠肛门外科，2024，30(2)：129-141．